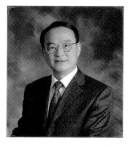

黄 钢

　　医学博士，上海健康医学院院长，教授，博士生导师，兼任亚洲核医学联盟学院院长，中华核医学会第九届主委，上海医学教育学会主委，《中华核医学与分子影像学杂志》主编、《中华生物医学工程杂志》《高校医学教育》、*NUCL. SCI. & TECH.*（SCI收录杂志）等杂志副主编，*Plos One, Am J Nucl Med & Mol Images, The World Journal of Meta-Analysis*等20余本专业杂志学术编委。先后发表SCI论文百余篇，主编《PBL导论》《核医学》等教材与专著10余本，承担国家自然科学基金重点项目及国家新药创制项目等科研课题30余项，先后获国家科学技术进步二等奖、华夏医学科技一等奖、国家级教学成果奖及上海市医学科技一等奖等10余项奖励。

U0262488

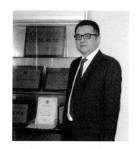

金春林

　　日本东京大学博士，研究员，入选上海市领军人才、享受国务院特殊津贴专家。上海市公共卫生三年行动计划重点学科（卫生经济学）建设负责人。现任上海市医学科学技术情报研究所所长兼上海市卫生发展研究中心常务副主任、上海市人口与发展研究中心主任、上海市卫生经济学会副会长兼秘书长、上海市卫生系统后勤管理协会副理事长兼秘书长、中国卫生信息学会卫生管理统计专业委员会副主任、《中国卫生资源》常务副主编，《卫生经济研究》第一届学术指导委员会主任委员（2017~2020年）。曾任上海市卫生局规划财务处副处长。主持各级科研项目200余项，公开发表学术论文200余篇，其中以第一作者或通讯作者发表论文100余篇。

城市健康生活蓝皮书

中国城市健康生活报告（2016）

黄　钢　金春林　主编

科学出版社

北　京

内 容 简 介

本书围绕中国城市健康生活这一主题,探讨中国城市健康生活发展现状。分析国外在建设健康城市方面所取得的成功经验,并加以借鉴。本书立足中国城市居民健康生活,将城市作为研究对象,探究中国 289 个城市居民健康生活的水平。从健康生活经济保障、健康生活公共服务、健康生活文化、健康生活环境和健康生活医疗卫生服务五个方面,开创城市健康生活指数。通过对城市健康指数的分析,深度挖掘和分析城市健康生活存在的问题。研究我国城市健康生活建设的实践案例,交流成功经验,为各城市探索适合自身健康发展的方法提供参考,从而优化我国城市居民健康生活,促进城市和谐发展。

本书适合政府、医疗机构、高等院校等组织,以及关心城市健康生活研究的广大读者阅读与参考。

图书在版编目(CIP)数据

中国城市健康生活报告.2016/黄钢,金春林主编.
—北京:科学出版社,2017.3
（城市健康生活蓝皮书）
ISBN 978 - 7 - 03 - 052058 - 6

Ⅰ.①中⋯　Ⅱ.①黄⋯　②金⋯　Ⅲ.①居民－健康调查－调查报告－中国－2016　Ⅳ.①R195

中国版本图书馆 CIP 数据核字(2017)第 041561 号

责任编辑:闵　捷
责任印制:徐晓晨 / 封面设计:殷　靓

科 学 出 版 社 出版
北京东黄城根北街 16 号
邮政编码:100717
http://www.sciencep.com

北京厚诚则铭印刷科技有限公司 印刷
科学出版社发行　各地新华书店经销

*

2017 年 3 月第　一　版　开本:787×1092　1/16
2017 年 4 月第二次印刷　印张:22　插页:1
字数:434 000

定价:**100.00 元**
(如有印装质量问题,我社负责调换)

编辑委员会

序

　　承蒙黄钢教授信任，有幸在出版之前拜读《中国城市健康生活报告（2016）》。研究报告中的医学专业问题是我学识所不能及的，但该研究报告作者对我国城市健康生活的倾心关切令我敬佩和感动——"城镇化"和"健康"这两个词，对当下中国人生活的影响和意义实在是太深切了。作为第一部聚焦城市居民健康生活的"蓝皮书"，这一研究报告无疑是具有里程碑式意义的。

　　没有全面健康，就没有全面小康。这是此研究报告最深切的关注点。研究报告以强烈的问题意识从国家发展的宏观视角直面城市生活的健康问题。改革开放以来，我国卫生与健康事业蓬勃发展，医疗卫生服务体系不断完善，基本公共卫生服务均等化水平稳步提高，公共卫生整体实力和疾病防控能力快速提升。毋庸置疑，改革开放不仅显著提高了人民的健康水平，而且开辟了一条符合我国国情的卫生与健康发展道路。但是，由于工业化、城镇化、人口老龄化日益发展，导致了疾病谱、生态环境及生活方式不断变化，使我国面临着多重健康影响因素交织的复杂挑战。今天的中国，不仅要面对发达国家现存的卫生与健康问题，也要面对着发展中国家一系列难题，特别是面临着占全国总人口16%以上的老龄人群、总数超过3亿的慢病人群以及不容乐观的生态环境这"三座大山"的巨大压力。有效地解决健康问题，营造有利于国民健康的经济、社会和生活环境，是推动社会健康发展、创造和谐环境的基础与关键。今天我们更加深切理解到，健康是一项普遍的权利，是日常生活的基本资源，是经济社会发展的基础条件，是广大人民群众的共同追求，是民族昌盛和国家富强的重要标志。实现"两个一百年"奋斗目标、实现中华民族伟大复兴的中国梦，必须把人民的健康生活摆在战略地位。

　　城市是人类的主要居所，更是人类文明的家园。20世纪80年代，世界卫生组织提出了"健康城市"的理念，随后在全世界产生了广泛的影响。健康问题的治理，城市应该承担什么责任？城市的治理水平如何评价，各城市治理情况究竟如何？各城市有什么成功经验，如何学习借鉴相互促进？这些都是迫切需要深入研究、有效分享、不断解决的民生问题。上海健康医学院是全国第一所以"健康"命名的大学，作为一所地处特大城市的高等医学院校，建校伊始就确立了以培养特色鲜明、实用性强、服务于人类健康的专业人才为己任的崇高使命。作为校长，黄钢教授亲自担纲组织研究团队，致力于研究城市健康生活，而且注重从居民个体角度界定"健康生活"，围绕与居民生活密切相关的经济基础、公共服务、环境、文化、医疗服务等方面，以城市为单位，对居民健康生活进行评价，发现和梳理问题，既体现了医者的仁爱之心和学者的科学态度，也体现了教育家的人文精神和家国情怀。研究报告还特别关注国内外有关促进城市健康生活建设的政府经验与行业案例，这方面的分析与总结，不仅丰富了相关领域的研究与探索，而且必将对提高城市的健康公共服务水平发挥积极的推动作用。

衷心期盼上海健康医学院和黄钢教授领衔的研究团队以此为起点，持续关切城市健康生活问题，总结城市健康生活经验，引领城市健康生活理念。相信在这一领域的不断努力，将有力推动上海健康医学院服务国家、服务社会、建设城市健康管理智库的步伐，也必将对弘扬办学理想、积淀大学文化、培育服务于人类健康的专业人才产生深远的影响。

郭为禄　教授

上海市教育委员会副主任

2017 年 1 月 17 日

前言

当前,随着我国工业化、城镇化进程的不断加快,国民经济的飞速发展,疾病谱、生态环境、生活方式的不断变化,我国正面临着许多复杂的健康问题,如果这些问题不能得到有效解决,必然会严重影响人民健康,制约经济发展,影响社会和谐稳定。

第一,我国已"跑步"进入老龄化社会,未富先老。国家统计局数据显示,2003 年,我国 65 周岁及以上人口 9 692 万,占全国总人口的 7.5%;2015 年,我国 60 周岁以上人口达到 22 000 万,占全国总人口的 16.1%,65 周岁及以上人口 13 755 万,占全国总人口的 10.1%,也就是说,13 亿中国人每 6 个人中就有 1 个是老年人。按照联合国通用标准,一个国家 60 周岁及以上的人口占总人口的比率达到 10%;或者 65 周岁及以上人口的比率达到 7% 的时候,标志着这个国家进入"老龄化"阶段。由此可见,我国早在 2003 年就已步入老龄化社会,而当年我国人均国内生产总值(gross domestic product, GDP)刚刚达到 1 000 美元,未富先老。

第二,我国慢性病人群数量十分庞大,医疗负担非常沉重,防治体系有待完善。据国家卫生和计划生育委员会最新统计数据显示,2016 年我国慢性病患者总数已经超过 3 亿,其中高血压人口有 1.6 亿～1.7 亿人,高血脂的有 1 亿多人,糖尿病患者达到 9 240 万人,超重或者肥胖症患者有 0.7 亿～2 亿人,血脂异常患者达 1.6 亿人,脂肪肝患者约 1.2 亿人。有研究数据显示:平均每 30 秒就有一个人罹患癌症,平均每 30 秒就有一个人罹患糖尿病,平均每 30 秒至少有一个人死于心脑血管疾病。我国慢性病人群发病率正以每年 8.7% 的速率上升,发病年龄日趋年轻化,由慢性病导致的疾病负担占到总疾病负担的近 70%,而造成的死亡占到了所有人口死亡的 85% 左右,慢性病已成为当今中国的头号杀手,正逐渐威胁着中国人的健康。慢性病不但给患者及其家庭带来痛苦,而且医药费上涨,给个人和社会造成难以承受的经济负担。据统计,我国每年慢性病患者耗费约 3 万亿元的治疗费。据世界银行预测,如果我国心脑血管病死亡率能降低

1%,在未来30年,总体净经济效益将相当于2010年实际国民生产总值的68%,相当于10.7万亿美元。

未来10年,慢性病如果在我国呈"井喷式"爆发。这将是中华民族的灾难。

我国慢性病的高发态势,已引起政府部门的关注,并出台了一系列的措施。例如,2009年国务院通过了《全民健身条例》,批准了《烟草框架公约》在我国的正式生效,在"国民经济和社会发展第十二个五年规划纲要"里更是提出了"人均预期寿命增长一岁"的目标。自2010年开始,国家卫生部开展了慢性病综合防治示范区工作,已在全国建成39个慢性病综合防控示范区。2012年5月8日,国家卫生部等15个部门联合印发《中国慢性病防治工作规划(2012—2015)》,提出"十二五"时期是加强慢性病防治的关键时期,要把加强慢性病防治工作作为改善民生、推进医改的重要内容,采取有效措施,尽快遏制慢性病高发态势。这是我国政府首次针对慢性病制定的国家级综合防治规划。即便如此,我国慢性病防治工作依然面临着不小的挑战,目前全社会对慢性病严重危害普遍认识不足;政府主导、多部门合作、全社会共同参与的工作机尚未建立;慢性病防治网络尚不健全,卫生资源配置不合理,基层卫生机构的人才队伍建设亟待加强。

第三,我国生态环境问题日益突出,生态环境破坏加剧,生态系统的结构和功能严重失调,严重威胁着人民的身体健康。生态环境的可持续发展与社会经济发展息息相关,良好的生态环境系统既是人类赖以生存的环境,也是人类发展的源泉。随着我国经济的发展,人民生活水平日益提高的同时,由于认识的历史局限性、工业化和人口的巨大压力、粗放型的经济发展模式、政府与执法部门生态保护工作不足等,长期以来,我国未能正确处理社会、经济和环境三者的关系,可持续发展的思想未能贯彻实施。在处理发展与生态保护问题时,往往不能正确处理长期利益与短期利益、局部利益与全局利益的关系。在自然资源的开发利用上,一直采取的是"重用轻养",只开发、不保护的态度。与此同时,"自然资源取之不尽,用之不竭"的错误观念助长了以牺牲环境为代价的发展思想和掠夺式地开发资源的盲目行为,导致我国空气污染,大面积出现雾霾情况;森林资源匮乏,林草覆盖率低;水土流失面广量大,土地荒漠化速度加快;水资源严重短缺,且地区分布不均,河流断流日趋严重,湖泊退化愈演愈烈;地下超采,水位下降,出现了区域性大范围的漏斗;湿地变农田,湿地破坏力加剧;乡镇工业污染严重,农村耕地化肥使用量逐年增加,禽畜和水产养殖加剧了农村污染等。所有这些都给我国的生态环境带来了巨大的破坏,不仅严重影响了国民经济的发展,更是危害了人民的身体健康。

第四,重治疗轻预防,我国医学已步入误区,从"医疗保险"到"健康保障"任重而道远。长期以来我国一直在用"医疗卫生事业"替代"健康保障事业",在"治已病"方面投入了大量的资源。为了"治已病"的需要,很多医院都在跑马圈地,大肆扩张规模,有的医院床位数甚至超过6 000张,成为世界罕见的"巨无霸"。与此同时,还大量引进"高精尖"设备。如此一来,大医院形成了"虹吸效应",抽空了基层医院的优秀人才,导致患者过度集中难以分流,医院的扩张速度赶不上患者的增长速度。而许多中小型医院,特别是基层社区卫生服务机构,优秀人才不断流失,经费投入不足,医疗设备陈旧老化,医疗水平越来越低,患者越来越少。如此恶性循环,一方面是大医院"门庭若市""生意兴隆""财源滚滚""只治不防,越治越忙";另一方面是基层医院"门可罗雀""生意惨淡",医疗资源闲置。而老百姓"看病难""看病贵"的现象越来越严重。不少医生也错误地认为:谁的患者越多,谁的本事就越大,都将全部精力放在治疗疾病上,根本没有心思和精力去"治未病"。美国心脏协会曾有一个生动的比喻:如今的医生都聚集在一条泛滥成灾的河流上游,拿着大量经费研究打捞落水者的先进工具,同时苦练打捞落水者的本领。结果,事与愿违,一大半落水者都死了,被打捞上来的也是奄奄一息。更糟糕的是,落水者与日俱增,越捞越多。事实上,与其在下游打捞落水者,不如到上游筑牢堤坝,让河水不再泛滥。作为医生,不能坐着等人得病,而应防患于未然,避免更多人"落水"。

"以预防为主"是我国倡导的卫生工作方针,但是,由于缺乏有力的制度保障,这一方针在某种程度上难以落实。发达国家解决全民健康问题的经验告诉人们,要解决13亿中国人的健康问题,只能靠预防,而绝不能靠打针吃药。从"医疗保险"转变到"健康保障",这才是我国医疗卫生改革的解决之道。

面对我国日益严重的健康问题,党和政府一直在高度关注和研究。

早在2007年9月,在中国科学技术协会年会上,时任卫生部部长陈竺即公布了"健康护小康,小康看健康"的三步走战略。随后卫生部组织了数百名专家进行专题讨论、研究。

2007 年 10 月,中国共产党第十七次全国代表大会明确提出"健康是人全面发展的基础,关系千家万户幸福"。

2012 年 8 月 17 日开幕的"2012 中国卫生论坛"上,卫生部部长陈竺代表"健康中国 2020"战略研究报告编委会发布了《"健康中国 2020"战略研究报告》。该报告明确提出把"人人健康"纳入经济社会发展规划目标,将"健康强国"作为一项基本国策,转变我国卫生事业的发展模式,从注重疾病诊疗向预防为主、防治结合转变,实现关口前移。并构建了一个体现科学发展观的卫生发展综合目标体系,将总体目标分解为可操作、可测量的 10 个具体目标和 95 个分目标。这些目标涵盖了保护和促进国民健康的服务体系及其支撑保障条件,是监测和评估国民健康状况、有效调控卫生事业运行的重要依据。报告还提出:到 2020 年,完善覆盖城乡居民的基本医疗卫生制度,实现人人享有基本医疗卫生服务,医疗保障水平不断提高,卫生服务利用明显改善,地区间人群健康差异进一步缩小,国民健康水平达到中等发达国家水平。

2012 年 11 月,中国共产党第十八次全国代表大会指出"健康是促进人的全面发展的必然要求"。2015 年 10 月,中国共产党第十八届中央委员会第五次全体会议发布的公报中也明确提出:推进健康中国建设,深化医药卫生体制改革,理顺药品价格,实行医疗、医保、医药联动,建立覆盖城乡的基本医疗卫生制度和现代医院管理制度,实施食品安全战略。由此,"健康中国"建设被正式列入国家"十三五"规划中。2016 年 3 月 16 日,十二届全国人大四次会议决批准了《中华人民共和国国民经济和社会发展第十三个五年规划纲要》,从全面深化医药卫生体制改革,健全全民医疗保障体系,加强重大疾病防治和基本公共卫生服务,加强妇幼卫生保健及生育服务,完善医疗服务体系,促进中医药传承与发展,广泛开展全民健身运动,保障食品药品安全 8 个方面对推进健康中国建设提出了具体要求。

2016 年 8 月 19 日至 20 日,在北京召开的全国卫生与健康大会上,习近平总书记强调要把人民健康放在优先发展战略地位,努力全方位全周期保障人民健康。习总书记提出:要坚持正确的卫生与健康工作方针,以基层为重点,以改革创新为动力,预防为主,中西医并重,将健康融入所有政策,人民共建共享。习近平总书记的讲话,吹响了以全民健康支撑全面小康的健康中国建设号角。

当前,健康中国建设正在全国各地轰轰烈烈地开展。我们认为健康中国建设的成败,取决于城市健康生活的建设是否成功。因为城市是人类文明的摇篮、是文化进步的载体、是经济增长的发动机、是国家和制度的象征、是农村建设的引导者、更是人类追求美好生活的阶梯。国务院《关于深入推进新型城镇化建设的若干意见》中的数据显示:2015年末,我国城镇常住人口已达77 116万人(乡村常住人口60 346万人),我国城镇化率达到56.1%。2016年3月5日,李克强总理在第十二届全国人民代表大会第四次会议上所作的政府工作报告中提出:到2020年,我国常住人口城镇化率要达到60%。《2015年中国城市化水平发展报告》中也提到:政府计划在未来十年内使城市人口在全国总人口中所占的比重达到70%,在数量上达到9亿左右。由此可见,我国城镇化水平在快速推进,城市人口数量已超过了农村人口。早在2 000多年前,亚里士多德就说过:"人们来到城市是为了生活,人们居住在城市是为了生活得更好"。联合国人居组织1996年发布的《伊斯坦布尔宣言》指出:"我们的城市必须成为人类能够过上有尊严的、身体健康、安全、幸福和充满希望的美好生活的地方"。城市的健康问题解决了,农村的健康问题也就迎刃而解了。

《中国城市健康生活报告(2016)》是由上海健康医学院黄钢教授与上海市医学科学技术情报研究所、上海市卫生发展研究中心金春林研究员主编的全国首个聚焦城市居民健康生活的蓝皮书。本书在对"城市健康生活"界定和健康理论研究的基础上,借鉴国外发达国家健康城市建设的经验,以我国所有地级及以上城市为研究对象,从经济保障、公共服务、文化、环境、医疗卫生服务5个维度选取40多个指标对我国城市健康生活情况进行评价,并对所有城市进行排名,同时对大陆31个省、市及自治区的健康生活也进行评价和排序,在此基础上进行深入分析,发现其中存在的问题。最后从政府与产业层面提供了城市健康生活大量的经验和案例。

希望通过本书的研究,能够为各城市政府提供决策参考,使各城市政府在制定经济社会改革方案和发展政策时,能够将是否有利于国民健康作为一切工作的出发点和的根本目标,将"健康"融入各项政策和体制的设计与评价中,优化居民健康生活,提升城市发展质量,促进经济、社会、文化、生态及生命系统的和谐均衡发展,早日实现中华民族伟大复兴的中国梦。

本书在写作过程中得到了全国许多地方政府医疗卫生部门、民政部门、发改委、统计局等的大力支持,相关医疗健康管理机构也给予了很多协助,同时,参考、引用了一些学者的研究成果,在此一并表示衷心的感谢!

　　由于作者水平有限,加之时间仓促,书中不足之处在所难免,欢迎专家学者批评、指正。

主　编

2016 年 8 月于上海

目录

3 城市健康生活指数的评价方法

4　城市健康生活经济保障评价

5 城市健康生活公共服务评价

6　城市健康生活文化评价

9 城市健康生活指数综合评价

12　我国城市健康生活建设经验——产业视角

图形目录

表格目录

1

引　言

1.1　研究背景

1.1.1　健康上升为国家发展战略

（1）党和政府高度关注健康

"没有全民健康，就没有全面小康。"在 2016 年全国卫生与健康大会上，习近平总书记从实现民族复兴、增进人民福祉的高度，把人民健康放在优先发展的战略地位，深刻论述推进健康中国建设的重大意义、工作方针、重点任务。健康是促进人的全面发展的必然要求，是经济社会发展的基础条件，是民族昌盛和国家富强的重要标志，也是广大人民群众的共同追求。这是全党全社会建设健康中国的行动指南，更是全方位全周期保障人民健康的实践号令。

我国政府对健康问题的重视由来已久，早在党的十七大报告中就明确提出"健康是人全面发展的基础，关系千家万户幸福"。党的十八大报告指出"健康是促进人的全面发展的必然要求"。健康是每个人成长和实现幸福生活的基础，是国家富强和人民幸福的重要标志。习近平总书记深刻指出："没有全民健康，就没有全面小康。"全民健康是全面小康的重要基石，既是全面建成小康社会的核心目标之一，也是全面建成小康社会的重要保障。党的十八届五中全会又提出"推进健康中国建设"的新目标，对更好地满足人民群众的健康新期盼做出制度性安排，其实质是将健康中国上升为党和国家的战略。

（2）"健康中国 2020"战略

"健康中国 2020"战略是以科学发展观为指导，以全面维护和增进人民健康、提高健康公平、实现社会经济与人民健康协调发展为目标，以公共政策为落脚点，以重大专项、重大工程为切入点的国家战略。实施"健康中国 2020"战略，是构建和谐社会的重要基础性工程，有利于全面改善国民健康，确保医改革成果为人民共享，也有利于促进经济发展方式转变，充分体现贯彻落实科学发展观的根本要求。"健康中国 2020"战略研究提出，卫生事业发展要以邓小平理论和"三个代表"重要思想为指导，深入贯彻落实科学发展观，把健康摆在优先发展的战略地位，将"健康强国"作为一项基本国策；坚持以人为本，以社会需求为导向，把维护人民健康权益放在第一位,以全面促进人民健康,提高健康的公平性,实现社会经济与人民健康协调发展为出发点和落脚点;强调"预防为主",实现医学模式的根本转变,以公共政策、科技进步、中西医结合、重大行动为切入点,着力解决长期(或长远)威胁我国人民生命安全的重大疾病和健康问题;实施综合治理,有机协调部门职能,充分调动各方面积极性,共同应对卫生挑战,实现"健康中国,多方共建,全民共享"。关于卫生事业发展的基本原则,"健康中国2020"战略研究提出,卫生事业发展要坚持以下四个方面的原则,一是坚持把"人人健康"纳入经济社会发展规划目标;二是坚持公平效率统一,注重政府责任与市场机制相结合;三是坚持统筹兼顾,突出重点,增强卫生发展的整体性和协调性;四是坚持预防为主,适应并推动医学模式转变。为实现卫生事业与国民健康的发展目标,"健康中国2020"战略研究构建了一个体现科学发展观的卫生发展综合目标体系,将总体目标分解为可操作、可测量的10个具体目标和95个分目标。这些目标涵盖了保护和促进国民健康的服务体系及其支撑保障条件,是监测和评估国民健康状况、有效调控卫生事业运行的重要依据。10个具体目标是:国民主要健康指标进一步改善,到2020年,人均预期寿命达到77岁,5岁以下儿童死亡率下降到13‰,孕产妇死亡率降低到$20/10^5$,减少地区间健康状况的差距;完善卫生服务体系,提高卫生服务可及性和公平性;健全医疗保障制度,减少居民疾病经济风险;控制危险因素,遏止、扭转和减少慢性病的蔓延和健康危害;强化传染病和地方病防控,降低感染性疾病危害;加强监测与监管,保障食品药品安全;依靠科技进步,适应医学模式的转变,实现重点前移、转化整合战略;继承创新中医药,发挥中医药等我国传统医学在保障国民健康中的作用;发展健康产业,满足多层次、多样化卫生服务需求;履行政府职责,加大健康投入,到2020年,卫生总费用占国内生产总值(GDP)的比重达到6.5%~7%,保障"健康中国2020"战略目标实现。"健康中国2020"战略研究提出了推动卫生事业发展的8项政策措施。一是建立促进国民健康的行政管理体制,形成医疗保障与服务统筹一体化的"大卫生"行政管理体制;二是健全法律支撑体系,依法行政;三是适应国民健康需要,转变卫生事业发展模式,从注重疾病诊疗向预防为主、防治结合转变,实现关口前移;四是建立与经济社会发展水平相适应的公共财政投入政策与机制,通过增加政府卫生投入和社会统筹,将个人现金卫生支出降低到30%以内;五是统筹保障制度发展,提高基本医疗保险筹资标准和补偿比例,有序推进城乡居民医保制度统一、管理统一;六是实施"人才强卫"战略,提高卫生人力素质;七是充分发挥中医药等我国传统医学优势,促进中医药继承和创新;八是积极开展国际交流与合作。

　　"健康中国"是中国人民在全面建成小康社会、实现中华民族伟大复兴"中国梦"新征程中向世界展示全新形象的奋斗目标。作为目标和蓝图,应设置与全面小康社会目标体系相衔接的目标和指标体系。建议总目标如下:按全面建设小康社会的要求,从大健康、大卫生的高度出发,将健康融入经济社会发展各项政策,打造健康环境和健康社会,培育健康人群,发展健康产业,建立起更加公平有效的基本医疗卫生制度,形成以健康为中心的经济社会发展模式,实现人人享有健康的生产生活环境和社会环境,人人形成健康的生活方式和行为方式,人人享有有效方便的医疗卫生服务,地区间人群健康差异明显缩小,大幅度提高全民健康水平。建议分目标包括如下方面。① 营造健康环境：有效控制影响健康的危险因素，完善环境卫生和文化体育等基础设施，改善生态环境，完善健康支持性环境，建立有利于健康的自然环境，实现人人享有健康的生产生活环境。② 建设健康社会：转变社会发展模式，以人的健康为根本出发点和落脚点，完善社会制度，提高基本公共服务水平，健全公共安全保障体系，完善社会支持系统，构建和谐的社会关系，形成有利于健康的社会发展模式，实现人人享有健康的社会环境。③ 培育健康人群：建立完善基本医疗卫生制度，有效防控重大疾病，全面优化健康服务，培养传播健康文化，提升健康素养，改善重点人群健康状况，形成有利于健康的生活方式和行动方式，实现人人病有所医。④ 发展健康产业：转变经济发展模式，将健康需求作为拉动内需的重要抓手，在经济结构转型升级过程中大力发展健康服务业，推动形成有利于健康的经济发展模式。在总体目标和分目标之下应包括一些具体指标，建议借鉴国外经验，设置反映健康状况改善的主要指标和反映工作任务完成情况的监测指标。

　　健康中国是在"四个全面"战略布局引领下维护全民健康理念的创新，是为解决当前和长远健康问题而形成的一种整体性思维方式，是一个由科学健康观、科学卫生观、科学医学观等构成的创新思想和观念体系，旨在解决当前全民健康存在的突出矛盾和问题，核心是健康优先，实质是要求政府、社会和个人都树立起健康优先的发展理念，目标是构建健康友好型(全民健康型)社会。健康友好型社会就是全社会都采取有利于健康的生活方式、生产方式、消费方式，建立健康与经济社会的协调发展、良性互动关系，是一种以健康友好为特征的新的社会发展形态。健康友好型社会要求经济社会发展的各个方面必须符合健康发展要求和规律，向着有利于维护健康的方向发展。健康友好型经济发展模式、社会发展模式、文化价值观、科技创新体系、服务体系是健康友好型社会的基本要素，也是建设健康友好型社会的基本途径和措施。健康中国发展理念创新是引领文化创新、制度创新、发展模式创新、科技/产品创新的基础。理念创新要求树立健康优先的发展理念，将健康融入所有政策，建立健康友好型社会；文化创新要求弘扬健康文化，提升健康素养，提高健康软实力和国际影响力；制度创新要求建立健康友好型经济社会发展制度、建立覆盖城乡居民的基本医疗卫生制度；发展模式创新要求建立健康优先的经济社会发展模式，转变卫生发展模式，从以疾病为中心转向以健康为中心，构建与居民健康需求相匹配的整合型医疗卫生服务体系，更好地满足群众健康需求；科技/产品创新要求推动健康科技进步，不断创新健康产品和服务，为打造健康中国提供物质基础，并带动健康产业的大发展、大繁荣。

　　目前，我国经济发展进入新常态，必须确立新的发展理念，紧紧抓住全面建成小康社会存在的短板，在补齐短板上多用力。针对健康保障方面存在的问题，当前亟须提高健康在经济社会发展中的优先度，进一步加大政府投入、多部门密切协作、社会多方参与、个人高度关注，形成多方共建、共享的健康发展新模式，着力提高健康与经济社会发展的协调性和平衡性。同时，深化医药卫生体制改革已进入攻坚期和深水区，必须高举健康中国这一旗帜，凝聚改革发展共识，汇聚改革发展力量，积聚改革发展自信，最大限度调动一切积极因素，推动建立覆盖城乡的基本医疗卫生制度。

"健康中国2020"战略是健康中国理念、思想和目标的理论化、制度化和政策化。战略目的是形成一个符合我国国情的、可持续发展的、具有成本效益的健康发展战略,建立健康友好型社会,不断提高国民的健康水平,同时缩小因经济社会发展水平差异而造成的健康不平等现象。健康中国战略应该是一个问题导向型和需求牵引型的战略,从大健康、大卫生出发,根据居民疾病负担和健康主要影响因素来确定主要的健康问题,并以此作为确定战略目标和战略行动的基本依据。从当前和未来面临的主要健康问题出发,综合考虑我国居民面临的主要健康问题、危害健康的主要因素、危害因素的可干预性、干预措施的成本效果、政府和社会的可承受力和相关的国际承诺,选择、确定优先领域。然后,针对重点和主要问题来选择干预的项目,制订并实施切实可行的促进健康的重大工程和项目,这些都要强化医药卫生体系的要素支撑,如管理体制、投入、科技、人才、文化、国际合作、信息和法制环境等。

"健康中国"战略思想的提出,是科学发展观在国民健康领域的具体体现,是卫生系统探索中国特色卫生改革发展道路集体智慧的结晶,是卫生战线对中国特色卫生事业发展理论体系的丰富发展。

(3)健康中国建设"十三五"规划

国务院在综合考虑原卫生部《"健康中国2020"战略研究报告》对"健康中国2020"战略的定位、国际有关国民健康战略规划的定位、国家卫生和计划生育委员会《国家卫生计生委规划管理办法(试行)》(国卫规划发〔2015〕50号)对"卫生计生发展规划"的定位的基础上,确定了健康中国建设"十三五"规划的总体定位。《"十三五"健康中国建设规划》(以下简称《规划》)是旨在全面提高全民族健康素质、改善健康公平性、实现社会经济与人民健康协调发展的国家中长期规划,是"十三五"期间我国健康维护和促进的综合性、纲领性文件规划,是国家指导和调控健康事业发展、审批核准重大项目、安排政府投入和财政支出预算的重要依据。从功能看,《规划》应成为当前和今后一个时期维护和促进全民健康的重要行动纲领和指导性文件,国民健康水平的监测器,全国疾病预防、治疗和健康促进的日程表和路线图,也是各级政府和社会力量管理或参与全民健康事业的战略管理工具。根据上述定位,《规划》应以健康需求为导向,以改善健康为目标,因此,规划不应局限于卫生计生部门的业务范围,而应坚持国家级规划的定位,依据健康社会决定因素模型,将视野扩大到包括影响健康的所有直接因素和间接因素,从大健康的高度,突出强调以人的健康为中心,实施"健康中国"战略并融入经济社会发展之中,通过综合性政策举措,实现健康发展目标;同时,鉴于规划由国家卫生和计划生育委员会牵头编制,宜以卫生计生部门业务为主体。借鉴世界卫生组织"健康社会决定因素"的概念框架,以及澳大利亚、加拿大等国家以健康决定因素模型为基础的卫生绩效框架,建议健康中国建设规划的范围与边界如下。① 健康环境:包括空气、饮用水和卫生厕所等基础设施,饮用水安全、食品药品安全等,行为与生活方式,全民健身,以及城镇化、老龄化、家庭结构变化等带来的健康问题;② 健康人群:重大疾病防控与医疗卫生服务的重点人群,包括老年人、妇女儿童、贫困人口、流动人口、职业人群等;③ 健康服务(业);④ 基本医疗卫生制度建设,以健康为中心的经济社会发展模式;⑤ 相关支撑性要素,包括信息、科技、人才、投入、体制机制等。

从国际上看,联合国"千年发展目标"提出的8个总目标有3个是卫生目标,《2030年可持续发展议程》明确提出了"确保各年龄的人群享有健康生活、促进健康福祉"的发展目标,更加突出经济、社会和环境等部门与健康的相互联系和影响,更加凸显健康发展的全面性、公平性和协同性。可见,健康已处于人类发展的突出位置,成为国家软实力的重要组成部分。

2016年8月19～20日,全国卫生与健康大会在北京召开,习近平总书记出席会议并发表重要讲话,强调要把人民健康放在优先发展的战略地位,以普及健康生活、优化健康服务、完善健康保障、建设健康环境、发展健康产业为重点,加快推进健康中国建设,努力全方位、全周期保障人民健康,为实现"两个一百年"奋斗目标、实现中华民族伟大复兴的中国梦打下坚实健康基础。这次重要讲话,是指导新形势下我国卫生与健康事业发展的纲领性文献,受到海内外广泛关注和热烈评价,是全党全社会建设健康中国的行动指南,更是全方位全周期保障人民健康的实践号令。

1.1.2　我国居民健康面临复杂问题

(1) 我国居民健康问题的严峻性

随着我国人口老龄化水平的不断提高,老龄化和高龄化人口在总人口所占的比重越来越高,2014年,我国65岁以上人口超过1.37亿人,占比达到10.1%,2020年将超过12%,80岁以上高龄老人将达到3 067万人。一方面导致社会对老年健康服务需求快速增长,对医养结合、康复护理等提出更高要求;另一方面,也导致高血压、糖尿病等发病人数快速上升,疾病负担日益沉重,慢性病成为重大的公共卫生问题,我国现有慢性病确诊患者2.6亿人,占总人口的19.1%,慢性病死亡占总死亡的比例由1991年的73.8%上升至2011年的85%,导致的疾病负担占总疾病负担的70%。根据世界银行2012年的预测,今后20年内中国慢性病的发病人数会增长2～3倍。同时,新发传染病威胁不容忽视,特别是随着全球化进程加快,新发传染病防控难度加大,2015年全国(不含港澳台)共报告法定传染病发病6 408 429例,死亡16 744人,报告发病率为470.35/10^5,报告死亡率为1.23/10^5。重大传染病和重点寄生虫病防控形势依然严峻。此外,生态环境、生产生活方式变化及食品药品安全、职业伤害、饮用水安全和环境问题对人民群众健康的影响更加突出,不断发生的自然灾害、事故灾害及社会安全事件对医疗卫生保障也提出了更高的要求。面对上述问题,我国现有公共卫生基础设施比较薄弱,特别是医疗和公共卫生服务体系缺乏衔接协同,服务体系难以有效应对日益严重的慢性病高发等复杂健康问题的挑战。

(2) 复杂健康危险因素亟待控制

经济发展、社会环境、自然环境等仍存在不利于健康的诸多因素,有利于健康的经济社会发展模式尚未建立,健康危险因素亟待控制。在经济发展方面,以GDP为导向的发展观仍然存在,人口膨胀、资源短缺、环境污染、生态恶化等"城市病"严重。同时,服务业发展滞后,高端、多元化健康服务供给短缺。在自然环境与生活行为方式方面,资料显示,我国人群死亡前十位疾病的病因和疾病危险因素中,人类生物学因素占31.43%,行为生活方式因素占37.73%,环境因素占20.04%,医疗卫生保健因素占10.08%。因此,自然环境和生活行为方式是影响人类健康的重要因素,特别是空气质量严重恶化,城市地区大气污染,农村地区水污染、土壤污染成为主要问题。在社会环境方面,人口老龄化、新型城镇化、贫困人口全面脱贫,要求医疗保障和医疗卫生服务更加公平。首先表现在流动人口增加,给基本公共卫生服务均等化带来挑战。随着工业化、城镇化的推进,我国流动人口不断增加,2013年达到2.45亿人,占总人口的18%,预计2030年达到3.1亿人。"十三五"期间,随着新型城镇化规划实施,将促进约1亿农业转移人口落户城镇,改造约1亿人口居住的城镇棚户区和城中村,引导约1亿人口在中西部地区就近城镇化。基础设施和公共服务是城镇化的支撑,对完善卫生设施布局、提高服务便携性提出更高要求。其次是贫困人口实现脱贫对健康精准扶贫提出更高要求。党的十八届五中全会提出,农村贫困人口脱贫是全面建成小康社会最艰巨的任务,要求实施脱贫攻坚工程,实现现行标准下农村贫困人口的脱贫,贫困县全部摘帽,解决区域性整体贫困。为实现上述目标任务,健康精准扶贫是重要支撑。推进贫困地区基本医疗卫生服务均等化、防止因病致贫和因病返贫的任务艰巨。经济、社会、自然环境和行为方式等突出问题是影响健康的重要因素,涉及多部门、多领域及复杂的公共政策。当前,非卫生部门政策制定中对健康问题关注不够,将健康融入所有政策的制度性安排和长效性机制尚未建立,难以应对复杂健康社会决定因素的挑战。

（3）医疗卫生服务体系难以满足需求

医疗卫生服务体系与群众健康需求之间存在较大差距,我国医疗卫生服务供需矛盾依然突出。2004～2013年,入院人数由0.67亿人增长到1.92亿人,增长了187%;年诊疗人由39.91亿人增长到73.14亿人,增长了83.26%。随着医疗保障水平的继续提高、人口老龄化程度的不断加深,预计"十三五"时期医疗服务需求总量继续维持较高水平。但是同时,服务供给能力因体系结构不合理和优质人力资源匮乏等原因而严重滞后。2004～2013年,卫生技术人员数只增加了60.74%,执业（助理）医师数仅增长了39.82%。随着全面建成小康社会目标的实现,"十三五"期间群众多层次、多样化健康服务需求将进一步释放,优质医疗卫生资源短缺、结构布局不合理的问题将进一步凸显。在供需矛盾日益突出的情况下,卫生发展方式和服务模式亟待转变。基层医疗卫生机构能力不足、高层级医疗服务机构功能定位不清、医疗卫生服务缺乏整合,是目前我国医疗卫生服务体系存在的突出问题。一方面,服务需求向大医院集中,医院规模持续扩张,基层能力有待提升。2004～2013年,800张床位以上医院数量年均增速达到17.43%,大型医院规模扩张势头迅猛。从服务量分布看,2009～2013年,医院入院人数占比从64.03%增长到72.90%,而基层医疗卫生机构入院人数占比则从31.01%下降到22.38%。另一方面,服务供给体系单一。2014年,民营医院床位数占比不足1/5,诊疗人占比仅为10.9%,入院人数占比仅为12.7%,难以满足群众多元化、多层次健康服务需求。"十三五"时期,随着经济发展和消费结构加快升级,健康在国民经济和社会发展中的地位将进一步提升,群众健康意识将明显增强,对医疗卫生服务水平和多元化、多层次健康服务的需求将进一步提高。同时,随着经济发展进入新常态,卫生发展不能依赖于国家和社会的高投入,而要从体系和服务结构调整中提高卫生服务的效益;卫生发展不能走追求简单规模扩张的发展模式,而要集中力量提升健康促进和服务质量的水平,卫生发展方式和服务模式亟待转变。

（4）体制机制问题日益突出

目前我国的深化医药卫生体制改革进入了攻坚阶段,深层次矛盾叠加凸显,市场机制尚未真正发挥作用,突出表现在:三医联动改革任务艰巨。尤其是医疗保障的公平性和专业化水平迫切需要进一步提升,尚未发挥有效的费用控制作用和医疗服务行为引导作用;公立医院以药补医机制尚未有效破除,医疗服务价格形成机制亟待改革,现代管理制度尚未建立;药品生产流通秩序不规范的问题依然严重。同时,现有与维护和增进健康相关的行政管理体制则呈现高度分散化,造成人民健康的主要责任主体缺位:医疗、医保、医药三医分管,人民健康主体责任缺位;医疗保障缺乏统一管理,难以有效发挥医疗服务购买者和费用控制者的角色;医疗机构管理职权分散,医疗卫生资源属地化管理难以实现;中央与地方医药卫生职权不清,卫生计生管理体制整合尚需深入。还有,健康投入在公共财政中的优先地位仍难得到制度保障,导致了财政健康投入政策的约束力较弱。

1.2 研究现状

"健康城市"的理念是世界卫生组织（WHO）在20世纪80年代,基于城市快速发展而带来的一系列相关问题而提出的,是为了在"以人为本"和"可持续发展"的目标下,引导城市朝着健康的方向发展。"健康城市"这一理念的出现,让人们认识到城市不仅仅是经济高度集约化的产物,更应该是为居住在城市里的人们提供舒适、便捷、安全、健康的环境为了号召地方政府通过政治参与、制度变革、能力构建、协作规划以及创新计划等多种方式来推动城市的健康发展,世界卫生组织欧洲区域办公室于1986年正式启动了"健康城市项目"区域计划。发展至今,已逐渐成为国际性的运动,其预定目标从最初的健康城市模式的推广到创建支持性环境,推广健康生活方式和提高健康城市设计理念,工作重点也更为细化到健康、环境和经济等多个方面。而我国健康城市的建设自1994年世界卫生组织与我国合作启动健康城市项目计划后才开始进入正式的发展。

《北京健康城市建设研究报告》作为国内第一部健康城市蓝皮书,则属于区域性的关于城市评价的蓝皮书。该蓝皮书对北京健康城市的发展进行了全面梳理和总结,分别从政府部门、城市管理、民间组织、国际传播等多个角度,以营造健康环境、构建健康社会、培育健康人群为重点进行了分析。蓝皮书系统阐释了从健康城市理念的历史沿革、理论阐释、工作实践到北京健康城市建设发展经验,并通过主报告与分报告相结合的方式,运用可靠的材料与数据,进一步对2011～2014年北京健康城市各方面的发展特点作了具体描述与说明。总报告对北京当前的健康城市实践进行了深入分析,从宏观层面展示了北京健康城市建设的现状、问题和挑战,并提出政策建议。分报告则遵循定量分析与定性描述相结合的方法,展开对北京健康城市多方面的实证研究,探讨北京健康城市的发展方向。并通过借鉴国外健康城市发展经验力求通过多元化的视角拓宽北京健康城市建设思路,提升城市治理理念,为观察北京健康城市发展提供辅助。

中国社科院最新发布了《城市蓝皮书:中国城市发展报告 No.8》(以下简称"蓝皮书"),研究视角关注城市的健康发展,它以"'十二五'回顾与'十三五'展望"为主题,研究总结了中国城镇化和城市发展各个领域在"十二五"阶段取得的成就和存在的问题,深入分析了经济新常态下中国城镇化和城市发展面临的形势和发展趋势,并提出了"十三五"期间中国城镇化和城市发展的总体思路和对策建议。该书研究表明,"十二五"期间,中国的城镇化率在取得重要突破和实质性进展成绩同时,还在规划管理、经济增长方式、空间布局、科技创新、社会矛盾、安全管理、环境污染等方面存在突出问题,亟待改善;并且针对当下城市发展的重点问题提出了具体翔实的调研结果。"蓝皮书"通过总报告、综合篇、经济篇、社会篇、生态环境篇、建设管理篇、案例篇、大事记等篇章,评价分析了中国 287 个城市的健康发展状况,分专题深入研究了中国城镇化、城市经济转型升级、社会保障和社会治理、城市生态环境和生态文明建设、城市管理、城市治理和城市建设等问题,总结了嘉峪关、杭州、三亚、北京、广州等城市在城镇化和城市发展方面的经验,梳理了"十二五"期间中国城镇化和城市发展的重要事件。这些都为编写本书提供了借鉴。

此外,国内相关的蓝皮书还有《人口与健康蓝皮书:深圳人口与健康发展报告》《中国健康产业发展蓝皮书》《中国保健产业蓝皮书》《中国医疗器械行业发展蓝皮书》《医改蓝皮书:中国医药卫生体制改革报告(2014~2015)》等。

从目前有关城市健康发展的蓝皮书来看,有关的评价指标体系均侧重于宏观层面的评价,难以突出"以人为本"这一发展准则。而在现阶段,中国健康城市的建设首先要围绕人的生命全过程来展开,在城市规划、建设、管理等各个方面应以人的健康为中心,形成健康人群、健康环境和健康社会有机结合的健康城市。同时,政府和城市居民作为城市的两大主体,政府对城市的管理与规划也应从居民的切身利益出发,因此,对城市居民的健康生活进行客观的评价与分析存在着现实的必要性,也是解决城市病的重要途径之一。

1.3　研究意义

(1)为城市健康生活质量提供评价标准

从经济保障、公共服务、文化、环境、医疗卫生等方面选取若干指标,建立城市健康生活评价指标体系,通过科学合理的评价方法进行评价,对全国近 300 个地级以上城市进行排名,同时对大陆 31 个省、市及自治区居民健康生活水平进行测度和排名,从而提供了一套客观的健康生活质量评价标准。

（2）深度挖掘城市健康生活存在的问题

在对城市和省际健康生活评价的基础上,通过对评价指标和评价结果的深度分析,进一步分析城市健康生活面临的问题、地区差距以及评价得分较低城市的原因,从而为提升城市健康生活质量提供解决路径与思路,并为缩小地区健康生活差距提供指引。

（3）优化城市健康生活,促进城市和谐发展

城市的发展应以人为本,应重视宏观的城市规划中微观的人的发展。目前我国正处于经济社会转型的关键时期,城市化进程过程中往往伴随着城市问题的出现。以全新的健康视角深入研究当下城市居民健康生活指数,对优化居民城市生活,提升城市发展质量,促进经济、社会、文化、生态及生命系统的和谐均衡发展有着重要的现实意义。

（4）为政府决策提供重要参考

建立城市健康生活评价指标体系,客观准确地评价当前我国城市居民的健康生活水平,能够客观真实地反映不同城市的发展现状及问题,在此基础上,进一步借鉴发达国家健康城市的经验,并从政府层面和产业层面总结国内的成功做法,从而为各级相关政府部门提供重要的决策借鉴。

1.4 相关概念的界定

1.4.1 "健康"概念的发展演进及相关概念比较

健康是人类的基本需求和权力,虽然一个人的一生是短暂的,但在生老病死的复杂过程中,每个环节都离不开健康的信息。健康亦是社会进步的重要标志和潜在动力,全面地理解健康的概念亦是每个国家合理制定涉及健康政策的基石。然而,关于健康本身,目前仍存在许多概念上的模糊与交叉。明确健康概念的内涵和发展,区别健康相关概念,进而研究与健康相关内容成为学界亟待解决的问题。

（1）"健康"概念的发展演进

远古时代,人类由于受生产力和认识水平限制而将生命理解为神灵所赐,这种把人类的健康归之于无所不在的神灵,就是早期的健康观。由于生存环境恶劣,人们能够生存已非易事,此时人们所追求和渴望的首先是保全个体生命,健康只是一个笼统的、模糊的概念。18世纪下半叶至19世纪初的生物医学模式认识到,诸多生物因素造成了人类疾病。虽然健康的概念有了丰富的发展,然而,它依然通过疾病定义健康,并形成了健康就是能正常工作或没有疾病的机械唯物论的健康观。科学技术的突飞猛进使得进入20世纪的人们面对着激烈的竞争,随之生活节奏加快,心理压力的日益增加。人们逐渐试图以一种崭新、多元的视角全面看待健康。1947年世界卫生组织在成立宪章中指出:健康乃是一种生理、心理和社会适应都完满的状态,而不只是没有疾病和虚弱的状态。1989年,世界卫生组织根据现代社会的发展,将"道德健康"纳入健康概念之中,提出了21世纪健康新概念,即健康不仅是没有疾病,而且包括躯体健康、心理健康、社会适应良好和道德健康。"四维"健康新概念是世

界卫生组织对全球 21 世纪医学发展动向的展望和概括,要求当前的生物医学模式必须向生物-心理-社会新模式改革发展,要求由单纯治疗疾病的"cure medicine"变为预防、保健、养生、治疗、康复相结合的"care medicine",要求药物治疗与非药物、无药物治疗相结合,与环境自然和谐发展,与科学和社会协调协同可持续系统化发展。世界卫生组织关于健康的最新概念把道德修养纳入了健康的范畴。

健康不仅涉及人的体能方面也涉及人的精神方面。将道德修养作为精神健康的内涵,其内容包括:健康者不以损害他人的利益来满足自己的需要,具有辨别真与伪、善与恶、美与丑、荣与辱等是非观念,能按社会行为的规范准则来约束自己及支配自己的思想行为。把道德健康纳入健康的大范畴,是有其道理及科学根据的。巴西医学家马丁斯经过 10 年的研究发现,屡犯贪污受贿罪行的人,易患癌症、脑出血、心脏病、神经过敏等症而折寿。善良的品格、淡白的心境是健康的保证,与人相处善良正直、心地坦荡,遇事出于公正,凡事为别人着想,这样便无烦恼,使心理保持平衡,有利健康。

继 1990 年提出健康新概念后,世界卫生组织还提出了"健康"应具备的标准。它们包括:① 有足够充沛的精力,能从容不迫地应付日常生活和工作的压力,而不感到过分紧张。② 处世乐观,态度积极,乐于承担责任,不挑剔事物的巨细。③ 善于休息,睡眠良好。④ 应变力强,能适应环境的变化。⑤ 能抵抗一般性感冒和传染病。⑥ 体重得当,身材匀称,站立时,头、肩、臀位置协调。⑦ 眼睛明亮,反应敏锐,眼睑不发炎。⑧ 牙齿清洁,无空洞,无痛感,齿龈颜色正常,不出血现象。⑨ 头发有光泽,无头屑。⑩ 肌肉、皮肤富有弹性,走路轻松。

健康不仅仅是指没有疾病或身体不虚弱的状态,而是包含心理、社会适应能力和道德的全面的状态。近年来,一些学者认为应将经济状况作为健康评价的一项基本内容,由于人是一种很复杂的综合性的整体,其健康也就涵盖了多维内容。

具体展开来讲,生理健康有明确的标准,比如生长发育、成熟衰老等,更量化一些,就是体温 36～37℃,血压:舒张压 60～90 mmHg,收缩压 90～130 mmHg,心率 60～80 BPM,这是人体生理运动的正常指标。而心理健康由于社会、文化背景等因素的影响,标准就比较模糊了。但心理健康对人的行为准则起着主导作用,面对五彩缤纷的人生,只有健康的心理才能适应各种各样的环境、处理形形色色的事情。心理健康是一种良好的心理状态,处于这种状态下,人们不仅有安全感、自我状态良好,而且与社会契合和谐,能以社会认可的形式适应外部环境。它一般可理解为情绪的稳定和心理方面的成熟两个方面,但这种稳定和成熟的状态是相对的。因为我们生活在一切都在变化的社会中,没有人会有一成不变的精神和情绪状态。只有将制约人格的各种条件,比如文化程度、工作能力、职业、社会地位、生活演变等很好地协调起来,并能适应环境、利用环境、创作环境,才能称之为心理健康。一些心理学家摆脱开标准的束缚,向人们描述一个心理健康人士的特征:这是一个朝气蓬勃的快乐的人,有所爱,也被人爱;满怀信心地面对人生的挑战,满腔热情地投入自己的工作,发挥自己的全部潜能;能够洞察外部世界,并对自己所遇到的挑战作出回应,制定出合理的人生策略;不会随意夸大也不会任意贬低自己的能力;对自己和他人的评价都建立在现实的基础上。

如果你是上面描述的这种人,那么你的心理就是健康的。探索人类心智奥秘的拓荒者弗洛伊德将心理健康归结为爱与工作的能力。他在一部著作中列出了心理健康人士的一些共同特点:保持理智与平衡;具有自我价值感;具有爱的能力;具有建立和维持亲密关系的能力;能接受现实中的各种可能性和局限性;对工作的追求与自己的天资和教育背景相适应;能体验到某种内在的静与满足感,让自己觉得此生没有虚度。如果一定要将心理健归结为某几个标准的话,目前,国内外学者普遍认为心理健康的标准有 11 项,基本符合这 11 项标准的人,就可以认定是心理健康的人了。① 具有适度的安全感,有自尊心,对自我和个人成就有"有价值"的感觉。② 充分了解自己,不过分夸耀自己,也不过分苛责自己。③ 在日常生活中,具有适度的自发性和感应性,不为环境所奴役。④ 适当接受个人的需要,并且有满足此种需要的能力。⑤ 有自知之明,了解自己的动机和目的,并能对自己的能力做适当的估计。⑥ 与现实环境保持良好的接触,能容忍生活中的挫折和打击,无过度幻想。⑦ 能保持人格的完整与和谐,个人的价值观能视社会标准的不同而变化,对自己的工作能集中注意力。⑧ 有切合实际的生活目的,个人所从事的事业多为实际的、可能完成的工作。⑨ 具有从经验中学习的能力,能适应环境的需要而改变自己。⑩ 在集体中能与他人建立和谐的关系,重视集体的需要。⑪ 在不违背集体的原则下,能保持自己的个性,有个人独立的观点,有判断是非、善恶的能力,对人不做过分的谄媚,也不过分寻求社会的赞许。

　　而影响健康的 5 个主要因素有:① 环境是指由于微生物和寄生虫这些病原生物作用下致病的生物因素;人们生活和工作环境中接触到的各种物理条件,如气温、湿度、气压、噪声、振动、辐射等超过限度时影响人体健康的物理因素;天然或合成的化学物质导致中毒的化学因素;社会、经济、文化等因素。② 生活习惯,包括饮食、风俗习惯、不良嗜好、交通事故、体育锻炼、精神紧张等。③ 卫生医疗条件是指社会卫生医疗设施和制度的完善状况。④ 遗传因素。⑤ 教育程度和道德修养水平。最新的健康概念包含生理、心理、社会适应性和道德健康 4 个方面,其实社会适应性归根结底取决于身体和心理的素质状况,而道德健康则取决于自身教育和社会风气的影响等。因此,健康新概念的核心是由消极被动的治疗疾病变为积极主动的掌握健康,由治身病发展到注重治心病、治社会病、治道德缺损病。现代社会由于竞争激烈,工作繁重、风险多、压力大,人们烦恼丛生,旧烦恼刚刚消除,新烦恼又产生,无论高官还是平民,无论富者还是贫者,无论在岗还是下岗,差不多都有大大小小的烦恼,许多疾病包括身病心病、社会病、道德病大多由烦恼伴随而生。社会发展了,科学进步了,生活条件改善了,为什么烦恼反而越来越多。这就告诉我们,人的贪欲并不因为物质文明的进步而减少,精神滑坡导致道德缺损是现代病的重要根源。因此,预防疾病单单注意衣食住行和加强个人卫生、体育锻炼是远远不够的,现在看来首先要从完善道德做起,治愈道德缺损症是健康之本。一个道德完善的人,他必然是心理健康者,心理健康心地善良、心态安定就能与社会和谐,家庭和睦,就能适应社会的变化,又不会随波逐流。道德完善、社会安定、心理健康必然净化自然环境,促进生理健康,达到"仁者寿"的目的。

　　但也有学者认为这种"四维"健康观念虽然较为全面和合理,但是忽视了人与自然界的关系。中医学主张人与自然界是在不断求得统一中而维持着人的生命和健康,从而循着生命规律而发展。人体必须适应四时气候的变化,与四时气候求得统一而维持生命健康。

从以上分析可以看出,随着人类文明的进步,人们对于健康这一概念的理解在不断丰富完善发展之中。健康概念的内涵在不断扩大,依次为有生命就是健康→没有疾病即是健康→生理、心理的健全就是健康→生理、心理健全和社会适应良好、道德健康→生理、心理健全、与社会适应良好、道德健康才能称之为真正的健康。人类对健康的追求从低层次的生理健全逐步上升到"生物心理社会自然"多层次、多侧面的要求上来。

(2) 与健康相关的概念比较

1) 体质与健康。体质是一种客观存在的生命现象,是个体生命过程中,在先天遗传和后天获得的基础上,表现出的形态结构、生理功能以及心理状态等方面综合的、相对稳定的特质。表现为在生理状态下对外界刺激的反应和适应上的某些差异性,以及发病过程中对某些致病因子的易罹性和病态发展过程中的倾向性。体质和健康是从不同侧面、不同范畴来解释人体状况的两个相互关联的概念。从两者的基本定义中可以看出,体质是个体的一种"特征",是机体发展长期的、相对稳定的特征。而健康是一种状态,是表示一个人身心的完美状态,具有流动性、易变性等特点。体质的强弱是先天的遗传因素加上后天长期的运动、膳食和生活方式综合作用而形成的结果,更趋向于人体的形态发育、生理功能、心理发展、身体素质、运动能力,以及对内外环境的适应和抵抗疾病的能力等。而健康除了包括大部分体质的范畴以外,还强调对环境(包括自然环境和社会环境)的适应、心理卫生、对疾病的预防、卫生保健,以及行为和生活方式对健康的影响等。健康的范畴和要求要大于体质。对社会环境的适应能力、对不良应激原的抵抗能力、对疾病的预防等不应该包括在体质的范畴内,因为这些因素不单是机体功能和身体素质等所能承受的,还有很多社会学因素及国家发展水平因素包括在里面。但总体来说,健康对人的意义更重要。健康的内在包含着体质好,体质好只是健康的一个方面;体质是健康的前提和基础,失去了良好的体质,健康就是无源之水,无根之木,增强体质是促进健康的重要手段,而健康则是良好体质的归宿和最终目标。

2) 美与健康。追溯人类审美意识的起源可以看出审美观念与健康概念有着渊源关系。著名美学家普列汉诺夫在分析审美意识的起源时指出,原始民族之所以会对对称的事物感受到美感,是因为他们从人的身体结构和动物的身体上感受到的,对称则体现了生命正常的发育。残疾和畸形的身体不对称常使人产生一种不愉快的印象。疾病和创伤对人体造成的不仅是病痛,而且也是对人体结构美、形态美、功能美、韵律美以及整体生命质量美的损伤和破坏。由此认为,美的观念是借助于健康概念的,美的人体和健全的人体总是相统一的。健康的概念包含美的内容,由于健全的健康包括了心理因素、与社会相适应能力等方面,所以人的外在面貌是否有美感便与健康本身产生了联系。首先,美感是一种积极的心理状态,保持良好的心境是健康的基础,感受并领略美好的事物亦可促进健康。再者,容貌缺陷可以或多或少地引起心理异常,所以人的容貌的意义并不在于美的本身,更重要的是它会影响心理健康及与社会相适应的程度。美与健康是浑然一体的,健康是人体美的物质基础,美是健康的一部分。对外在容貌修饰的美是掩盖人体的缺陷,是一种姑息的办法,只有以健康为基石的美才是真正的美。美学的根本目的与医学的目的是一致的,即维护人类的健康。通过审美实践,有利于帮助人们获得健康的美感,纠正心理偏差从而促进健康。将美学在健康概念的内容中提出,体现了当今社会对健康的更高水平的需求,在生物、心理、社会良好适应的健康概念的基础上,充实了健康的内容,提高了健康的层次。

3) 长寿与健康。长寿与健康是经常被相提并论的两个词汇,然而其概念内涵却不尽一致。长寿,顾名思义是对寿命期限的一种描述,从人的个体上讲,长寿一直是人们追求的目标,历史上甚至有人在不断寻求长生不老的办法。从群体上讲,长期以来人们习惯用婴儿死亡率和人口平均预期寿命来衡量一个国家、某一地区或某类人口的健康状况,并通过这些指标来比较不同国籍、不同地区和不同人群健康水平的差异。寿命的操作性定义比较简单,也就是人死亡时的年龄。而健康的定义却要复杂得多,需要综合考虑身体、心理、道德、与社会和自然适应性等问题,需要从多层次、多维度来定义健康。健康是如何定义的关乎寿命计算的结果。实际情况往往是健康可以导致长寿,但长寿不一定就健康,健康和长寿经常是不一致的。因此,在考量个体生命的时候,不仅要衡量生命长度,还要有衡量生命质量,用两个独立的指标来反映健康状况有失偏颇。正确区分两者的概念,同时整体分析生命的数量、质量,综合测量人体功能的完好状态和生命质量的状况,才能客观地反映健康状况和健康水平。

4) 幸福与健康。按照 Eysenck 的定义,幸福是一种人格特质,它表现为稳定的外向性、个性随和、乐于与他人打交道。Adnerws 和 Withey 开发了幸福的三维测量模型:积极情绪、生活满意度和消极情绪。它更多地表现为一种主观认知和情感体验。而健康则是侧重人的一种客观状态,包括生理、心理、社会适应性及道德健康。因此幸福和健康是不同的两个概念,一般来说,幸福的人不一定是健康的,而健康的人则导致幸福。

1.4.2 "健康城市"的界定及标准

(1) 健康城市提出的历史背景

伴随世界城市化进程的是城市健康问题大量出现——疾病大规模蔓延、人口密度过高、住房紧张、交通拥挤、水资源污染、暴力与犯罪等"城市病"症状逐渐凸显,噪声、废气、贫困、卫生等诸多社会、经济、环境、生态问题不断涌现。这些问题开始严重困扰并危害城市居民的身心健康。所以,当今世界对城市的存在和发展提出了新要求,即城市不仅仅作为一个经济实体来存在,而首先应该是一个人类生活、呼吸、成长和愉悦生命的现实空间。同时城市发展"不能牺牲生态环境,不能牺牲人类健康,不能牺牲社会文明"。城市应该不仅仅是追求经济增长效率的经济实体,更应该是能够改善人类健康状况的理想环境。随着现代化步伐的不断迈进,未来的城市,将被"健康"所主宰,居民生活也将被"健康"覆盖。

城市化是人类社会发展的必由之路,然而,高速发展的城市面临着经济、社会、生态等诸多问题。建设和发展健康城市,正是对城市化过程中健康问题的一种应对思路。发达国家已经基本完成城市化,对于城市健康的专门研究较少,国内部分学者已对健康城市化的发展理念、政策含义等进行了探讨,健康城市化将成为城市和区域发展研究的新方向。城市发展的目标是城市健康,面对全球城市化、工业化给人类健康带来的挑战,世界卫生组织提出健康城市的理念,认为"健康城市应该是一个不断开发、发展自然和社会环境,并不断扩大社会资源,使人们在享受生命和充分发挥潜能方面能够互相支持的城市"。健康城市从一个新的角度来解读城市,已超越了"田园城市"和"生态城市",城市不仅作为一个经济实体存在,更是人类生活、成长和愉悦生命的现实空间。只有健康可持续的城市化,才能使城市在更高水平上发展。根据城市发展理论和实践,城市健康是指城市经济、社会发展和生态环境相协调,最终实现人的全面发展的过程和状态。健康的城市化不仅完成农业人口的空间迁移,还要提高城市经济资源的配置水平和利用效率,实现城市化的经济、社会和生态环境全面发展。

（2）健康城市的内涵与标准

世界卫生组织提出:城市应被看成是一个有生命、能呼吸、能成长和不断变化的有机体,一个健康的城市应该能改善其环境,扩大其资源,使城市居民能互相支持,以发挥出最大的潜能。健康城市运动强调重在参与,各地皆宜。世界卫生组织官员指出,世界卫生组织欢迎全球五大洲的各个国家积极参与健康城市的创建工作,欢迎各国加入世界卫生组织健康城市网络。世界卫生组织不设全球划一的指标体系,各国可根据自己的国情,结合健康城市的原则、标准和期望达到的成效,制定各自的理想、目标和标准。

世界卫生组织将 1996 年 4 月 7 日的世界卫生日主题确定为:"城市与健康",并进一步整理、公布了健康城市的 10 项具体标准及其内容,为各国开展健康城市建设提供了良好的借鉴和参考。这 10 项标准包括: ① 为市民提供清洁和安全的环境。② 为市民提供可靠和持久的食品、饮水、能源供应,具有有效的清除垃圾系统。③ 通过富有活力和创造性的各种经济手段,保证市民在营养、饮水、住房、收入、安全和工作方面的基本要求。④ 拥有一个强有力的相互帮助的市民群体,其中各种不同的组织能够为了改善城市健康而协调工作。⑤ 能使其居民一道参与制定涉及他们日常生活,特别是健康和福利的各种政策。⑥ 提供各种娱乐和休闲活动场所,以方便市民之间的沟通和联系。⑦ 保护文化遗产并尊重所有居民（不分其种族或宗教信仰）的各种文化和生活特征。⑧ 把保护健康视为公众决策的组成部分,赋予市民选择有益于健康的行为权利。⑨ 做出不懈努力争取改善健康服务质量,并能够使更多市民享受到健康服务。⑩ 能够使人们更健康长久地生活和少患疾病。这 10 条标准的提出,为全世界健康城市的深入发展指出了方向。

1998 年,世界卫生组织健康城市及城市政策研究合作中心提出了 12 个方面 338 条指标: ① 人群健康 48 条。② 城市基础设施 19 条。③ 环境质量 24 条。④ 家居与生活环境 30 条。⑤ 社区作用及行动 49 条。⑥ 生活方式及预防行为 20 条。⑦ 保健、福利及环境卫生服务 34 条。⑧ 教育 26 条。⑨ 就业及产业 32 条。⑩ 收入及家庭的生活支出 17 条。

⑪ 地方经济 17 条。⑫ 人口学统计 22 条。

1.4.3 "城市健康生活"概念的界定

本书的"健康生活"是从居民个体角度加以界定的,围绕与居民生活密切相关的经济基础、公共服务、环境、文化、医疗服务等方面,以城市为单位,对居民健康生活进行评价,对存在问题进行分析。

本书的"城市健康生活"更侧重于微观层面的评价,体现"以人为本"这一发展准则。中国城市的建设首先要围绕人的生命全过程来展开,在城市规划、建设、管理等各个方面应以人的健康为中心,形成健康人群、健康环境和健康社会有机结合。

1.4.4 城市健康生活评价与健康城市评价的区别

（1）评价的内涵不同

健康城市评价的范围更广,已经超越了狭义上的健康概念,不是居民个人的事情,也不是卫生行政主管部门的事情,而是包括城市规划、建设、管理等各个部门的共同职责。它虽然以健康为终极目标,但是在具体手段上,要从被动与末端处理转向以预防为主的源头治理,从单纯依靠医疗技术转向综合运用经济、社会、环境等手段,从依靠单一卫生部门转向依靠城市规划、建设、环境等综合手段,从政府独自治理转向全社会参与。

城市健康生活的评价范围相对较窄,围绕居民健康生活的方方面面,更强注重末端居民的生活感受,更加关注结果。诸如城市建设规划、经济社会协调发展等虽然与健康相关,但并不是城市健康生活评价的范畴。

（2）评价对象不同

健康城市评价的对象是城市,以城市作为单位。而城市健康生活评价的对象是居民,以居民健康生活为评价对象,既可以以城市为单位,将来时机成熟或条件许可还可以以农村为评价单位,进行农村健康生活评价。

（3）评价主体不同

健康城市评价主体更多是政府部门,发挥较好城市的带动作用,重在建设,所以评价主体主要是政府部门,当然第三方机构也可以进行评价。而城市健康生活评价主要由第三方机构进行,重在健康城市建设的效果,发挥公众监督的作用,共同参与治理。

（4）评价指标不同

健康城市评价由于内容丰富,指标数量众多,无论是绝对指标还是相对指标数量均有一定的规模。而城市健康生活评价重在从微观角度对居民健康生活质量进行评价,指标总量相对少一些,而且所有的评价指标均为相对指标。这样导致的结果是,健康城市评价时城市规模大小会具备一定的优势,而城市健康生活评价大城市不一定有优势。

（5）评价数量不同

健康城市评价,从健康城市建设的角度,政府必然是分期分批进行的,所以局部评价为主;从第三方机构角度,当然可以进行普及性的全面评价。而城市健康生活评价,一定是在界定研究对象后进行全面评价,所以城市健康生活评价对象数量相对而言更全面一些。

（6）评价资源不同

对于政府为评价主体的健康城市评价,投入大、时间长、代价高,需要各个部门的密切配合,只有政府才能提供足够的资源支撑评价工作的进行;而城市健康生活评价往往有第三方机构进行,如科研院所、高等院校,虽然可以申请一部分科研经费支持,但总体上投入资源有限,只能围绕某些方面重点进行。

1.5 理论基础

1.5.1 世界卫生组织关于健康社会因素决定理论

（1）背景

按照世界卫生组织定义,健康是身体、心理和社会适应处于良好的状态,不仅是没有疾病或虚弱。健康是人类追求的目标,也是保证个人和家庭幸福、社会经济可持续发展的基础和手段。健康是个人、家庭、社会和各国政府高度珍视的社会财富,健康政策已经成为世界各国政府公共政策的优先重点。影响个人、群体和国民健康的因素十分复杂,特别是随着经济快速发展、人口老化加速、生活水平不断提高、生活方式的变化,慢性非传染性疾病已经成为威胁人类健康的主要原因。根据世界卫生组织的界定,在影响健康的各种因素中,医疗卫生服务因素仅贡献7%、遗传等生物因素仅贡献15%,其余近80%主要是生活方式和环境因素,这些因素的背后原因就是健康的社会决定因素。因此,要实现促进人群健康这一重要的社会发展目标,必须重视医疗卫生以外的其他经济社会因素。大量研究表明,尽管大多数工业化国家拥有比较完善的医疗保障制度和医疗卫生服务体系,每个公民都能获得比较公平的医疗卫生服务,但是不同经济社会地位群体的健康差距并没有显著缩小,其根本原因在于社会依然存在大量健康的社会决定因素等"原因背后的原因",所以深入研究健康社会决定因素,在全部社会政策中强化健康政策,从而达到缩小健康差距的目标,已经成为当今卫生改革和发展的核心议题。

长期以来,健康及其决定因素的复杂性已引起国际社会的高度关注。2005年,根据世界卫生组织已故总干事李钟郁博士提议,成立了由世界一流流行病学、卫生政策学专家和卫生部离任部长组成的"健康社会决定因素委员会",专门研究世界各国的健康和健康公平性的现状、影响因素及其应对政策和措施。委员会经过3年工作,2008年完成了一份十分出色的报告《用一代人时间弥合差距:针对健康社会决定因素采取行动以实现健康公平》。报告的核心观点是:在各国之内以及国家之间,健康不公平现象普遍存在;造成健康不公平的因素除了医疗卫生服务体系不合理外,主要是个人出生、生长、生活、工作和养老的环境不公平,而决定人们日常生活环境不公平的原因是权力、金钱和资源分配的不合理,其根源是在全球、国家、地区层面上广泛存在着政治、经济、社会和文化等制度性缺陷;因此,必须对健康和健康不公平的情况进行科学的测量,理解其严重程度并分析原因,从全球、国家和地区层面做出高度的执政承诺,采取"将健康融入各项公共政策"的策略,建立跨部门的合作机制,动员社会组织和居民广泛参与,改善人们的日常生活环境,从法律、政策和规划等各个方面采取行动,用一代人的时间弥合健康差距。

大量的研究表明,经济发展是促进人群健康水平及其公平性的重要因素。但是,人均 GDP 的提高与人群健康改善并非呈现出"一对一"的正比例关系,有些国家经济发展水平不高,但依然获得了比较高且公平的健康产出。因此,建立所有公共政策中的健康政策、改善健康社会决定因素,是实现健康公平、人民幸福与社会和谐的关键之一。事实上,2000 年联合国制定的"千年发展目标"已经涵盖了几乎所有的"健康社会决定因素",各国政府对此已经做出庄严承诺。如果这些目标如期实现,将极大促进全球人口健康,缩小健康的差距。

1)消灭贫困:任何社会都存在因病致贫、因病返贫、贫病交加的恶性循环,甚至形成"贫困的代际转移",使贫困人群陷入"贫困陷阱"而不能自拔,因此,对贫困人群的扶助救济是消除贫困的切入点。但是,国际上大量的实践表明,贫困的实质是"个人免于物质匮乏和饥饿、接受教育与意见表达等自由权利的被剥夺",扶贫的核心在于保障贫困人口的基本权利,恢复和提高他们自信心以及自救自助的"可行能力"。国际上的扶贫方式已经不再局限于向贫困家庭提供食品和救济,而是采取"有条件的现金转移支付"等扶贫方式,即要求贫困家庭只有保证儿童上学、采取健康行为方式,才能获得扶贫补助。通过扶贫,可以使弱势群体获得更好的营养、清洁的饮用水和卫生设施、更宽敞的住房和清新的空气,使他们有更多的时间和条件锻炼身体,从而促进健康的改善。

2)普及教育:知识改变命运。获得基础教育是每个人的基本权益,也是获得基本生产和生活能力的基础条件、改变经济社会地位的阶梯。实践证明,教育的普及有利于健康知识的传播、健康意识的养成和健康行为的形成,有利于疾病的预防和控制,从而增进健康。比如,母亲教育水平与孩子的计划免疫接种率成正比。

3)男女平等:由于传统文化的影响,特别是一些老少边穷地区,对妇女的歧视依然大量存在,针对女性的家庭暴力、性侵犯和伤害严重损害妇女健康。因此,为妇女赋权,保证妇女的教育、就业和政治参与权利的任务仍然任重道远。

4)充分就业:就业是民生之本。获得喜欢、稳定、有尊严的工作不仅意味着稳定的收入,而且意味着充分体现个人劳动价值和社会价值。

5)住房保障:"安居乐业"是每个居民和家庭生活最基本的前提和条件。居住环境不良,缺乏最基本的卫生、通风、采光条件以及室内空气污染等,都是健康危险因素。因此,保证居民基本的居住条件和环境对健康具有重要的保护作用,也是住房政策的重要目标。

6)城市化:发展中国家在快速城市化过程中,健康风险最大的群体是城市贫民和流动人口,他们往往被排斥在城市化进程中,不能获得基本的公共服务。研究表明,我国目前结核病防治最薄弱的人群是流动人口,他们往往缺乏结核病防治的知识,即使出现了结核病的症状也往往由于担心失去工作而延误诊治,即使进行了治疗也容易因症状减轻而中断系统规范的治疗导致疗效不佳,更容易形成耐多药肺结核。

（2）理论提出与发展

2011年召开的"健康问题社会决定因素世界大会"围绕影响健康问题的社会决定因素进行了讨论,通过了《健康问题社会决定因素:里约政治宣言》(以下简称《里约宣言》)。《里约宣言》重申了《世界卫生组织组织法》、1978年《阿拉木图宣言》和1986年《渥太华宪章》的原则和规定,认为"享有可达到的最高健康标准是每个人的基本权利之一,而无论其种族、宗教、政治信仰、经济或社会条件的差异"。《里约宣言》指出,政府对人民健康负有责任,而实现这种责任,只有采取足够的卫生和社会措施,并享有一个有利的国际环境的支持。《里约宣言》呼吁,各国在国家层面应建立统一的健康政策,将多部门参与卫生政策制定过程制度化,确保公平的全民覆盖,并加强针对社会决定因素的监测、研究、证据分享,强调世界卫生组织在该领域的主导作用,以推动将健康纳入所有政策,减少卫生不公平。《里约宣言》提出,如果不能高度重视、紧急行动并有效解决健康不公平问题,将对维护社会的公平和正义、保持经济的可持续发展造成严重的负面影响;提供卫生服务和公平政策是政府责任,健康不应成为追求经济发展的牺牲品;政府面对商业机构压力时应坚持原则、加强领导,形成多部门合作解决健康社会决定因素的合力,促进各国人民的健康和福祉。

弥合健康差距的行动计划。世界卫生组织专门为本次会议草拟了一份文件《弥合差距:将健康社会决定因素政策转化为实践》。文件提出了弥合健康差距的行动计划。一是建立从根本上消除健康不公平的治理,针对健康的社会决定因素采取行动,实施跨部门的政策措施。二是加强对社区的领导,提高群众参与改善健康社会决定因素的行动。创造参与的条件、协调组织参与、确保群众代表性、支持社会组织发挥作用。三是发挥卫生部门在实施公共卫生项目和减少健康不公平中的作用。四是采取全球行动,将全球的优先重点与各个利益相关者的诉求统一起来。五是监督监测改善健康社会决定因素方面取得的进展,加强对健康和健康不公平的测量和分析,为决策提供信息,并建立问责制。要确定数据来源、收集数据、分解数据、筛选指标和目标,即使没有系统数据也要推动工作;要传播健康和健康不公平方面的信息,帮助决策;要将数据转化为决策,并评估不同政策选择对健康和健康不公平的影响。

（3）理论内容

该理论认为,社会是人类相互有机联系、互利合作形成的群体,反过来对个体的生活质量和预期寿命产生重要影响。吸烟、饮酒、久坐等不健康生活方式是现代社会诸多疾病的诱因,而这些诱因归根究底又是社会因素影响的结果。如社会经济资源越匮乏的人,其吸烟越多,饮食越差,身体锻炼越少。因此世界医学协会倡导各国政府、民间组织和医学专家从社会根源入手控制疾病,促进健康,减少健康不均,提高生活质量。

健康的社会决定因素包括人们出生、成长、生活、工作、衰老的环境以及社会因素对这些环境的影响。健康的社会决定因素对包含身体健康在内的生活质量及预期健康寿命有重要影响。当卫生保健服务试图收拾残局、弥补疾病带来的损失时,这些社会、文化、环境、经济及其他因素才是导致疾病发生尤其是健康不均的主要原因。自古以来,医生和其他卫生保健人员的主要任务是救死扶伤,其关键作用一直备受重视。从狭义角度来讲,卫生保健人员应对的是疾病的诱因——例如诱发慢性病的吸烟、肥胖、饮酒。这些司空见惯的生活方式可以认为是疾病的直接诱因。对于社会决定因素的研究跨越了直接诱因而关注"诱因的根源"。社会决定因素的研究是要挖掘诱因的根源,尤其是这些根源对社会健康不均的影响。不仅要关注个人行为,更要探索生命过程中引发疾病的社会和经济环境:早期儿童发育、教育、工作和生活环境及其成因。不健康行为遵循社会梯度:处于社会经济越底层的人,吸烟越多,饮食越差,身体锻炼越少。这些疾病诱因社会分布的一个主要原因是教育程度。其他疾病诱因根源的例子:价格和可及性,这是酒精消费的重要驱动力;征税、包装说明、禁止广告及公共场所吸烟,都被证明对烟草消费产生影响。医学界的呼声对于解决疾病诱因的根源问题起到了尤为重要的作用。目前全球范围内正通过针对健康的社会决定因素采取行动来解决健康和寿命不均的问题。世界卫生组织、一些国家政府、民间组织及学者已经加入其中。各方全力寻求解决途径并互通信息。在这场运动当中,医生应掌握全面及时的信息,在医疗过程本身或者与其他部门合作中可产生重要作用。医护人员可倡导对影响健康的社会因素采取积极行动。

(4) 实践应用

根据该理论,世界卫生组织建议各国采取关键策略——"将健康融入所有公共政策"(health in all policies,HIAP)。"将健康融入所有公共政策"是指从中央到地方各级政府的领导和决策者必须有健康和幸福的意识;它强调的是,当政府所有部门将健康作为制定政策的重要内容时,才能更好地实现政府确定的各项发展目标。因为健康和幸福的原因主要存在于卫生部门以外,是整个社会与经济政策的结果。健康与经济社会环境发展互为影响、互相促进。人群健康是取得社会目标的关键条件,减少不公平以及社会排斥可以改进每个人的健康和幸福。良好的健康状况可以提高生命质量、劳动力的生产效率和学习能力,增强家庭和社会的活力、支持可持续的习惯和环境、改进社会安全,减少贫困和增加社会的包容性。但是,医疗服务成本的快速攀升给国家和地区带来不可持续的经济负担,并因此影响更加广泛的发展。目前,许多国家已经把健康、幸福和经济发展的交互作用提到政治议程中,越来越多的社区、雇主和产业期待且要求政府采取有力的协调行动,处理健康与幸福的社会决定因素,避免各项社会政策的重复及过于分散乃至形成"碎片化政策"。因此,需要政府通过制定战略规划、确定共同的目标整合政策以及提高政府各部门的问责机制,实现行动的协调统一。澳大利亚的南澳大利亚州在这方面做出了典范。目前,国际社会已经达成共识:"考虑健康的公共政策意味着政府更加高效,更高效的政府意味着所有政策利于改善健康。"

1.5.2 卫生能力范式理论

卫生能力范式(health capability paradigm,HCP)理论起源于社会正义理论,由国外学者 Ruger JP 在 1998 年首次提出,将社会正义理论引申到卫生领域,旨在引起社会对卫生服务公平性的重视,从而督促医疗卫生制度的改革。Ruger 等人认为,卫生能力(health capability, HP)是一个人追求健康体魄的能力,并且这种能力远远比生理学上的能力重要。后来 Ruger 又把它定义为"一个人实现某种健康功能的能力,并且同时拥有实现这些健康功能的充分自由性"。这里的健康功能意味着避免疾病、残疾、营养不良等状态,而达到正常生命周期。自由意味着人们在实现这些状态和功能中拥有自由选择的权利。她把核心的卫生能力定义为避免可预防疾病和过早死亡的能力,而且这种能力受到社会、经济、政治等条件的制约。这种核心卫生能力不是可以直接观测到和可测量的,只能通过两个组成部分来测量:健康功能和健康代理。前者指健康成果和健康绩效;后者指人们追求有价值的健康目标的能力。健康功能的测量可以从一些健康指标(比如生理学上的指标)和基于这些指标的成果来体现。良好的健康功能需要政府、机构和公众共同参与来确保提供条件使得所有人保持健康状态。健康代理包括健康知识、涉及健康问题的有效决策、自我管理和自我约束技巧等。人们借助于健康代理,就有责任使用医疗保健和其他社会资源与条件,以达到最大的健康运作水平。因为即使政府为人们提供了获得平等利用卫生服务的政策机会,公众个体(包括机构)也需要行使健康代理职能将这些资源转化为良好的健康状态。

1.5.3 家庭健康生产需求理论

健康是一种商品,这是从经济学理论的角度评价健康的前提。为了获得健康,人们愿意对自身的健康进行投资。个体的健康状况,受个人的收入水平、个人天生所具有的健康存量、周围的环境质量、上一期的健康状况、上一期消费的与健康有关的商品、卫生医疗服务支出等。总之,影响健康的因素很多,有些可以直接观测到,比如个人的收入水平、个人的医疗服务支出等,而有些却不能直接观测到,像个人天生的健康存量等。但是无论是可观测的变量,还是不可观测的变量,它们之间进行优化组合就可以生产出健康,因此可以像研究一般商品的生产函数那样来研究个人的健康生产函数,与一般商品的生产函数不同之处在于在健康生产函数当中包括了对健康产出有负影响的污染因素。健康生产函数的意义是消费者购买医疗服务的目的并不是需要医疗服务本身,而是需要"健康"。医疗服务是用于生产健康的投入要素。

在人力资本理论的基础上,Grossman(1972)根据健康的特点,第一次构建了用来分析对健康需求的 Grossman 理论模型,提出了健康资本的概念,明确健康资本是人力资本的一种。Grossman 将健康视为能提高消费和满足程度的资本存量。换言之,健康可视为一种耐久性产品(durable good),就如同汽车或房子一般。健康资本(存量)所产生的服务流量是健康时间,有别于汽车所提供的运输服务或房子所提供的遮风避雨或温暖舒适的服务。在经济学的文献中,将个人消费各种物品或服务后所获得的满足程度称为效用(utility)。根据这一观念,Grossman 的理论告诉我们,是健康带给消费者效用,不是医疗服务本身。

因此,可将消费者的效用函数写成:Utility=(H, X)。式中,H 代表健康,X 代表其他各种商品所组成的复合消费品(composite commodity),其中,Ux>0,Uh>0,表示更多的健康或更多的消费品会带给消费者更大的效用。用经济学术语来说,我们可以通过使用我们所称的"医疗服务"来生产健康,或者至少在生病后恢复部分健康。把医疗服务转变成为健康的过程可以视为是一个标准生产函数。健康状况和投入要素之间的关系可以通过健康生产函数来表示。生产函数描述投入组合和产出之间的关系。健康可以通过使用不同的投入组合来获得。Grossman(1972)利用 Becker(1965)所提出的家庭生产函数的理念,说明了消费者可以通过生产健康来补充健康资本的消耗,而消费者生产健康的主要生产要素是医疗保健服务。在经济学中,我们把这种过程定义为一个生产函数,也就是把投入(医疗保健服务)转变成产出(健康)的关系式。

一个普通的个人健康生产函数采取下列形式:健康=H(遗传、医疗保健服务、生活方式、社会经济状况和环境……);在这里:健康是指某一时点的健康水平;遗传是指某一时点个人健康的遗传因素;医疗保健服务是指消耗的医疗保健服务数量;生活方式是代表一系列生活方式变量,如饮食和运动;社会经济状况是反映社会和经济因素,如教育与贫困的相互关系;环境是指环境变量,包括空气和水的质量。家庭健康生产函数是根据个人、社会、文化和政策等方面对健康所产生的影响,以及个人对健康追求所产生的医疗服务需求来建立的经济学模型。其主要特点是:① 健康价值的排序或健康与其他物品不同组合的效用。② 把医疗服务需求转变为健康的生产函数。③ 决定医疗服务需求的社会经济因素,包括收入、货币成本、时间成本和获取信息的成本。④ 效用最大化原则——人们的选择行为是以得到最高价值的效用,而最大效用是在预算线、可利用的时间、收入和价格等条件限制下实现的。

1.5.4 健康行为改变理论

(1)健康信念模式理论

健康信念模式建立在需要和动机理论、认知理论和价值期望理论基础上,关注人对健康的态度和信念,重视影响信念的内外因素。HBM 是第一个解释和预测健康行为的理论,由3 位社会心理学家 Hochbaum、Rosenstock 和 Kegels 在 1952 年提出。HBM 认为个体感知、积极采取是以行动、相信自己能采取推荐的行动是行为转变的重要因素。它被用于探索各种长期和短期健康行为问题,包括性危险行为与 HIV/AIDS 的传播。包括 6 个步骤:知觉疾病易感性、知觉疾病威胁、知觉益处、知觉阻碍、行动线索、自我效能。

(2)知信行模式理论

健康教育"知信行"是知识、信念、行为的简称。其中"知"是基础,"信"是动力,"行"是目标。只有当人们了解了相关的健康知识,建立起积极、正确的信念与态度,才有可能主动地形成有益于健康的行为。知识、信念、行为之间只存在因果关系,并不存在三者间必然的联系。行为改变是目标,为达到行为转变,必须以知识作为基础,以信念作为动力。只有对知识积极的思考,对自己有强烈的责任感,就可以逐步形成信念,当知识上升为信念,就有可能采取积极的态度去转变行为。要使知识转化为行为改变,是一个漫长而复杂的过程,受许许多多因素的影响,只有全面掌握知、信、行转变的复杂过程,才能及时、有效地消除或减弱不利影响,促进形成有利环境,进而达到转变行为的目的。

（3）行为转变阶段理论模式

该理论是美国普罗察斯卡（Prochaska）教授在 1983 年提出的。它着眼于行为变化过程及对象需求，理论基础是社会心理学。它认为人的行为转变是一个复杂、渐进、连续的过程，可分为 5 个不同的阶段，即没有准备阶段（precontemplation）、犹豫不决阶段（contemplation）、准备阶段（preparation）、行动阶段（action）和维持阶段（maintenance）。

1.6　研究内容

1.6.1　内容结构

本书由三个部分组成（图 1－1），相关内容如下。

第一部分：城市健康生活基础理论与借鉴

1　引言

主要介绍研究的背景与意义、"健康"与"城市健康生活"概念的界定、研究的理论基础、研究内容等内容。

2　国外健康城市建设经验借鉴

主要介绍了加拿大温哥华健康城市建设战略以及日本健康城市建设实践。

第二部分：城市健康生活测度

3　城市健康生活指数的评价方法

通过对指标体系评价方法的梳理，找到城市健康生活评价方法，供后续评价采用。

4　城市健康生活经济保障评价

主要从经济基础与生活消费两个方面选取若干指标，对我国地级以上城市健康生活经济保障进行评价，在此基础上进行深入分析。

5　城市健康生活公共服务评价

主要从社会保障、社会稳定、基础设施 3 个方面选取若干指标，对我国地级以上城市健康生活公共服务进行评价，在此基础上进行深入分析。

6　城市健康生活文化评价

主要从文化投入、教育水平、文化设施 3 个方面选取若干指标，对我国地级以上城市健康生活文化进行评价，在此基础上进行深入分析。

7　城市健康生活环境评价

主要从城市生态环境质量、城市污染治理状况两个方面选取若干指标，对我国地级以上城市健康生活环境进行评价，在此基础上进行深入分析。

8　城市健康生活医疗卫生服务评价

主要从医疗资源、医疗投入两个方面选取若干指标，对我国地级以上城市健康生活医疗卫生进行评价，在此基础上进行深入分析。

9　城市健康生活综合指数评价

将5~9的评价结果进行综合,得到我国地级以上城市健康生活综合指数,并进行排名,在此基础上进行进一步分析。

10 省、市及自治区城市健康生活指数综合评价

利用省际数据,对我国大陆31个省市的健康生活进行评价,进一步的分析。

第三部分:我国城市健康生活实务

11 我国城市健康生活建设经验——政府视角

主要从政府层面介绍城市健康生活的动态、经验等,兼顾不同地区、不同发展水平、不同规模城市,介绍政府在居民健康领域的成功经验和做法。

12 我国城市健康生活建设经验——产业视角

主要从产业层面介绍城市健康生活的动态、模式等,以医院为主体,兼顾不同地区、不同类型的医院进行介绍。

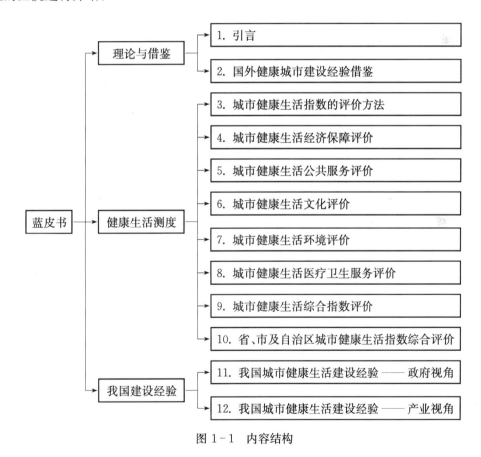

图1-1 内容结构

1.6.2 评价指标体系

本书的评价指标体系包括2个部分,一是全国地级以上城市健康生活评价指标体系,如表1-1所示;二是省际健康生活评价指标体系,如表1-2所示。

表 1-1 城市健康生活评价指标体系

一级指标	二级指标	三级指标
A 经济保障	A1 经济基础	A1-1 人均 GDP
		A1-2 人均可支配收入
		A1-3 人均储蓄年末余额
	A2 生活消费	A2-1 人均住房面积
		A2-2 人均生活用水量
		A2-3 人均生活用电量
		A2-4 人均煤气用量
		A2-5 人均液化石油气家庭用量
		A2-6 人均社会消费零售总额
B 公共服务	B1 社会保障	B1-1 城市养老保险覆盖率
		B1-2 城市医疗保险覆盖率
		B1-3 城市失业保险覆盖率
	B2 社会稳定	B2-1 城市登记失业率
		B2-2 社会救济补助比重
		B2-3 在岗人均平均工资
	B3 基础设施	B3-1 人均拥有铺装道路面积
		B3-2 城市维护建设资金占 GDP 比重
		B3-3 常住人口城镇化率
		B3-4 每万人拥有公共汽车辆
		B3-5 每万人拥有地铁里程
		B3-6 每万人拥有建成区面积
C 环境健康	C1 城市生态环境质量	C1-1 建成区绿化覆盖率
		C1-2 每万人园林绿地面积
	C2 城市污染治理状况	C2-1 工业固体废物处置利用率
		C2-2 城市污水处理率
		C2-3 生活垃圾处理率
		C2-4 二氧化硫浓度
		C2-5 工业粉尘浓度
D 文化健康	D1 文化投入	D1-1 人均科技经费支出
		D1-2 人均教育经费
	D2 教育水平	D2-1 每万人拥有大学生人数
	D3 文化设施	D3-1 人均公共图书馆藏书
		D3-2 每万人拥有剧场与影院数
		D3-3 每万人拥有国际互联网用户数
E 医疗卫生	E1 医疗资源	E1-1 每万人拥有医院数
		E1-2 每千人拥有医院床位
		E1-3 每千人拥有执政医师
		E1-4 每千人拥有卫生技术人员
		E1-5 每千人拥有注册护士
	E2 医疗投入	E2-1 卫生事业经费占财政支出的比重

表 1 - 2　省、市及自治区城市健康生活综合评价指标体系

一级指标	二级指标	三级指标
A 经济保障	A1 经济基础	A1-1 人均 GDP
		A1-2 人均可支配收入
		A1-3 人均储蓄年末余额
	A2 生活消费	A2-1 人均住房面积
		A2-2 人均生活用水量
		A2-3 人均生活用电量
		A2-4 人均煤气用量
		A2-5 人均液化石油气家庭用量
		A2-6 人均社会消费零售总额
		A2-7 恩格尔系数
B 公共服务	B1 社会保障	B1-1 城市养老保险覆盖率
		B1-2 城市医疗保险覆盖率
		B1-3 城市失业保险覆盖率
	B2 社会稳定	B2-1 城市登记失业率
		B2-2 社会救济补助比重
		B2-3 在岗人均平均工资
	B3 基础设施	B3-1 人均拥有铺装道路面积
		B3-2 城市维护建设资金占 GDP 比重
		B3-3 常住人口城镇化率
		B3-4 每万人拥有公共汽车辆
		B3-5 每万人拥有地铁里程
		B3-6 每万人拥有建成区面积
C 环境健康	C1 城市生态环境质量	C1-1 建成区绿化覆盖率
		C1-2 每万人园林绿地面积
	C2 城市污染治理状况	C2-1 工业固体废物处置利用率
		C2-2 城市污水处理率
		C2-3 生活垃圾处理率
		C2-4 二氧化硫浓度
		C2-5 工业粉尘浓度
D 文化健康	D1 文化投入	D1-1 人均科技经费支出
		D1-2 人均教育经费
	D2 教育水平	D2-1 平均教育年限
		D2-2 每万人拥有大学生人数
	D3 文化设施	D3-1 人均公共图书馆藏书
		D3-2 每万人拥有剧场与影院数
		D3-3 每万人拥有国际互联网用户数
E 人口发展	E1 人口信息	E1-1 人均预期寿命
		E1-2 总抚养比
	E2 人口健康	E2-1 孕妇死亡率
		E2-2 传染病发病率

续　表

一　级　指　标	二　级　指　标	三　级　指　标
F 医疗卫生	F1 医疗资源	F1-1 每万人拥有医院数
		F1-2 每千人拥有医院床位
		F1-3 每千人拥有执政医师
		F1-4 每千人拥有卫生技术人员
		F1-5 每千人拥有注册护士
	F2 医疗投入	F2-1 人均医疗保健支出
		F2-2 卫生事业经费占财政支出的比重

2

国外健康城市建设经验借鉴

2.1 温哥华健康城市建设战略

2.1.1 背景与目标

（1）背景简介

虽然加拿大温哥华是一个适宜居住的可持续发展城市，但是温哥华的人口老龄化和城市人口承受能力影响着温哥华人共同的未来。超过 1/5 的温哥华居民面临贫困、不断上升的高住房成本，及就业等问题。虽然许多温哥华居民拥有健康的身体，但是仍有很多居民患有严重的心理疾病或吸毒成瘾，并且他们很难获得相关的服务和支持。

基于居民幸福和城市弹性取决于社会各界的共同努力，健康城市目标的实现需要所有人齐心协力，温哥华提出了健康城市战略。该行动计划不仅对当前这一代人的健康和幸福产生深远的影响，而且会对未来几代人产生影响。

（2）目标

愿景：温哥华在大家的共同努力下，不断改善环境，使所有人享有更高水平的健康和幸福。

主要原则和假设：

1）全面理解健康与幸福：所有的社会成员所理解的健康与幸福是温哥华健康城市战略的基础。

2）实现基本权利和自由：基本权利和自由不仅得到"权利与自由宪章"的保证，也得到了温哥华健康城市战略及愿景的支持和保护。

3）健康与幸福覆盖范围：确保倡导的举措服务所有居民。

4）上游导向：工作的优先级应该更多地放在预防，而非危机干预。

5）健康生态环境：所有人都有权生活在健康的生活环境中，并有权知晓污染物存在及其引起的危害。

6）创新的需求：为更好的解决复杂问题，所以要开展社会创新、采取不同的思维方式和行动。

7) 齐力合作：需要各部门共同努力。

8) 监控、评估和反馈：需要跟踪指标来评估，并反馈评估结果。

9) 模范作用：通过健康城市的建设，在健康领域起到带领性作用。

2.1.2　健康城市建设战略措施

(1) 良好的开端

1) 宏观目标：让温哥华的孩子们享有一个健康童年的机会。

2) 具体目标：到 2025 年，温哥华幼儿园在读儿童及青少年身心发展条件达到入学标准的比例超过 85%。

3) 行动：为 0～24 岁的温哥华青少年创造一个良好的社会支持体系。

A. 成果：形成政府资助与计划体系，该体系协调了儿童的照护和学习，以使孩子健康成长。

B. 输出：形成一个社会支持体系，该体系能够高效地使用和配置资源，并为 0～24 岁的青少年提供支持。

(2) 每个人的家

1) 宏观目标：所有温哥华居民能够选择负担的起的各种住房。

2) 具体目标：到 2015 年，街上没有无家可归之人；截止至 2021 年，建成 2 900 套新的支持性住房，5 000 套新的社会住房和 5 000 套新的保障型租赁房。

3) 现有战略：温哥华住房和解决无家可归的战略有 3 个主要方向：一是增加保障性住房的供应量；二是鼓励社区间的混合型居住模式，以提高生活质量；三是提供强有力的领导与合作支持，以提高住房的稳定性。

(3) 食品保障

1) 宏观目标：温哥华有一个健康、公正、可持续的食品系统。

2) 具体目标：到 2020 年，将整个城市及其附近的食品资产至少比 2010 年提高 50%。

3) 现有战略：① 温哥华食品战略；② 地方食品行动计划。

(4) 人口健康服务

1) 宏观目标：温哥华居民享有平等使用社会、社区高质量的健康服务的权利。

2) 具体目标：① 所有温哥华居民都能匹配到一个家庭医生；② 在 2014 年的基础上，温哥华居民在需要时获得的健康服务率提高 25%。

3) 快速行动：① 制订社会福利优先计划；② 支持推进"市长成立的心理健康及戒毒工作组"确定的优先工作。

(5) 收支平衡与良好工作环境

1) 宏观目标：温哥华居民有足够的收入可满足日常基本需求，同时拥有很多健康的工作机会。

2) 具体目标：① 减少 75% 的城市贫困率；② 中等收入人群每年至少增加 3%。

3）行动一：① 实行教育领导力项目（educate the leadership table）和温哥华目前雇佣工资认证项目 city of van couver staff on the liviny wage employer lertification process；② 对要实施的基本生活工资政策步骤进行评估。

4）行动二：① 在领导层面推广社会采购系统的开发和（或）使用；② 形成一套正式的社会采购系统，以指导温哥华的采购工作。

5）行动三：创建一个服务网络，以为社会企业家提供能力培养的机会，并为他们提供实践场所，以测试他们的新想法和商业模式。

6）行动四：确定城市和地方社区如何能够通过积极的政策和实践减少贫困，并推动其他级别政府采取行动，促进大不列颠哥伦比亚省减贫联盟（BC Poverty Reduction Coalition's Poverty Reduction Strategy）的减贫战略的实施。

（6）安全感和归属感

1）宏观目标：温哥华是一座能使居民感到安全感的城市。

2）具体目标：① 温哥华居民归属感提高 10％；② 温哥华居民安全感提高 10％；③ 每年通过降低暴力、财产犯罪、性侵犯和家庭暴力，使温哥华成为加拿大最安全的主要城市。

3）快速行动：为提高与第一国家和城市原住民社区（First Nations and Urban Aboriginal Communities）有效合作能力创造机会。

4）行动：开发并提供各种培训，以加强处理各种情况（特别是创伤）的能力。这些情况具有易伤性（包括性别暴力、新移民定居、性工作、精神健康和毒瘾，以及痴呆症）。

（7）建立社会联系网

1）宏观目标：温哥华居民保持联系，并参与到与其相关的各个空间和地点。

2）目标：① 每个温哥华居民在其社会联系网中至少有四人，在其寻求帮助或需要支持时提供帮助；② 市投票出席人数至少增加 60％。

3）快速行动：创建一个共享城市体系，并制定战略，同时明确其中关键的城市部门。

4）行动：① 核查所有时期影响居民间关系的政策与规章制度；② 基于"参与城市"的建议，建立新的社会联系计划，并与现有计划相联系，同时扩大其社会影响。

（8）动感生活与户外运动

1）宏观目标：所有温哥华居民过着充满活力的生活，并拥有最多的接近大自然的机会。

2）具体目标：① 到 2020 年：所有温哥华居民的住所，与公园、绿色步道或其他绿色空间相距 5 分钟以内的步行距离；② 在 2014 年基础上，到 2025 年，温哥华 18 岁以上达到加拿大体育活动指导原则的居民数量提高 25％。

3）现有战略：公园委员会的使命是建造并保护公园，并提倡公园与相关娱乐活动惠及所有居民、社区和环境。

（9）终身学习

1）宏观目标：温哥华居民具有平等的终身学习和发展的机会。

2）具体目标：在 2014 年基础上，参与终身学习人数提高 25％。

3）快速行动：制定温哥华夏季学习计划,利用温哥华学习指南,探索更多未来的措施。

A. 成果：温哥华是一个类似重视和支持终身学习的社区。

B. 城市输出：在日常生活中,提高温哥华居民非正式学习的意识和参与水平。

（10）表达自我

1）宏观目标：温哥华有一个多元化的、蓬勃发展的生态文化,其丰富了居民和游客的生活。

2）具体目标：在 2014 年基础上,将文化艺术的公众参与度和社会参与度提高 25%。

3）现有战略：第二阶段（2014～2018 年）,温哥华文化规划的 5 个战略方向：① 培育文化领导权;② 增加社区参与和互动;③ 为艺术类项目提供可持续性支持;④ 优化城市文化投资;⑤ 投资温哥华的创意经济。

（11）随意走走

1）宏观目标：温哥华居民在城市安全、有活力和便利的条件下,尽情享受生活。

2）具体目标：到 2020 年,步行、自行车和公共交通成为主要的交通方式（超过 50%）。

3）现有战略：交通 2040 计划。

4）行动：逐步实施城市活力交通计划。

（12）乐在其中

1）宏观目标：温哥华居民可以享受平等的健康环境,乐在其中。

2）具体目标：① 在《绿色城市行动方案》里增加生态多样性和有毒物质预防的目标;② 温哥华每个社区的步行指数不低于 70。

3）快速行动：将生物多样性和减少有毒物质战略纳入"最环保城市行动计划"。

4）行动：① 借鉴在其他地区使用成功的现存的最佳规划实践（如《纽约市积极生活设计指南》）,并探索如何融入规划和设计中;② 继续通过社区规划,鼓励更强的步行连接,优先考虑服务不足居民人数最多的地区;③ 在整个城市创造并加强临时性和永久性公共场所和空间的建设。

（13）全民健康城市的合作领导力

1）宏观目标：城市各部门领导通过协同合作的方式,不断推进建设健康温哥华的目标。

2）具体目标：在第二阶段（2014～2018 年）中,执行 90% 的计划。

3）快速行动：为应对"全民健康城市""最绿色城市""经济行动战略"等带来的复杂性挑战,建立一个员工中心方案实验室。

A. 结果：协同整合问题解决方案与制定计划。

B. 产出：增加城市跨部门协同以提高复杂挑战的解决能力;增加城市吸引和留住人才的能力。

2.2　日本健康城市建设的实践

日本是亚太地区较早开展健康城市活动的国家。继 20 世纪 80 年代世界卫生组织在欧洲启动健康城市活动后,日本便积极加入这一运动的行列。日本国内通常将"健康推进"和"健康营造"这一概念来替代"健康促进"的说法。因此,日本的健康城市建设内容是围绕近30年来全国性的"国民健康营造计划"而展开的。

2.2.1 背景:国民健康营造计划

1978年,日本开始着手全国性的健康营造计划,每10年制定和实施一个"国民健康营造对策"。

第一个国民健康营造计划(1978~1988年),其重点在于疾病的早期发现,具体内容包括:落实健康体检制度,改扩建市町村保健中心,确保护士、营养师,以及基本医疗设施的数量和品质。

第二个国民健康营造计划(1989~1999年),其重点内容是为了应对21世纪日本超高龄化社会而提出的"活力80岁健康计划"。主要干预策略包括:着重疾病预防和健康促进,疾病的早期发现;营养、运动和休息来营造健康生活方式;通过制定公共政策、取得民间力量协助来实现健康营造。

随着欧美开展健康城市和健康社区运动的不断高涨,1993年日本厚生省(相当于我国的卫生部)提出了"健康文化都市"的构想,致力于改善社区环境。一方面,使社区的自然物质环境和设施更有利于市民营造健康,如幼儿园、中小学、公民馆、老人福利中心、体育运动设施、公园、绿地等;另一方面,着重社会与文化层面的软环境建设,主要包括社会支持与人际网络,强调健康营造不仅需要个人的努力,更需要周围人的共同应对。

第三个国民健康营造计划(2000~2010年),又称"健康日本21"。该计划主要包括:减少壮年期的死亡、延长健康寿命、提升生活质量。具体的实施内容有9方面:营养与饮食、体力活动与锻炼、休养与心理健康营造、饮酒、禁烟、牙齿健康、糖尿病、心脑血管疾病、癌症。

为进一步赋予"21世纪健康日本"的法定地位,2002年8月,日本政府出台了"健康促进法",将实施健康促进从行政命令上升到法律,该法明确了都道府县在实施国民健康促进计划中的责任和义务。内容覆盖了:医疗保险、制订地方健康计划、国民健康和营养健康、保健指导、特定设施的营养管理和二手烟防治,并明确规定了"21世纪健康日本"的实施政策、方法和内容。

下面就以东京都、市川市和袋井市的健康城市实践为例介绍如下。

2.2.2 东京都的健康城市建设实践

日本首都东京都(Metropolitan Tokyo)是一座国际化的大都市,其都政府是由63个地方政府组成的(包括23个特别区、27个市、5个町、8个村)。东京都也是世界上人口最多的城市之一(登记人口约1 200万),同时也是世界上高物价和高地价的城市之一,因而在城市规划管理上面临巨大的压力与挑战。目前东京急需解决的健康问题包括:人口老龄化、环境污染、居住困难、工作和学习压力、青少年犯罪、艾滋病、新型传染病、耐药结核病流行(尤其是无家可归的人群）。

在促进人群健康方面，主要依靠政府与民间组织之间形成密切的合作来大力推动东京都的健康活动。1991 年东京健康促进市民委员会成立，其主要职责是协调市民、私人组织、东京都政府、各地方政府和专家学者一起开展健康促进活动。该委员会的章程规定："为了使每一个东京市民可以拥有健康而充满活力的生活，东京健康促进市民委员会应和各个公共或私人团体合作，开展健康促进活动，将东京建成健康城市。"

鉴于世界卫生组织健康城市框架中的社区参与和多部门合作策略，东京健康促进市民委员会的成员来自社会各界，主要包括：普通市民、各地方社会团体和社区健康促进团体代表、学术界专家，以及东京都 63 个行政区的市长、日本中央政府领导、东京都政府 9 个职能局代表。东京都的知事担任该委员会的主席，但决策权和执行权归属于整个委员会。

委员会下设四个分管委员会：研究和计划委员会、公共关系委员会、场所发展委员会和组织委员会。秘书处设立在东京都政府的公共健康促进基金办公室内，这些基金同样是用来与地方政府和私人团体开展活动，以推进市民健康和建设健康城市。

其中，研究和计划委员会的主要工作是着眼于健康城市项目的发展开展研究，并且采用"社区参与型研究"（participatory research）的形式，即：社会各界共同参与研究的一系列过程，包括研究方案制定、问卷形成、调查实施和数据收集、结果分析解释，最后在所有相关人群中分享结论。该研究模式的优势在于不仅确保获得不同背景市民的观点，又有助于增强社会各界对同一健康议题的认同和理解，更好地开展健康城市的建设活动。

2.2.3　市川市的健康城市建设实践

市川市（Ichikawa City）位于千叶县北西部，与东京都的江户区和葛饰区仅江户川一河之隔，2006 年人口约 47 万，属于离东京都心 20 千米圈内的卫星城市之列。该市作为健康城市联盟创始成员，在建设健康城市方面做了大量工作，朝着世界卫生组织的健康城市目标而努力，其多项健康城市实践项目已经在第一、二届健康城市联盟（AFHC）成员大会上受到世界卫生组织的嘉奖，并成功获得 2008 年第三届 AFHC 成员大会的主办城市。

"立足社区，我们可以让市川变成一个具有丰富自然和人文的文化都市"，这是市川市设定的健康城市建设口号与愿景。根据世界卫生组织西太区的健康城市区域指导纲要精神，并结合市川实际情况，该市确立了健康城市建设的四大重点模块和支柱，并在此基础上明确了建设内容和目标。

1）与生理和心理健康密切相关的健康生活方式，包括医疗和健康。

2）与市民生活紧密相关的城市环境和基础设施，包括环境、无障碍设施和城市基础建设。

3）起支持作用的社会制度和社会福利，包括社区、福利、劳动环境和安全保障。

4）能够丰富市民精神的文化因素，包括文化艺术、教育、体育和文明礼仪。

市川市运用世界卫生组织的健康城市理念和框架,从环境整治、城市基础建设、儿童培育支援、活用 IT 等方面着手,努力将市民健康营造作为市政府的重点工作之一。值得一提的是,市川市开展的健康城市实践项目如"健康饮食宣传员项目""社区居民控烟项目"相继荣获了世界卫生组织的嘉奖,并被邀请将其成功的经验在 AFHC 大会上作了介绍交流。近年来"健康学校项目"受到了政府和社会各界的高度关注,这是一个涉及市政府教育主管部门、64 所中小学和幼稚园,以及社区和家长代表的健康城市项目,其主要内容是通过亲子健康教育,鼓励孩子们在营养、膳食和体力活动等健康行为上做出聪明的选择,促进他们身心健康成长。

此外,2005 年市川市又针对肥胖、高血压和高血脂的预防性检测开展诊疗活动,其目的是为了早期预防生活习惯病,为今后的健康促进目标制定、收集科学数据。该活动在自愿的基础上,对所有小学五年级至初中三年级的学生进行身体测量(身高、体重、BMI、血压、腹围)和血液检查(总胆固醇、HDL - C、LDL - C、中性脂肪和血糖值)。通过数据比对及分析,找出造成学生肥胖和血脂异常的主要原因。这次的调查结果成为市川市制订学生健康促进策略的重要依据。

2.2.4 袋井市的健康城市建设实践

袋井市(Fukuroi City)是一个位于日本中部静冈县的中小型城市,2006 年人口达 8.4 万,地理位置介于东京和京都之间,历来是日本的交通要点。袋井市风光秀丽、农牧业发达,生态环境良好。

其设定的健康城市建设口号与愿景是:"日本第一的健康和文化都市,自然美丽并且充满活力。"为了实现这一目标,袋井市常年致力于改善"整个社会的健康",包括市民的生理和心理健康、家庭健康、邻里社区健康、城市基础设施健康、自然环境健康、经济和工业发展健康。袋井市深信健康与日常生活的各种因素息息相关,要努力打造一个使市民感到快乐的健康城市。

2006 年 3 月,袋井市拟定了一个新的 10 年健康计划(2006~2015 年)。基于大量数据显示,干预慢性病的有效手段是早期建立良好的运动和饮食习惯。为了进一步推进生活习惯病的预防,袋井市设定了 4 个健康城市优先课题:① 形成良好的运动习惯;② 形成良好的饮食习惯;③ 促进戒烟;④ 减少内脏脂肪和腹围。为此,同年 8 月份启动了一项名为"挑战健康,Smile 活动",旨在帮助市民形成良好的生活习惯。"Smile"的具体含义包括:

S=Sports,锻炼和体力活动,例如步行,不吸烟。

M=Meals,平衡膳食,例如吃素菜水果、不漏早餐。

I=Internal fat,减少内脏脂肪,例如腰围男性低于 85 厘米,女性低于 90 厘米。

L=Lifestyle,调整生活节奏预防生活习惯病。

E=Enjoy,参加本次健康挑战活动,享受生活。

市民参与 Smile 活动的方式也很简单,只要在活动开始期间到附件的公民馆、学校、市政府办公地、保健中心或大型集会场所领取一张 Smile 卡片,写下自己的个人行为转变目标,并估计可能需要的时间,在活动结束时,市政府将选择那些在改善个人生活习惯上取得显著进步的市民给予奖励。

3

城市健康生活指数的评价方法

3.1 多属性评价方法体系

多属性评价(multiple attribute evaluation，MAE)又称为多指标综合评价,根据评价原理,又可以分为三大类:第一类是主观评价法,其基本原理是采用主观方法对指标体系进行赋权,然后将数据标准化后加权汇总,如专家会议法、德尔菲法、层次分析法等。第二类是客观评价法,包括两种,一种是采用客观赋权法确定指标权重,然后进行加权汇总,如熵权法、变异系数法、复相关系数法等;另一种是不需要赋权的系统方法,如主成分分析法、因子分析法、逼近理想解的排序法(technique for order preference by similarity to ideal solution，TOPSIS)等。第三类是主客观相结合的赋权法,首先采用主观赋权方法确定权重,然后采用系统方法进行综合处理,如消去与选择转换法(ELECTRE)、模糊综合评价法、偏好顺序结构评估法(PROMETHEE)等。这里的系统方法主要指综合运用运筹学、模糊数学、系统工程等领域的方法进行评价。此外,还有一些学者将两种或两种以上的多属性评价方法进行有机融合,进行复合评价。如根据层次分析法确定权重,再采取加权 TOPSIS 法进行评价,这本质上仍然属于主客观评价。一些学者根据权重的赋值方法将评价方法进行分类是片面的,因为许多评价方法已经用不到权重了,比如 DEA 效率分析、主成分分析、因子分析等(图3-1)。

组合评价就是将不同的多属性评价方法进行组合,又可以分为两大类,第一类是根据权重进行组合,其特点是将几种主观和客观赋权方法的权重根据某种规则进行组合,得到组合权重,然后再进行加权汇总,得到最终评价结果。第二类是将不同多属性评价方法的评价结果进行组合,又可以分为得分组合和排序组合两大类。不同评价方法由于原理不同,评价结果的内涵本质上是有区别的,绝大部分评价方法评价结果是得分,少部分评价方法评价结果是排序,如波达计数法(BORDA)、ELECTRE 法等。

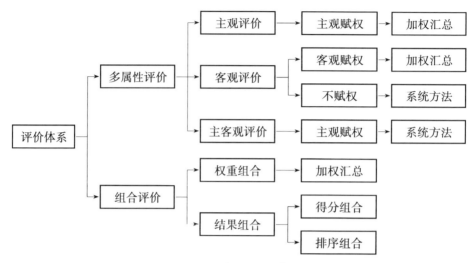

图 3-1　多属性评价体系

3.2　一些多属性评价方法

3.2.1　主成分分析与因子分析

主成分分析是考察多个变量间相关性的一种多元统计方法。其产生的背景是：评价研究中经常牵涉到多项指标，这些指标间往往存在一定的相关，全部采用这些指标，不仅使计算过程复杂，而且可能因多重共线性而无法得出正确结论。主成分分析的目的就是通过线性变换，将原来的多个指标组合成相互独立的少数几个能充分反映总体信息的指标。它常被用来作为寻找判断某种事物或现象的综合指标，并且给综合指标所包含的信息以合适的解释，从而更加深刻的揭示事物的内在规律。

因子分析可以看成是主成分分析的一种推广，因子分析的基本目的是用少数几个变量去描述多个变量间的协方差关系。其思路是将观测变量分类，将相关性较高即联系比较紧密的变量分在同一类中，每一类的变量实际上就代表了一个本质因子，从而可将原观测变量表示为新因子的线性组合。

3.2.2　逼近理想解的排序法

逼近理想解的排序法（TOPSIS）是多目标决策分析中常用的一种方法。该方法的思路是根据各被评估对象与理想解和负理想解之间的距离来排列对象的优劣次序。所谓理想解是设想的最好对象，它的各属性值达到所有被评对象中的最优值；而负理想解则是所设想的最差对象，它的各属性值都是所有被评对象中的最差值。用欧式范数作为距离测度，计算各被评对象到理想解及到负理想解的距离，距理想解愈近且距负理想解愈远的对象越优。

TOPSIS 法也可以进行加权，即在计算各评价对象与最优方案及最劣方案距离时，都可以赋予一定的权重，为了保证评价方法的客观性，本节不进行加权处理。

3.2.3 秩和比法

秩和比法(rank sum ratio，RSR)是一种全新的广谱的实用数量方法，是田凤调发明的一种统计学方法，该方法集中了古典参数统计和近代非参数统计各自优势，通过指标编秩来计算秩和的一个特殊平均数，进而进行综合评价。该方法在国内有较大的影响。

3.2.4 灰色关联法

灰色关联分析是灰色系统分析的主要内容之一，用来分析系统中因素之间的关系密切程度，从而判断引起该系统发展的主要因素和次要因素。灰色关联分析的实质，就是比较若干数列所构成的曲线与理想数列所构成的曲线几何形状的接近程度，从而进行排序，列出评价对象的优劣次序，评价标准是灰色关联度，其值越大，评价结果越好。

3.2.5 熵权法

熵概念源于热力学，后由 Shannon 引入信息论。信息熵可用于反映指标的变异程度，从而可用于综合评价。设有 m 个待评对象，n 项评价指标，形成原始指标数据矩阵 $X = (X_{ij})_{m \times n}$，对于某项指标 X_j，指标值 X_{ij} 的差距越大，该指标提供的信息量越大，其在综合评价中所起的作用越大，相应的信息熵越小，权重越大；反之，该指标的权重也越小；如果该项指标值全部相等，则该指标在综合评价中不起作用。

3.2.6 证据理论

证据理论是由 Dempster 首先提出，后来由他的学生 Shafer 发展起来的，它是经典概率论的一种推广。证据理论提出，把对"假设"能构成影响的所有可能的证据收集起来，分解成一些相互独立的"元证据"(具单一因素的证据成分)，组成一个证据空间，然后对这些元证据所有可能的组合赋以一个满足一定约束条件(比概率约束要弱)的值，从而得到一个定义在证据空间幂集上的一个函数，称为基本概率分配函数。

由于证据空间的子集不再互相独立，而且约束条件比概率弱，为了获得类似于概率的可信度意义，在基本概率函数基础上再设计一个函数，称为类概率函数，它满足类似于概率的约束条件，用这个类概率函数来表示证据的可信度。同时利用基本概率分配函数可以将"不知道"和"不确定"两种成分分开，这是一种对"不精确性"更深入细致的描述。证据理论的上述特点，使之非常适合于专家权重的合成。

3.2.7 层次分析法

层次分析法(analytic hierarchy process，AHP)是美国运筹学家 T. L. Saaty 教授于 70 年代初期提出的一种简便、灵活而又实用的多属性评价方法。人们在进行社会的、经济的以及科学管理领域问题的系统分析中，面临的常常是一个由相互关联、相互制约的众多因素构成的复杂而往往缺少定量数据的系统。层次分析法为这类问题的决策和排序提供了一种新的、简洁而实用的建模方法。运用层次分析法建模,大体上可按下面 6 个步骤进行:第一步,建立递阶层次结构模型;第二步,构造出各层次中的所有判断矩阵;第三步,层次单排序及一致性检验;第四步,层次总排序及一致性检验;第五步,计算权重;第六步,对指标标准化后进行加权汇总,得到评价结果。

3.2.8 粗糙集

粗糙集理论作为一种数据分析处理理论,由波兰科学家 Pawlak 创立。1991 年,Pawlak 出版了《粗糙集——关于数据推理的理论》这本专著,从此粗糙集理论及其应用的研究进入了一个新的阶段,逐步形成了相对完备的理论。粗糙集理论作为一种处理不精确(imprecise)、不一致(inconsistent)、不完整(incomplete)等各种不完备信息的有效工具,一方面得益于他的数学基础成熟、不需要先验知识;另一方面在于它的易用性。由于粗糙集理论创建的目的和研究的出发点就是直接对数据进行分析和推理,从中发现隐含的知识,揭示潜在的规律,因此是一种天然的数据挖掘或者知识发现方法,它与基于概率论的数据挖掘方法、基于模糊理论的数据挖掘方法和基于证据理论的数据挖掘方法等处理不确定性问题理论的方法相比较,最显著的区别是它不需要提供问题所需处理的数据集合之外的任何先验知识,而且与处理其他不确定性问题的理论有很强的互补性。粗糙集用于评价具有一定的优势,特别是在指标众多的情况下,可以有效进行指标约简。

3.2.9 复相关系数法

用某一指标与其他所有指标进行回归,得到调整后的拟合优度 R,该指标的相对权重就是 1/R。最后将所有指标权重归一化以后得到各指标的权重。某指标拟合优度 R 越低,说明该指标包含的信息越多,权重越高。

3.2.10 离散系数法

用各指标的标准差除以均值,得到各指标的离散系数,最后将离散系数归一化后得到各指标的权重。离散系数越大,说明该指标数据越活跃,权重越大。

3.2.11 概率权法

概率权综合评价法的基本原理是,利用概率上的期望值原理,把若干统计指标的影响效应平均综合集中起来进行评价。首先将数据标准化,然后应用正态分布以概率测定各个指标的客观量化权数,即各指标超过其极大值的概率,归一化后得到权重,最后进行加权汇总。

3.2.12 客观权重赋权法

客观权重赋权法(criteria importance through intercriteria correlation,CRITIC)是由

Diakoulaki 提出的另一种客观权重赋权方法。它的基本思路是以两个基本概念为基础确定指标的客观权数。一是对比强度，它表示了同一个指标各个评价对象之间取值差距的大小，以标准差的形式来表现，即标准化差的大小表明了在同一个指标内各评价对象取值差距的大小，标准差越大各评价对象之间取值差距越大。二是评价指标之间的冲突性，指标之间的冲突性是以指标之间的相关性为基础，如两个指标之间具有较强的正相关，说明两个指标冲突性较低。第 j 个指标与其他指标的冲突性的量化指标为 $\sum_{k=1}^{n}(1-R_{kj})$，其中，R_{kj} 为评价指标 k 和 j 之间的相关系数。各个指标的客观权重确定就是以对比强度和冲突性来综合衡量的。

3.2.13　消去与选择转换法

消去与选择转换法(ELECTRE)的基本指导思想是通过一系列弱支配关系来淘汰劣方案，从而逐步缩小方案集，直到决策者能从中选择最满意的方案为止，由于弱支配关系的构造方法基于"和谐性"和"非和谐性"的检验，故也称为和谐性分析方法。ELECTRE 本质上是一种定性的多准则决策方法，其基本概念为若某一方案具有多数的准则优于其他方案，且没有任何准则低于不可接受之门槛程度，则该方案优于其他方案。该方法中有 3 个重要的概念：满意值(concordance)、不满意值(discordance)与门槛值(threshold values)。其中，任两个方案间(例如方案 a 与 b)的满意程度是由某些赋予权重之准则来衡量。和谐性分析方法更加适用于评价中的选优。

3.2.14　集对分析

集对分析(set pair analysis)是我国学者赵克勤于 1989 年提出的一种全新的系统分析方法。所谓集对，就是具有一定联系的两个集合在某些特性上具有相同的特性——同联系；在某些特性上具有相反的特性——反联系；而在其余的特性上既不是同一性的、又不是对立性的—差异性联系。其基本思路是，在一定的问题背景下对所论的两个集合的特性展开分析，对得到的那些特性作同(同一度)、异(差异度)、反(对立度)分析并加以度量刻画，得出这两个集合在所论问题背景下的同异反联系度表达式，再对两个集合的联系度开展分析和计算，得出其优劣次序。

3.2.15　模糊评价法

现实环境中有许多的评价，通常涉及许多的层面、多种的目标、多个方案的问题，且包含了定性、定量、或两者混合的数据，具有许多的模糊性及不确定性，所以单靠传统的多属性评价方法并不能有效处理现实生活中的模糊性问题，因而促进了模糊评价方法的发展。从 Zadeh(1965)提出模糊理论起，Bellman 和 Zadeh(1970)提出将多准则决策运用于模糊理论，用来处理具有无法量化、不完全讯息、模糊概念及部分不清楚的问题，从而推动了模糊评价理论的发展。

3.2.16　突变论

突变理论是法国数学家 Thom 于 1972 年建立起来的以奇点理论稳定性理论等数学理论为基础的用于研究不连续变化现象的理论。常见的突变有尖点突变、燕尾突变、蝴蝶突变等。评价时,根据评价目的对评价总指标进行多层次矛盾分组,排列成倒状树型目标层次结构,从评价总指标到下层指标,再到下层子指标,原始数据只需要知道最下层子指标的数据即可,将一个指标进行分解是为能获得更具体的指标,从而便于量化,当分解到对某个子指标可以量化时分解就可停止。由于一般突变系统的控制变量不超过 4 个,所以相应的各层指标(相当于控制变量)不要超过 4 个。

利用突变理论进行模糊综合分析与评价时,视实际问题的性质不同,可采用 3 种不同准则:① 非互补准则,一个系统的诸控制变量之间,其作用不可互相替代,即不可相互弥补其不足时,按"大中取小"原则取值。② 互补准则,诸控制变量之间可相互弥补其不足时,按其均值取用。③ 过阈互补准则,诸控制变量必须达到某一阈值(风险可接受水平)后才能互补。只有遵循上述原则,才能满足突变理论中分歧方程的要求。

3.2.17　DEA 效率分析

决策单元(DMU)是一种测算具有相同类型投入和产出的若干系统或部门相对效率的有效方法。其实质是根据一组关于输入输出的观察值,采用数学规划模型,来估计有效生产的前沿面,再将各 DMU 与此前沿做比较,进而衡量效率。DEA 方法有不变规模报酬 CCR 模型、可变规模报酬 BCC 等模型。在 DEA 的基础上,结合 Malmquist 指数进行分析,可以将技术进步因素剥离,同时分解出纯技术效率与规模效率,使结果更为精确。

3.2.18　投影寻踪法

投影寻踪法将多维指标的评价数据按照某种投影方向投影到一维空间,根据投影值散布特征的要求构造投影指标函数,寻找出投影指标函数达到最优时的投影值和最佳投影方向。投影寻踪法是用来分析和处理高维观测数据的一种统计方法,尤其是对于非线性、非正态高维数据有很好效果的。它要求选择的指标之间相关性不能太大,否则会造成最终投影评价效果产生不好的影响。投影寻踪的关键是找到最佳投影方向,此过程多采用遗传算法。

3.2.19　反向传播神经网络

反向传播网络又称 BP(Back Propagation)神经网络,其算法思想是由信号的正向传播与误差的反向传播两个过程组成。正向传播时,输入样本从输入层传入,经各隐层逐层处理后,传向输出层。若输出层的实际输出与期望的输出不符,则转入误差的反向传播阶段。误差反传是将输出误差以某种形式通过隐层向输入层逐层反传,并将误差分摊给各层的所有单元,从而获得各层单元的误差信号,此误差信号即作为修正各单元权值的依据。这种信号的正向传播与误差的反向传播的各层权值调整过程,是周而复始地进行的。而权值不断调整的过程,也就是网络的学习训练过程。此过程一直进行到网络输出的误差减少到可接受的程度,或进行到预先设定的学习次数为止。BP 神经网络擅长利用非线性可微函数进行权值训练,发现数据的内在规律,并且可以有很好的泛化功能。BP 神经网络往往用来进行一些复杂的非线性评价,需要一定的样本进行学习。

3.2.20 支持向量机

支持向量机(support vector machine,SVM)是 Vapnik 等基于统计学理论的 VC 维理论和结构风险最小化原理而提出的一种新的机器学习方法,是从可分情况下的线性最优分类面发展而来的,与传统的神经网络学习方法某种程度上有相似之处。所谓最优分类面,就是指不但能够将所有训练样本正确分类,而且使训练样本中离分类面最近的点到分类面的距离最大。距离最优分类超平面最近的向量称为支持向量。对给定的训练样本集,假如训练样本集是线性可分的,则机器学习的结果是一个超平面,二维情况下是直线或称为判别函数;若训练样本不可分,那么对于非线性分类问题,应将输入空间通过某种非线性映射投影到一个高维特征空间,然后构造线性的最优分类超平面,根据泛函理论,引入适当的内积核函数来实现某一非线性变换后的线性分类。

支持向量机从结构风险最小化原则出发,求解的是一个二次型寻优问题而得到全局最优解,其优点是有效地解决了模型选择与过学习问题、非线性和维数灾难问题以及局部极小等问题,因此在解决小样本、非线性、高维模式识别问题中表现出许多独到的优势。

3.3 多属性评价方法存在的问题

3.3.1 不同评价方法评价结果不一致

迄今为止,已经有几十种多属性评价方法,评价结果有的是排序,有的是分值。各种评价方法原理不同,大部分评价方法对适用条件选择较宽,少部分评价方法对适用条件选择略严。如主成分分析要求评价指标间相关性较高,但总体上城市健康生活指数的评价对方法的适用条件要求不高。

3.3.2 组合评价方法种类多样导致结果不一致

如果将每种评价方法的评价结果视为一个指标,那么若干种评价方法必然产生若干个指标,将这些指标进行组合实际上就相当于多属性评价。由于多属性评价方法众多,加上还有大量的专门用于组合的组合评价方法,因此也会产生若干不同的组合结果,这是一个令人困惑的问题。

3.3.3 单纯应用客观评价法值得商榷

由于主观评价法存在着人为因素,稳定性较差,因此涌现出很多客观评价方法,如熵权法、变异系数法、复相关系数法、主成分分析、因子分析、DEA 数据包络分析等。本质上,绝对客观的评价是做不到的,因为指标选取是主观的,某些指标本身可能也是主观的。客观评价类方法完全根据数据讲话,不考虑评价指标的相对重要性,较少考虑评价主体——人的主观能动性,因此要慎重进行选用。

当然,客观评价法要慎重选用并不意味着不用,比如可以作为组合评价方法,或者作为评价结果之一再进行组合。

3.3.4 一些基于运筹学的组合方法值得商榷

根据决策方法的原理,所有的多属性决策方法都可以应用于多属性评价,基于运筹学的线性规划在组合评价中得到了越来越多的运用。对此要进行客观分析,如果是从经济学的角度,需要求解成本最小或利润最大,这是没有问题的,但是对城市健康生活指数进行组合评价需要慎重,假设采用 4 种主客观赋权法对城市健康生活指数进行评价,可以得到每个指标的权重取值范围,如果以此作为约束条件,求解使评价总分极大值的权重组合作为最终的权重组合结果,这是有问题的。因为评价重在采取同一标准对不同评价对象进行比较,不同评价方法的评价值之间是不可比的,采用线性规划意味着权重组合有无数种,这无数种评价方法之间是不可比的,没有理由可以说明权重组合使评价值极大的方案是最优的。

3.3.5 基于排序的评价不能用于组合评价

从评价原理看,多属性评价方法又大致可以分为基于分值的评价和基于排序的评价,绝大多数是基于分值的评价,少部分是基于排序的评价,如 BORDA 法、ELECTRE、秩和比法等。基于排序的评价的最大特点是这些评价方法虽然可以反映评价对象之间的优劣顺序,但难以反映评价对象之间的相对差距,因为这是一种非参数转换,即使有评价值,也反映的是某种排序结果,因此,基于排序的评价不能与基于得分的评价进行组合。

3.3.6 纵向可比性差

对于连续多年的评价,如果采用非线性评价方法,或者即使采用线性评价方法但是权重进行了修改,那么不同年度之间的数据是不可比的,因此无法衡量评价对象是否进步或者倒退。

3.4 城市健康生活指数评价方法的选取原则

3.4.1 主观与客观并重原则

主观评价一般是采用专家赋权,然后进行加权汇总进行评价。主观评价的最大优点是能够体现评价的目的,对各种指标根据重要程度赋予不同的权重,体现管理目的,但这也是其缺点。由于主观评价法存在着人为因素,稳定性和重复性较差,不同的批次的专家权重是不相同的,即使同一批次的专家,在不同时间权重也不相同,因而受到一些限制。

为了排除评价中的人为因素,出现了许多客观评价方法,如熵权法、变异系数法、复相关系数法、主成分分析、因子分析、DEA数据包络分析等。表面上看,这些评价方法貌似公平,但是客观评价法最大的优点也正是其缺点,客观评价类方法完全根据数据判断,不考虑评价指标的相对重要性,较少考虑评价主体——人的主观能动性。不同类型的评价对评价的客观性要求是不同的,比如大气环境评价就要求相对客观一些。城市健康生活指数评价更多地与经济社会发展紧密相连,因此其评价必须充分考虑人的主观性,体现管理理念,不能单纯采用客观评价法进行评价。

本质上,绝对主观是难以做到的,因为很多评价基础数据是客观的。绝对客观的评价也是做不到的,首先评价指标的选取是主观的,某些指标值本身可能也是主观的。即使全部都是客观评价方法,但评价方法的选取也是主观的,是由评价者确定的,所以完全主观与完全客观都是有失偏颇的。

在评价中,应该充分考虑各种评价方法的优缺点,采取主观与客观并重的原则进行评价,以相互取长补短,发挥各种评价方法的特长,从而为科学合理地进行城市健康生活指数评价服务。

3.4.2　总量与质量兼顾原则

由于不同的评价目的不同,评价也呈现出不同的特点,有的评价侧重总量评价,有的评价侧重质量评价,有的评价侧重综合评价。由于评价目的不同,在评价指标的选取上也呈现出不同的特点,有的评价总量指标偏多,有的评价相对指标偏多;在评价指标的权重设定上,也体现出这种变化,有的评价总量指标权重较高,有的评价相对指标的权重较高。

城市健康生活指数评价,既要考察总量,因为这是海港城市发展综合实力的重要指标,同时也要考虑质量。在资源环境压力巨大,注重集约式增长和提高绩效的今天,必须兼顾城市健康生活发展的总量与质量。

3.4.3　纵向评价结果可比原则

多属性评价方法又可以分为线性评价与非线性评价方法,对于线性评价方法,又可以分为权重依赖数据的评价方法与权重独立确定的评价方法,前者比如离散系数法、复相关系数法,后者主要是专家赋权法、层次分析法等。非线性评价方法是完全依赖数据,对于所有权重依赖数据的评价方法,在纵向时间轴上均没有可比性(图3-2)。

评价的可比性问题一直是个容易受到忽视的问题,所谓评价的可比性,就是不同批次的评价结果之间的可比,比如今年的评价结果与去年评价结果的可比,以城市健康生活评价为例,X市去年是全国第57位,今年是在全国第53位,那么能说明该市总体健康生活水平有

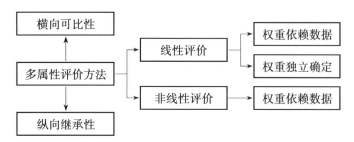

图 3-2 评价方法的可比性

所提升吗？不一定,假如去年和今年采取的是同样的加权汇总评价方法,在权重没有变化的情况下,那么结果是可比的,如果采取的是系统模型评价方法,那么不同年度的评价结果是不可比的,因为采用系统模型的评价方法,或者说非加权汇总类评价方法,本质上都是依赖评价数据的,在这种情况下,是无法比较的,因为同样采取的比如是主成分分析,那也是不可比的,就评价结果的纵向可比性而言,采用相同权重的加权汇总类评价方法是唯一可比的。

对于城市健康生活指数评价而言,不同城市每年都会有一个评价结果,每个城市也希望通过经济社会各方面的综合努力,提升本市的居民健康生活水平,在这种情况下,评价结果的纵向结果适当可比就具有一定的现实意义。

3.4.4 指标单调性原则

所谓单调递增原则,就是不管什么评价方法,正向指标值增加一定会导致总评分值增加,反向指标增加一定会导致总评分值减少,按道理似乎这不应该存在问题。在按照权重加权汇总类的评价方法中,这并没有任何问题,如熵权法、专家会议法、层次分析法等,但是在一些采用系统模型的评价中,则存在递减的可能性。比如主成分分析、因子分析、灰色关联法等,在给定评价指标和数据后,用这些方法进行评价,然后再用评价值作为因变量,评价指标作为自变量进行回归,有时会发现某些评价指标的系数为负数的异常情况,即出现某个指标值增加,其总得分会减少,排序会下降的异常现象。

对这种情况,要具体问题具体分析,如果排除评价指标选择不当的情况,那么说明是评价方法选择有问题,即不能用该评价方法进行评价,因此,评价方法是否单调递增可以作为评价指标筛选和评价方法选择的一个标准。

那么如何发现指标递减现象呢？可以将评价值作为因变量,评价指标作为自变量进行回归,然后看回归系数符号是否为负数。在用非线性评价类方法进行评价时,较为广泛地存在着某个正向指标值增加,评价值反而减小的情况。那么究竟是该指标值不合理还是评价方法不合理呢？对这个问题要进行具体分析,在确认指标选取没有问题的情况下,要分析指标值增加评价值减小的原因,如果采取岭回归排除多重共线性的影响后,该问题依然存在,那么就要重新选取其他评价方法进行评价;如果评价方法肯定没有问题,采用岭回归排除多重共线性影响后,问题依然存在,则要考虑删除相关指标。与非约束主成分分析法相比,回归修正法是针对非线性评价类方法的一种相对通用的检验方法。

3.4.5 定值评价原则

从评价结果看,共有定值评价与定序评价两种类型。所谓定值评价,就是评价结果具有确定的分值,为了便于比较,符合人们的习惯,一般采用百分制转换后表示。所谓定序评价,就是评价结果没有确定的评价值,只有评价指标之间的排序。一些评价方法,其评价结果只有排序,属于定序评价,对于大多数评价方法而言,评价结果是定值评价。

定序评价的产生,可能与多属性决策有关,多属性评价与多属性决策并没有本质的差别,不过多属性决策一般待选方案较少,在进行方案优选时只要排序就足够了,无需知道具体的评价值,这样就促使一些定序评价方法的产生。

定值评价可以非常方便地转换为定序评价,而定序评价却不可能转化为定值评价。定序评价难以衡量评价对象的相对差距,因此从提供信息的完备性角度是非常不够的。如果评价目的是为了选优,那么采用定序评价是可以的,对城市健康生活指数评价而言,各海港城市需要更为完备的信息,因此应该采用定值评价。

3.4.6 基于客观统计数据原则

在进行评价时,评价指标的数据来源包括两个方面:一是客观指标,其数据来源于各种统计年鉴、调查报告等;二是主观指标,其数据来源于专家打分,或者调查。指标数据本质上是对客观世界的反映,然而客观世界尤其是经济社会发展、居民生活的很多领域是难以完全用客观数据的体现的,但评价时又必须对这些定性的内容进行定量转换,这样才能使评价结果定量化。所以很多时候,采用客观指标数据与主观指标数据相结合进行评价是难免的,但在城市健康生活指数评价中,由于侧重城市发展宏观领域的比较,因此评价数据总体上基于客观统计数据,对于城市文化、居民主观感受类指标不予选择,这样必然会带来一些缺失,这是难免的。

3.4.7 区分度适当原则

评价的目的之一就是对所有评价对象的综合表现进行区分,或者说,各评价对象评价结果得分之间越分散越好,这里就涉及区分度的概念。很显然,相同的评价对象,不同的评价方法的区分度是不一样的。如果评价值比较拥挤,那么相邻评价对象就不易区分。俞立平等(2013)提出了一种区分度的计算方法。

作为通用的评价区分度测度方法,必须能够做到在不同评价中评价区分度可以横向比较,也就是说,区分度必须具有通用性,是一个相对指标。基于这个思路,可以采用相对距离来对评价区分度进行测度,其计算原理如图 3-3 所示。

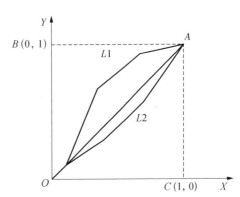

图 3-3 评价区分度计算原理

假设要比较两个各有 4 个评价对象指标的区分度,首先分别对两个评价指标按大小进行升序排序,建立每个评价指标的二维表,横坐标表示序号,纵坐标表示评价值,然后对评价值和序号进行标准化处理,标准化后评价值及序号的极大值均为 1。再将标准化后各指标值的二维表画在二维象限图中,并将各点连成直线,$L1$ 表示第一个指标,$L2$ 表示第二个指标。很明显,$L1$ 的总长度要超过 $L2$ 的总长度,也就是说,指标 1 的区分度要大于指标 2 的区分度。

容易证明,线段 $L1$ 或 $L2$ 的极大值为 2,极小值为 1,其长度越长,区分度越好。

评价区分度的计算公式如下:

$$D = \sum_{i=1}^{n-1} \sqrt{(S_{i+1} - S_i)^2 + (M_{i+1} - M_i)^2} \qquad \text{(公式 3-1)}$$

公式(1)中,D 为评价区分度,S 为标准化后的评价指标或评价值,其极大值为 1,M 为标准化后的序号,其极大值也为 1,S 和 M 在标准化前均进行了升序排序,n 为评价对象的个数。

进一步地,在评价过程中,除了总体评价区分度外,有时人们往往更加关心某个区间的评价区分度。比如在选优性质的评价中,人们关心较好评价对象的区分度,可以将其命名为高端区分度;在劣汰性质的评价中,人们往往关心较差评价对象的区分度,可以将其命名为低端区分度。因此可以计算高端区分度或低端区分度并且进行不同指标或不同评价方法结果的比较,那么究竟选取多大比例的评价对象来计算合适呢? 可以根据评价目的和评价对象的数量来灵活选取,一般选取排序最前面的 10%～20% 来计算高端区分度,选取排序最后的 10%～20% 来计算低端区分度。当然,区分度在不同评价中是可以横向比较的,但高端区分度和低端区分度由于选取评价对象的比例不同,不同评价中是不能横向比较的。

3.4.8 评价公众接受原则

决策更多地体现了决策者的意志,它不需要关心决策对象的满意度。而评价则类似于考试,更多地要兼顾公平。在大多数情况下,决策者根本无须向公众公布决策方法甚至决策结果,而评价方法和评价结果往往是要公开的。因此,在评价方法的选取过程中,除了兼顾方法的科学性外,一些影响小,使用不多的评价方法要慎重使用,比如,指标体系赋权中采取的变异系数法、复相关系数法。对于近年来出现的一些新的评价方法,如遗传算法、康托对角线法也要在认真研究评价原理的基础上加以选用。方法再科学,但只要评价对象较普遍地不认可该方法与结论,那这样的评价就是失败的。我国某些大学排行榜就是如此。

对与评价结果,同样也存在公众接受问题,而且公众对评价结果的敏感程度更高,尤其是对一些公认的名列前茅的城市,公众对其很了解,如果某种评价结果背离了这一点,肯定是得不到公众认可的。

3.4.9 指标齐全原则

一些评价方法,为了减少计算量和消除指标间的相关性,人为删除部分存在重复信息的指标,对这个问题的处理要慎重,因为完全相同的指标是不存在的,删除指标必然带来信息的损失。在评价对象数量较多的情况下,由于评价指标数据比较密集,删除指标对整个排序结果将产生较大的影响。现在计算机技术发展很快,已经没有必要考虑计算的精简,何况许多评价方法都有自己的软件包,人们需要解决的问题是如何消除指标间的相关问题。

当然,并不是说在指标选取时就可以滥选指标,要综合考虑指标的内涵及获取成本,就港口城市竞争力评价而言,数据的获取成本总体是相对低廉的,因为基本数据来自各种年鉴,而对于医学检验,指标多了,意味着病人化验的项目多了,既增加了病人的负担,也延误了诊断时间。

3.4.10　尊重原始数据原则

任何评价,离不开数据标准化,标准化是进行高质量评价工作的第一步,但是一些常用的数据标准化方法,是不尊重原始数据的,存在着错误,比如常见的正向指标标准化方法:

$$y_j = \frac{x_j - \min(x_j)}{\max(x_j) - \min(x_j)} \tag{公式 3-2}$$

公式(2)中,x_j是原始数据,y_j是标准化后的数据,其原理是用原始数据减去极小值的结果再除以极差,该公式传统统计学应用了很长时间,但是该方法存在的问题是,如果某个评价对象所有值均为倒数第一,则最终评价结果为0,明显不符合原始数据和社会生活常识,因此这种标准化方法用于排序是可以的,但不能用于定值评价。应该采用传统的另一种标准化方法进行评价:

$$y_j = \frac{x_j}{\max(x_j)} \tag{公式 3-3}$$

同样,对于反向指标的标准化,传统的标准化公式之一是:

$$y_j = \frac{1}{x_j} \tag{公式 3-4}$$

即用反向指标的倒数转化为正向指标,然后再进行标准化后评价,问题是这种转换方式的缺点是对原始数据进行了非线性转换,这严重扭曲了原始数据,因而是一种存在较大问题的标准化方法,为此俞立平(2009)提出了一种通用的反向指标标准化方法,彻底解决了这个问题:

$$y_j = 1 - \frac{x_j}{\max(x_j)} + \left\{ 1 - \max\left[1 - \frac{x_j}{\max(x_j)} \right] \right\} \tag{公式 3-5}$$

公式(5)的极大值为1,属于线性变换,标准化前后的极差不固定,反映了指标间的差距,是充分尊重原始数据的体现。

3.5　加法合成与平方合成的本质

3.5.1　加法合成与平方平均合成的计算公式

多属性评价结果本质上是包含若干评价指标的评价对象整体水平的体现,为了将若干指标汇总,常用的方法无非是两个:第一是直接相加,这就是加法合成;第二是计算评价对象到原点的距离,也就是欧氏距离,即平方平均合成,是乘方合成的一种特殊形式。由于这两种合成方法的代表性较大,因此以这两种方法为主进行分析。

设有 m 个指标,分别为 Z_1、$Z_2\cdots Z_m$,其权重分别为 ω_1、$\omega_2\cdots\omega_m$,评价时首先对评价指标进行标准化处理,保证极大值均为1或者100。正向指标标准化方法可以采用指标值除以极大值的方法,即:

$$X_{ij} = \frac{Z_{ij}}{\max(Z_{ij})} \qquad (公式 3-6)$$

反向指标标准化方法参见俞立平、潘云涛(2009)提出的标准化公式:

$$X_{ij} = 1 - \frac{Z_{ij}}{\max(Z_{ij})} + \left\{1 - \max\left[1 - \frac{Z_{ij}}{\max(Z_{ij})}\right]\right\} \qquad (公式 3-7)$$

公式(7)与传统的反向指标取倒数相比是线性变换,不会破坏反向指标原始的数据分布。则传统加法合成评价值为:

$$C_i^+ = \omega_1 X_1 + \omega_2 X_2 + \cdots + \omega_m X_m \qquad (公式 3-8)$$

线性加权评价方法并不是一种评价方法,而是一类评价方法,主要不同取决于权重的赋值方法不同,比如有专家会议法、层次分析法、熵权法、复相关系数法、变异系数法等。

如果采用平方平均合成,则:

$$C_i^\times = \sqrt{\omega_1 X_1^2 + \omega_2 X_2^2 + \cdots + \omega_m X_m^2} \qquad (公式 3-9)$$

3.5.2　加法合成与平方平均合成的本质

为了使研究问题得到简化(图 3-4),假设只有 X_1、X_2 两个评价指标,其权重相等,对于二维空间的任一点 B,如采用加法合成,则评价值为 B 点的横坐标值加上 B 点的纵坐标值:

$$C_B^+ = OE + OF? \qquad (公式 3-10)$$

根据两点之间,直线最短的公理,B 点的评价值应该是 B 点到原点 0 的直线距离,即:

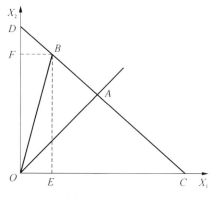

图 3-4　线性加权评价方法缺点分析

$$C_B^\times = \sqrt{OE^2 + OF^2}?$$ （公式 3-11）

显然，加法合成高估了 B 点到原点 0 的距离 OB，因为 $OE + OF > OB$，如果不考虑 X_1、X_2 协调均衡发展，则应该采用平方平均合成即欧氏距离作为评价值，如果考虑指标的均衡发展，则首先要确定一条理想直线 OA，其为经过原点的 45° 直线，因为在 OA 的任意一点上，有 $X_1 = X_2$，表示指标发展比较均衡。

既然有理想直线，对于 B 点而言，其评价值应为 B 点在理想直线上的投影距离 OA，以 A、B 两点为例，如果不考虑指标的均衡发展，鼓励个性化发展，则 B 点优于 A 点，因为 $OB > OA$，但如果考虑指标均衡发展，则 A、B 两点的评价值均为 OA，二者相等。实际上，考虑指标均衡发展以后，并没有对不均衡发展的评价对象 B 加以惩罚，而是对其做的"无用功"忽略不计。

也就是说，对于 B 点的评价，在不考虑指标协调发展时，其评价值为 B 点到原点的欧氏距离 OB，如果考虑指标协调发展，则评价值为 B 点到理想直线的投影距离 OA。

现在讨论 X_1、X_2 权重不相等的情况（图 3-5），假设两个指标权重并不相等，此时理想目标直线同样是 OA，只不过不是 45° 度线，同样不影响 OB 在 OA 线上的投影，此时 B 点的评价值仍然是 OA。关于 OA 的计算，只要用 B 点到原点的距离 OB 乘以 OB 与 OA 夹角的余弦就可以了。

推广到 m 维空间，对于任意一点为 $B(X_1, X_2, \cdots, X_m)$，假设理想目标直线方程为：

$$a_1 X_1 = a_2 X_2 = \cdots = a_m X_m$$ （公式 3-12）

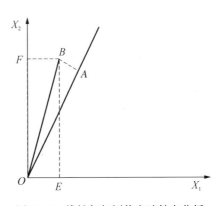

图 3-5 线性加权评价方法缺点分析

则 OB 与理想目标直线 OA 的夹角余弦为：

$$
\cos \alpha = \frac{\left(\dfrac{1}{a_1}, \dfrac{1}{a_2}, \cdots, \dfrac{1}{a_m}\right)(X_1, X_2, \cdots, X_m)}{\sqrt{\left(\dfrac{1}{a_1}\right)^2 + \left(\dfrac{1}{a_2}\right)^2 + \cdots + \left(\dfrac{1}{a_m}\right)^2}\sqrt{X_1^2 + X_2^2 + \cdots + X_m^2}}
$$

$$
= \frac{\dfrac{1}{a_1}X_1 + \dfrac{1}{a_2}X_2 + \cdots + \dfrac{1}{a_1}X_1}{\sqrt{\left(\dfrac{1}{a_1}\right)^2 + \left(\dfrac{1}{a_2}\right)^2 + \cdots + \left(\dfrac{1}{a_m}\right)^2}\sqrt{X_1^2 + X_2^2 + \cdots + X_m^2}}
$$ （公式 3-13）

最终评价值为投影距离 OA：

$$C' = OB \cdot \cos \alpha$$

$$
= \sqrt{X_1^2 + X_2^2 + \cdots + X_m^2}\ \frac{\dfrac{1}{a_1}X_1 + \dfrac{1}{a_2}X_2 + \cdots + \dfrac{1}{a_1}X_m}{\sqrt{\left(\dfrac{1}{a_1}\right)^2 + \left(\dfrac{1}{a_2}\right)^2 + \cdots + \left(\dfrac{1}{a_m}\right)^2}\sqrt{X_1^2 + X_2^2 + \cdots + X_m^2}}
$$

$$= \frac{\frac{1}{a_1}X_1 + \frac{1}{a_2}X_2 + \cdots + \frac{1}{a_m}X_1}{\sqrt{\left(\frac{1}{a_1}\right)^2 + \left(\frac{1}{a_2}\right)^2 + \cdots + \left(\frac{1}{a_m}\right)^2}} \qquad \text{(公式 3 - 14)}$$

即：

$$C' = \frac{\sum_{i=1}^{m} \frac{1}{a_i}X_i}{\sqrt{\sum_{i=1}^{m} \frac{1}{a_i^2}}} \qquad \text{(公式 3 - 15)}$$

如果按照极大值为 1 进行标准化，则评价的理想值为：

$$C_{\max} = \frac{\frac{1}{a_1} + \frac{1}{a_2} + \cdots + \frac{1}{a_m}}{\sqrt{\left(\frac{1}{a_1}\right)^2 + \left(\frac{1}{a_2}\right)^2 + \cdots + \left(\frac{1}{a_m}\right)^2}} = \frac{\sum_{i=1}^{m} \frac{1}{a_i}}{\sqrt{\sum_{i=1}^{m} \frac{1}{a_i^2}}} \qquad \text{(公式 3 - 16)}$$

标准化的评价结果应该用最终评价值再除以极大值 $C_{\max}$，即：

$$C_i^+ = \frac{C'}{C^{\max}} = \frac{\sum_{i=1}^{m} \frac{1}{a_i}X_i}{\sqrt{\sum_{i=1}^{m} \frac{1}{a_i^2}}} \div \frac{\sum_{i=1}^{m} \frac{1}{a_i}}{\sqrt{\sum_{i=1}^{m} \frac{1}{a_i^2}}} = \frac{\sum_{i=1}^{m} \frac{1}{a_i}X_i}{\sum_{i=1}^{m} \frac{1}{a_i}} \qquad \text{(公式 3 - 17)}$$

那么如何将权重转化为理想目标方程的系数呢，只要取最小公倍数再进行适当变换即可：

$$a_i = \omega_1 \cdot \omega_2 \cdot \cdots \cdot \omega_{i-1} \cdot \omega_{i+1} \cdot \cdots \cdot \omega_m \qquad \text{(公式 3 - 18)}$$

即计算 a_i 时将除 ω_i 以外的权重连乘即可，容易证明：

$$C_i^+ = \frac{\sum_{i=1}^{m} \frac{1}{a_i}X_i}{\sum_{i=1}^{m} \frac{1}{a_i}} = \frac{\sum_{i=1}^{m} \frac{1}{a_i}X_i}{\sum_{i=1}^{m} \frac{1}{a_i}} \cdot \frac{\omega_1 \omega_2 \cdot \cdots \cdot \omega_m}{\omega_1 \omega_2 \cdot \cdots \cdot \omega_m} = \omega_1 X_1 + \omega_2 X_2 + \cdots + \omega_m X_m$$

$$\text{(公式 3 - 19)}$$

这就是传统的加法合成方程，也就是说，加法合成具备鼓励评价指标均衡发展的性质，而平方平均则鼓励个性发展。

在进行评价时，根据评价目的，可以适当在加法合成与平方平均合成两种方法之间进行适当组合，采用组合评价方法进行评价，其计算公式为：

$$C_i = \omega_+ \, C_i^+ + \omega_\times \, C_i^\times \qquad\qquad (公式\ 3-20)$$

公式(20)中,ω_+ 表示加法合成的权重,即兼顾协调发展的水平,$\omega_\times$ 为个性化发展的权重,鼓励指标超常规发展,当然在合成前必须对加法合成以及平方平均合成结果进行标准化。

3.5.3　城市健康生活指数的评价方法

综上所述,城市健康生活指数的评价方法,采用线性加权法,权重采用专家会议法,其原有如下:

第一,线性加权法体现了主观与客观相结合的原则,评价指标采用客观数据,而权重采用专家会议法,体现了指标的相关重要性以及为管理服务。

第二,在权重不变的情况下,在纵向可以进行比较,也就是说,线性加权不仅做到了城市健康生活指数在同一年度之间的可比性,而且做到了同一城市在不同年度之间的可比性,有利于寻找差距进行改进。

第三,线性加权汇总保证了评价结果的单调性,即对于正向指标而言,评价指标增加评价结果一定增加,这一点是许多非线性评价方法所不具备的。

第四,评价结果是连续数据,并且是定值评价结果,这有利于不同城市之间进行比较。

第五,指标互补原则,不同城市居民健康生活的资源禀赋不同,因此指标之间必须能够进行互补,线性加权汇总评价方法具有非常良好的互补性质。

第六,公众易接受,线性加权汇总的评价方法广泛应用于经济、社会、教育、环境等诸多领域的评价,原理通俗易懂,公众容易接受。

4

城市健康生活经济保障评价

4.1 经济保障的概念

"经济"一词源起于古希腊思想家色诺芬的《经济论》一书中,用以概括"家庭管理",旨在研究优秀的家庭主人如何管理好自己的财产,使财富不断增加。随着时代的变迁和社会的发展,"经济"一词的含义已与原意大相径庭。现在所说的"经济"泛指人类社会一切物质生产和再生产活动,既指用尽可能少的劳动消耗生产出尽可能多的社会所需要的物质资料,又指个人或家庭在生活消费上精打细算,用消耗较少的消费品来满足最大的需求。衣、食、住、行等各方面的物质资料,是人类赖以生存和发展的基础,没有这些物质资料,人类不能生存,社会也就不能发展。经济学中把如阳光、空气等不需要付出任何代价的就可以随意获取的物品叫做自由物品;而如食品、衣服、房子、汽车等人类必须付出相应代价才能够得到的物品叫做经济物品。然而,经济物品相对自由物品来说一定是稀缺的,因为人类欲望的无限性总是与经济物品的有限性矛盾着。庆幸的是,虽然人的欲望是无限的,但是人的欲望是分层次的,即欲望有轻重缓急之分。马斯洛需求层次理论把人的需要分成生存需要、安全需要、社交需要、尊重需要以及自我价值实现的需要5个层次。在马斯洛看来,生存需要的强度最大,只有满足了基本的生存需要,人们才会产生其他的需要。而人的生存需要也分为温饱、小康、富裕等多个层次。因此,人类需要根据欲望或需要的轻重缓急来配置既定的经济资源。

美国学者肯尼思·布莱克和哈罗德·斯基博就曾论述过个人经济保障的概念,认为个人经济保障是一个"三脚凳",包括政府、雇主、个人3个组成部分。日本学者武川正吾、佐藤博树也曾探讨过生活保障体系的概念,包括个人保障、社会保障和企业保障。北京大学中国保险和社会保障研究中心(CCISSR)课题组认为,个人经济保障体系是指为个人生活提供经济保障的一组系统的制度性安排。换句话说,当一国公民或居民因为遭遇风险而发生经济困难时,凭借自身已经积累的财富或者能够从他人那里获得物质帮助,来应对这些困难。这些自身的财富或外部的物质帮助依赖于各项正式或非正式的制度性安排,而一系列此类制度性安排则构成了一个国家的个人经济保障体系。总体上来看,学者们对经济保障这一概念似乎还没有统一的认识。但是可以明确的是,经济保障是个人获取物质资源和环境资源的可能性,反映了公民获取必要的、促成其互动的物质资源和非物质资源等基本需求保障的机会和途径,它不仅仅是来源于个人创造财富的能力,而且还包括基于国家的经济发展水平之上的基础设施建设完善程度和公共服务水平,如社会服务、环境、医疗、公共卫生、个人安全等。经济发展水平反映一个经济社会总体发展水平。对于一个国家而言,发展的基本目标是民富和国强。一个持续稳定增长的经济能够给居民提供更多的福祉,它决定着居民的个人收入水平和生活质量。经济保障是满足居民基本生活需求的基石。经济越发达,居民需求的满足程度越高,居民的健康生活就可以得到保障。正如美国经济学家曼昆所说:"GDP 高的国家负担得起孩子更好的医疗保健,负担得起更好的教育制度,也可以教育更多公民阅读和欣赏诗歌。"总之,经济保障确保了人们拥有过上健康生活的能力。

4.2 经济保障与居民健康生活的关系

4.2.1 经济决定人类健康发展的水平

回顾人类发展的历史,人类社会依次经历了 4 个人口再生产类型阶段:原始型、传统型、过渡型和现代型。如图 4-1 所示,图中 A 部分代表原始型阶段,B 部分代表传统型阶段,C 部分代表过渡型阶段,D 部分代表现代型阶段。

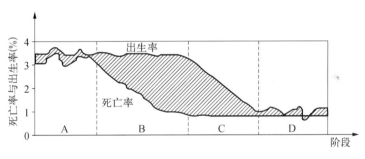

图 4-1 人口再生产类型图

分析图 4-1 可知,在 A 部分的原始型阶段,人口出生率和死亡率都很高,人口自然增长率很低,并且有出现负增长的现象。因为在原始社会,生产力水平极低,食物来源就是从大自然的直接获取,如采摘野果、狩猎等,完全地依赖大自然,生命难以维持。并且,原始型阶段,人类文明程度很低,属于弱肉强食的纷乱时代,几乎无任何健康意识,故死亡率很高。出生率高的原因不用赘述。B 部分的传统型阶段是高出生率、较高的死亡率和较低的自然增长率。这个时期,人类进入农业文明,相对原始阶段,这一时期的生产力水平有很大的提高,人们的生存不再过度依赖大自然。同时这时期人们的生命健康意识逐渐提高,从我国古代著名医典《神农本草经》《伤寒杂病论》《本草纲目》等就能看出封建社会健康水平的逐步发展。C 部分的过渡型阶段则是高出生率、低死亡率和高自然增长率。这一时期,随着工业文明的发展,劳动产品日益丰富,人类生活水平大大提高。经济的快速发展,促使近代医学兴起并飞速发展,大大改善了医疗条件,从而降低了死亡率。虽然这一时期近代医学创造了节育之法,出生率有所下降,但由于人们缺乏计划生育的观念,出生率还是较高,这就使得自然增长率较高。最后D部分的现代型阶段,则表现为低出生率、低死亡率、低自然增长率。这是现代社会高度发达的结果,高水平的经济发展促生了高水平的医疗卫生,高效的公共服务,完善的基础设施。它不仅促使了人们寿命延长,人们身体健康得到较好呵护,还促进人们生育观念的改变,少生乃至不生,从而出现较低的自然增长率。通过对人口再生产类型4个阶段分析,可以感受到:从古至今,人类社会的经济发展水平与人类社会生活健康水平息息相关。

纵观人类社会的历史发展过程,社会从原始到现代,经济从落后到发达,经济基础决定上层建筑,决定社会发展模式。人类社会的发展同一定的社会生产力水平息息相关,人们的生活水平和生活质量也同一定的社会经济发展水平相适应。马克思在考察人的全面发展理论时提到"只有社会经济发展到一定的水平,人们的物质生活得到保障,才能实现人的全面发展"。沃尔特·罗斯托提出生活质量理论,他将把人的全面发展包括在生活质量之内,将生活质量作为经济增长最后阶段的产物。这说明,社会生产力的发展启动了人类的每一次解放和发展,其社会的发展程度和人民的生活水平也总是同经济发展水平相适应的。在当前人类社会处于高度文明,生产力高度发达的现代经济增长阶段,我国作为发展中国家,经济还比较落后,必须高度重视生产力的发展和劳动生产率的提高,以加速经济发展,实现经济现代化,为人的全面发展创造必要的物质技术条件,保证与经济发展水平相适应的生活质量。

4.2.2 经济保障是居民健康生活的前提

经济保障是居民健康生活的前提,国家宏观经济发展是客观的居民生活质量水平提高的坚实的物质基础。居民客观生活质量的提高离不开一个国家或地区的整体经济发展水平的提高。根据马斯洛的需求层次理论,生存需要是最基本的需要,吃、穿、住等基本生存需要得到满足之后,人类才能追求更高层次的需要。换句话说,人们要实现生活质量的提高必须有一定的物质支撑,否则提高生活质量是不切实际的,所谓人的全面发展更是一种空谈。只有提高居民的生活质量,才能保证居民健康生活。而最基本最有效的办法就是大力发展社会经济,加强经济保障。社会创造的物质财富越多,基数越大,生活质量才提高得越快,居民健康生活才有保障。随着社会经济的发展,人们的消费,无论是消费数量还是消费质量,都有很大的提高。衣食住行等基本消费已经非常丰富,休闲娱乐、文化、艺术等高层次精神生活的需要消费也在快速提升。总之,居民健康生活来自居民生活质量的不断提升,而这种提升依赖于社会经济发展水平。各种物质消费与精神消费的满足和社会问题的解决,归根到底都要从经济保障上去实现。

(1)经济发展提高人民收入水平并为健康提供保障

经济保障程度会在居民的生活方式中体现出来。生活方式实质上就是指在一定的经济条件、历史背景和社会环境下,各个社会阶层、各民族及社会群体的生活模式,包括人们的物质生活及精神生活及相关的方方面面。经济条件的限制所带来的影响将是多方面的,首先反映在居民的收入及储蓄状况上。经济发达地区,居民收入水平高,其居民健康生活明显优于不发达地区。因为居民的收入水平和储蓄状况是影响居民生活质量的基本因素,一定的收入水平是保障居民生活质量不断提高的必要条件,而充裕的储蓄降低居民对未来生活的心理焦虑。居民的收入水平决定了人们是否有能力居住在环境较好的地区、食用更安全的水和食物、享用必需的医疗服务,尤其是除了急症以外的疾病预防、保健服务以及拥有娱乐休闲的精神需求。当居民有经济条件对健康进行投资,投资自然会对居民健康起正面的作用。如果居民收入较低,低收入者就无法充分获得足够安全的食物,无法获得好的住房条件、医疗卫生保健服务、教育等。居民就无法健康的生活、学习和工作。因此,居民健康生活需要居民收入水平给予保障,而居民的收入水平得益于经济的发展。

(2) 经济保障促进医院相关资源配置更合理

经济保障对我国医疗资源的合理配置可提升我国医疗卫生服务的总体水平,改善居民的就医难问题,发挥着基础性作用。经济保障包括宏观经济保障与微观居民收入保障,前者主要指政府的财政水平,后者主要指居民的收入水平。经济保障对居民应对疾病风险、挽救生命、提高生命能力意义重大。中国医疗卫生服务水平随着经济的不断发展而快速提高,医疗卫生机构的数量不断增加,专科医院欣欣向荣,社区医院发展迅速且布局日趋合理,经济保障促进医疗事业蓬勃发展;经济保障使各个医院内部有能力不断进行投资建设,如科室增多、床位数量增加、医护工作者数量扩大等,不断地改善患者的就诊条件和减少患者就诊等待的时间;经济保障给医生和护士提供更多进修学习的机会,使医生诊疗水平不断提高和护士服务水平不断提升,为疑难杂症的解决创造条件,降低误诊率,提升患者的康复概率;经济保障还可以为医院引进国内外最先进医疗设备,诊疗技术,大大增大了诊断的客观性和准确性。

(3) 经济保障有利于加大公共卫生的投入力度

公共卫生是关系到小至个人,大到国家乃至国际健康的公共事业。如结核、艾滋病、SARS 等有外部性的传染病的防治;药品、食品、公共环境卫生的检测,以及相关的健康卫生宣传教育等都依赖于公共卫生的投入。公共卫生的投入水平是和经济发展水平紧密相关的。经济的增长使得国家有能力将基本公共服务覆盖全体公民、满足公民对公共资源最低需求的公共服务。Le Grand J 和 Rabin M 对 86 个发展中国家 1985 年的截面数据进行跨国分析,发现收入增长与预期寿命之间的关系主要通过公共卫生支出的作用产生。Jarvio ML 等,采用 1960~1990 年的面板数据,对 5 岁以下儿童死亡率进行非均衡过程分析,结论表明公共卫生支出降低了拉丁美洲国家的死亡率。Pierre Yves Cremieux 和 Ouellette 通过对非洲 37 个国家 1984~1995 年的政府教育和卫生支出的有效性进行评估,发现在圭亚那和莱索托等地区,政府卫生支出的增加对于健康水平的提高有显著的积极影响。Cremieux 通过对 50 多个发展中国家和转型国家的截面数据进行分析,同样得出公共卫生支出对于婴儿及儿童死亡率的下降有正向的影响。

(4) 经济保障促进医疗保险投入增多且覆盖范围扩大

自从改革开放以来,我国经济高速发展,并取得了举世瞩目的成绩。政府不断加大医疗保障经费支出,完善医疗保障制度,努力解决广大人民群众的医疗保障问题。1998~2014 年,政府医疗卫生支出从 2 154.38 亿元增加到 10 176.81 亿元。2007 年 7 月,国务院发布

《关于开展城镇居民基本医疗保险试点的指导意见》，城镇居民医疗保险开始试点推行，探索和完善城镇居民基本医疗保险的政策体系，形成合理的筹资机制、健全的管理体制和规范的运行机制，逐步建立以大病统筹为主的城镇居民基本医疗保险制度。城镇居民基本医疗保险以家庭缴费为主，政府给予适当补助。从 2007 年政府给予每年人均不低于 40 元的医疗保险补助增加到 2016 年每年人均不低于 420 元。制度试点推行至今，城居保制度已经覆盖了大部分城镇居民，筹资和保障水平不断提高，管理体制和组织管理建设方面也有了极大进步。总体上，城镇居民医疗保险制度作为基本的医疗保健制度，它的建立和实施满足了城镇居民医疗卫生服务的需求，使人们能够获得更好、更廉价的医疗卫生服务。经济保障促进政府增加对医疗保险的投入，扩大医疗保险覆盖面，解决居民就医难、就医贵等问题，改善居民的健康生活。

（5）经济保障促进基础设施更加完善为居民健康生活创造有利环境

基础设施是以保证社会生产和居民生活，克服自然障碍，改善生态环境，实现资源共享等目的而建立的物质工程设施，包括交通运输、邮电、供水供电、能源、生态环保、医疗卫生、文化教育、社会福利等经济性基础设施和社会性基础设施，是人类赖以生存和发展的重要物质条件。由基础设施提供的公共服务是居民生产和生活所必不可少基础物质。人类社会的经济活动如果缺少基础设施的支撑就会受到限制，生存的安全度就会降低。

基础设施建设需要国民经济作为强有力的后盾。像公路、铁路、机场、港口、电站大坝等基础设施，小规模的投资是难以建成的，必须要有强大的国民经济支持和保证。完善的先进的基础设施、服务能够为人们提供便利的生活条件和舒适的生活环境，如便捷的高铁和飞机缩短了居民的出行时间，使居民有机会更好工作和旅行；高效的港口建设提供了多式联运和流通加工的物流服务、运输商贸和金融的商业服务，使企业开展国际运输和贸易更加便利；随处可见的公园给人们提供了休息、放松的场所，创造了人与人之间沟通的契机，舒适了居民的日常生活，有效地促进了人们的身心健康；越来越大的绿化面积，净化着城市的空气，为人们提供一个舒适的城市呼吸空间，无形中保养着人们的身心健康。

（6）经济保障通过教育间接影响居民健康生活

经济发达的国家和地区，人们接受教育尤其是高等教育的可能性更大。Cutler 和 Licras Muncy 认为受教育程度高的人具备更高的认知能力和适应能力，健康知识更加丰富，倾向于选择更加健康的生活方式和行为。通过教育，人们获得各种各样知识，其中也包括与健康相关的知识。人们对健康知识的认知和学习越深入，就越有利于形成健康的生活意识和养成健康的生活习惯，提高对自己身体健康的关注及预防意识，大大降低发病率，使得个体健康状况和生命质量得以提升。同时就整体而言，受教育程度越高的人，其工作条件和环境比受教育少的人要好，这就减少了因工作环境恶劣，工作强度过大而造成的身心疾病。并且受教育程度越高的人，收入水平相对更高，承担医疗费用的能力更强。Pappas 等的研究表明，1960～1986 年美国受过高等教育的百人男性的标准死亡率从 5.7‰降至 2.8‰，而同时段未受过高等教育的百人男性死亡率从 9‰降至 7.6‰。

（7）经济保障促进健康消费意识的形成及社会消费结构的优化

在社会经济活动中,社会生产与再生产离不开消费活动。没有消费,社会就无法进行再生产活动。因此,经济发展与消费紧密相连,密不可分。马斯洛需求层次理论告诉我们,在人们的基本生存需求得到满足后就会开始追求更高的需求。有需求就有消费,需求层次越高,消费层次越高。生活质量提高的重要标志之一,就是消费水平的提高和消费结构的合理化。随着经济的发展,居民的消费支出结构发生了很大的改变,居民消费由吃、穿、用为主的基础性消费品逐步转向住宅、文化教育、休闲娱乐以及新一代耐用消费品;居民消费从追求数量满足为主逐步转向以追求消费质量的满足;居民的日常生活支出比重下降,选择性消费的比重上升;生存资料消费的比重下降,享受和发展资料的消费比重上升。也就是说,随着人们生活水平得到提高,居民不再满足于基本生存需求,而是追求更好,更健康的生活,更加注重生活质量,更加注重身心健康,这种消费观念的转变大大促进了社会消费结构的优化。

4.3 城市健康生活经济保障评价的意义

本书通过对居民生活经济保障方面展开研究,坚持定性分析与定量分析相结合的研究方法,构建健康生活经济保障评价指标体系。在研究对象上,选择了全国 289 个市（市辖区）,全面分析全国范围内居民生活经济保障的程度。在评价方法上,运用多种评价方法对健康生活经济保障进行评价,力求使评价结果更加的客观准确。健康生活经济保障评价对于敦促经济欠发达地区加紧发展经济并且完善社会保障制度,具有鞭策意义;通过健康生活经济保障评价可以对比各个城市间不同的居民经济保障,学习其优势经验,具有借鉴意义;健康生活经济保障评价为政府部门制定调节收入分配结构缩小贫富差距的措施方面提供依据具有理论意义。

（1）敦促经济欠发达地区加紧发展经济并且完善社会保障制度

我国东、中、西部地区经济发展程度存在着巨大的差距,东部经济发达,居民生活的经济保障程度高,而中部和西部地区经济发展程度低,居民经济保障程度低。因此,经济的发展程度决定了居民生活的经济保障程度。现在,伴随着"中部崛起"和"西部大开发"的号角,中、西部地区大力发展经济,取得了一定的成绩,但是与全国的平均水平仍然有很大的差距。因此,政府在基础设施建设、公共卫生设施和居民生活保障上的投入就会不足。社会保障是现代文明的一个重要表现。因此,本文通过对各个城市的经济保障进行评价有利于各地政府从比较中认识到发展经济对于居民健康生活的重要性,敦促经济欠发达地区加紧发展经济和完善社会保障制度,保证居民老有所养、老有所依、病有所医,使居民生活的更好。

（2）对比各个城市间不同的居民经济保障,借鉴优势经验

通过健康生活经济保障评价,我们可以发现不同经济条件下的城市间的居民经济保障

程度存在着差异,也可以发现同等经济条件下的一些城市的居民健康生活经济保障程度依然存在着差异。在对评价结果的对比分析中,我们可以发现各个地区在健康生活经济保障建设上的优势与不足,并且寻根溯源,找出优势来源于何处,不足归咎于哪里,最后取其精华、去其糟粕,借鉴优势经验提高居民经济保障程度,实现城市居民健康生活。

(3) 为政府部门调节收入分配结构缩小贫富差距方面提供理论依据

大力发展经济为社会的发展提供充裕且持续的物质财富的最终目标是使人民生活得更好,并最终实现人与社会的全面协调发展。收入不平等程度越严重,不同社会阶层之间的健康差异越大,社会阶层矛盾越尖锐。与社会上层群体相比,社会底层群体对于公共基础设施和社会保障的依赖度明显更高,但是这部分人群却恰恰决定了整个城市居民的健康生活经济保障程度。因此,本文通过健康生活经济保障评价说明了提高经济保障程度对于城市居民的健康生活具有的重要作用,而要想普遍提高经济保障的程度必须缩小贫富差距,保障社会底层人群的收入水平。在此,在一定程度上本文的经济保障评价为政府部门调节收入分配结构、缩小贫富差距方面提供理论依据。

4.4　城市健康生活经济保障评价指标体系构建与数据选取

4.4.1　经济保障评价指标体系相关研究

构建健康生活经济保障评价的指标体系,要以经济为基础,从居民生活消费水平出发,借鉴相关机构及国内学者的相关指标体系,构建适合我国国情的城市居民健康生活指标体系。

随着经济的快速发展,城镇化脚步的不断加快,自 20 世纪 90 年代后期以来,城市的健康,城市居民的健康越来越多地被关注,相关的评价指标体系和方法的研究也就成为热点,但目前尚没有一个统一的、权威的评价标准。以下对目前与居民健康生活相关的指标体系做简单介绍(表 4 - 1、表 4 - 2)。

表 4 - 1　相关机构经济保障评价指标体系

机　　构	名　　　称	指　　　标
世界卫生组织 (1996)	城市评价	住在不符合居住标准的住宅中的居民比例、无家可归的估计人数、失业率、低于平均收入水平的个体比例、学龄前儿童托儿机构的比例、残疾人就业比例
国家统计局会同国家计委和农业部等部门 (20 世纪 90 年代中期以来)	《全国人民小康生活水平的基本标准》《全国农村小康生活水平的基本标准》《全国城镇小康生活水平的基本标准》	人均 GDP、城镇人均可支配收入、农民人均纯收入、城镇人均住房使用面积、农村人均钢砖木结构住房面积、农村通公路的行政村、恩格尔系数
北京国际城市发展研究院 (2005)	《中国城市生活质量报告》	城镇居民人均可支配收入、城镇居民人均消费性支出、恩格尔系数、人均住房使用面积

表4-2　国内学者采用的经济保障评价指标体系

作　者	论　文	指　标
黄光宇、陈勇（1997）	《生态城市概念及其规划设计方法研究》	单位GDP能耗、知识产业比重、恩格尔系数、人均GDP、人均居住面积、交通设施水平、高科技产业产值占GDP的比重、第三产业产值占GDP的比重、水资源供给水平、能源供给水平
范柏乃（2006）	《我国城市居民生活质量评价体系的构建与实际测度》	适龄人口就业率、人均GDP、人均可支配收入、人均储蓄存款余额、经济增长率、职业满意度、收入满意度、人均消费总支出、恩格尔系数、人均电费支出、人均电话和移动电话费支出、消费满意度、人均住房面积、人均住房开支、住房困难人口比重、住房拥挤程度、住房满意度
余宏（2007）	《上海城市居民生活质量研究》	人均GDP、人均地方财政收入、在岗职工平均工资、就业率、人均承保额、第三产业占GDP的比重、当年实际使用外资金额、人均储蓄年末余额、城市社会公平、人均住房面积、人均生活用水量、人均生活用电量、人均煤气用量、人均液化石油气家庭用量、人均社会消费零售总额、恩格尔系数
史舸、吴志强 等（2009）	《城市规划理论类型划分的研究综述》	直辖市GDP，农、林、牧渔业产值，固定资产投资总额，人均GDP，工业企业百元资金实现利税，第三产业占GDP的比重，住宅占固定资产投资总额百分比
阮师漫（2015）	《国家卫生城市创建综合评价研究》	居民在本城市生活的舒适程度、城镇居民最低生活保障标准、城镇居民人均住房建筑面积、最低生活保障线下人口比例、招商引资、人均GDP增长率
武占云、单菁菁、耿亚男（2015）	《中国城市健康发展评价》	人均可支配收入、人均地方财政一般预算内收入、恩格尔系数、固定资产投资效率、工业劳动生产率、人均GDP
许燕、郭俊香 等（2016）	《国家卫生城市综合评价指标体系研究》	人均GDP、城镇居民年人均可支配收入、农村居民年人均纯收入、恩格尔系数

1996年，为协助各国建立可量化评估的健康城市指标，世界卫生组织起草4个方面32条指标，其中社会经济指标8个，分别是住在不符合居住标准的住宅中的居民比例、估计的无家可归的人数、失业率、低于平均收入水平的个体比例、学龄前儿童托儿机构的比例、不同年龄组（小于20周，20～34周，35周以上）的活产儿的比例、堕胎率、残疾人就业比例。

自20世纪90年代中期以来，随着建设小康社会的伟大工程的兴起，国家统计局会同国家计委和农业部等部门共同制定出了《全国人民小康生活水平的基本标准》《全国农村小康生活水平的基本标准》《全国城镇小康生活水平的基本标准》三套标准体系，并得到了政府和社会的认同。这套标准一般从5个方面，用16项指标对小康生活标准进行界定。这5个方面是指：经济水平、物质生活、人口素质、精神生活、生活环境。其中，生活水平包括一项指标，即人均GDP；物质生活指标包括8项：城镇人均可支配收入、农民人均纯收入、城镇人均住房使用面积、农村人均钢砖木结构住房面积、农村通公路的行政村、恩格尔系数。

2005年，北京国际城市发展研究院在中国城市论坛北京峰会上发布了《中国城市生活质量报告》。其根据影响城市生活质量的关键因素：衣、食、住、行、生、老、病、死、安、居、乐、业，构建了一个包括12项子系统的综合指数——"中国城市生活质量指数"，并以此来进行中国城市生活质量的综合评价。其中与经济保障相关的指标为居民收入子系统、消费结构子系统、居住质量子系统。

黄光宇、陈勇(1997)等在生态城市综合指标体系中提出了 3 大类指标——社会生态文明度指标、经济生态高效度指标和自然生态和谐度指标,以此反映、考核和评价生态城市社会、经济与生态环境的各方面情况与综合效应。其中经济生态高效度指标包括经济发展效率高、经济发展水平适度和经济持续发展能力强,包括单位 GDP 能耗、知识产业比重、恩格尔系数、人均 GDP、自来水普及率、人均居住面积、交通设施水平、高科技产业产值占 GDP 的比重、第三产业产值占 GDP 的比重、水资源供给水平、能源供给水平等。

范柏乃(2006)依据生活质量评价体系应该包含的经济学、社会学和心理学 3 个层面的评价指标,再结合城市居民生活的特征,从收入、消费、教育、居住、健康、生活设施、文化休闲、社会治安、社会保障和生态环境 10 个领域,遴选了 64 个评价指标构成了中国城市居民生活质量的评价体系。其中与经济保障相关的指标为收入、消费和居住 3 个指标,包括适龄人口就业率、人均 GDP、人均可支配收入、人均储蓄存款余额、经济增长率、人均消费总支出、恩格尔系数、人均电费支出、人均电话和移动电话费支出、消费满意度、人均住房面积、人均住房开支、住房困难人口比重、住房拥挤程度、住房满意度等。

余宏(2007)在研究上海城市居民生活质量时,在以上生活质量内涵与要素框架的基础上演化出 6 大类指标来加以刻画和描述。它们分别是:社会保障与公平指标、生活消费水平指标、城市设施水平指标、城市环境质量指标、城市公共卫生指标、教育科技指标。其中社会保障与公平指标包括人均 GDP、人均地方财政收入、在岗职工平均工资、就业率、人均承保额、第三产业占 GDP 的比重、当年实际使用外资金额、人均储蓄年末余额、城市社会公平;生活消费水平指标包括:人均住房面积、人均生活用水量、人均生活用电量、人均煤气用量、人均液化石油气家庭用量、人均社会消费零售总额、恩格尔系数。

史峋、吴志强(2009)等在可持续发展中国人居环境评价体系研究中用了 5 个一级指标和 30 个二级指标来评价城镇环境。其中经济发展指标有直辖市 GDP;农、林、牧渔业产值;固定资产投资总额;人均 GDP;工业企业百元资金实现利税;第三产业占 GDP 的比重;住宅占固定资产投资总额百分比。

阮师漫(2015)认为在国家卫生城市创建的评价指标中,社会经济指标的核心为社会治理机制。城镇居民最低生活保障标准等 5 个基本社会保障指标,主要反映城市社会保障的基本情况。为国家卫生城市评价工作提供背景信息的同时,也可反映国家卫生城市创建产生的社会影响。该类指标还包括地区生产总值,城镇居民可支配收入,单位 GDP 能耗等 8 个经济指标,旨在反映国家卫生城市创建对经济产生的间接影响。

武占云、单菁菁、耿亚男(2015)基于上述城市健康发展的内涵与特征,结合各地健康城市建设的具体实践,从健康经济、健康文化、健康社会、健康环境和健康管理 5 个方面,构建一套城市健康发展评价指标体系,其中健康经济项下指标为发展水平包括人均可支配收入和人均地方财政一般预算内收入、消费水平包括恩格尔系数、投资效率包括固定资产投资效率、生产效率包括工业劳动生产率和人均 GDP。

许燕、郭俊香、夏时畅、胡伟、陈士华、叶真（2016）等人采用德尔菲法建立一套科学的国家卫生城市综合评价指标体系，以定量评估城市在卫生创建前后的变化。其中与经济保障有关指标有：人均 GDP、城市建设、维护资金投入、环境保护治理资金投入、城镇居民年人均可支配收入、农村居民年人均纯收入、恩格尔系数。

4.4.2 城市健康生活经济保障评价指标体系构成

城市居民健康生活经济保障指标体系是指影响居民生活质量的物质基础，是和人们生活有直接密切关联的经济条件，能普遍直观了解的生活质量的指标。

经济保障是居民生活质量的核心内容。经济保障为居民提供了物质保障，是提高居民生活质量的基本因素，主要包括反映居民收入水平的经济基础和反映居民消费水平的生活消费领域。经济基础是居民健康生活的物质保障，反映了国家经济发展的水平及居民获得高质量生活的能力。生活消费领域是居民提高生活质量和全面发展的具体体现，强调了物质的供给水平，反映了人们物质需求的满足程度。

在居民健康生活经济保障评价的量化指标选取上，在参考了各机构和国内学者相关评价指标基础上，结合我国的实际情况，从经济保障的角度演化出两大类指标来加以刻画和描述。其中，第一个指标：经济基础；第二个指标：生活消费。在此基础上建立一个由两个层次指标构成的居民健康生活经济保障评价的指标体系，总共选取了 9 个指标（如表 4-3 所示）。

各指标权重采用专家会议法确定，邀请了相关领域的 20 多名专家，第一轮打分后将权重均值反馈后进行第二轮打分，如此经过三轮后权重趋于稳定。各项指标解释如下：

人均 GDP：是按市场价格计算的一个国家（或地区）所有常住单位在一定时期内生产活动的最终成果的人均值。只有全社会生产更多产品，人们的需求才能得到满足。

人均可支配收入：指一定时期内，居民家庭在支付个人所得税、产税及其他经常性转移支出后所余下的实际收入。

人均储蓄年末余额：居民储蓄余额是指一定时点上居民在各种储蓄机构储蓄的总金额。它是居民可支配收入中用于消费后的剩余购买力。储蓄余额实际上是居民为推迟消费所作的一种准备。

人均住房面积：反映城市居民居住水平，是用家庭住房的居住面积除以家庭的常住人口求得。

人均生活用水量：指每一用水人口平均每年的生活用水量。本定义是指使用公共供水设施或自建供水设计供水的，城市居民家庭日常生活使用的自来水。其具体含义为用水人是城市居民；用水地是家庭；用水性质是维持日常生活使用的自来水。

人均生活用电量：指每一用电人口平均每年城镇居民照明及家用电器用电。

人均液化石油气家庭用量：指每年使用液化石油气的家庭的人均用量。

人均煤气用量：指每年使用煤气的家庭的人均用量。

人均社会消费零售额：城乡居民用于生活消费商品的支出金额；反映一定时期内人民物质

文化生活水平的提高情况,反映社会商品购买力的实现程度,以及零售市场的规模状况。

将以上9个指标,按照一、二级指标进行汇总,建立健康生活保障评价指标体系,如表4－3所示。

表4－3　城市健康生活经济保障评价指标体系

一级指标	权重	二级指标	权重
A 经济基础	0.543	A1 人均 GDP	0.250
		A2 人均可支配收入	0.410
		A3 人均储蓄年末余额	0.340
B 生活消费	0.457	B1 人均住房面积	0.280
		B2 人均生活用水量	0.170
		B3 人均生活用电量	0.130
		B4 人均煤气用量	0.090
		B5 人均液化石油气家庭用量	0.100
		B6 人均社会消费零售总额	0.230

4.4.3　城市健康生活经济保障评价指标数据来源

本书选取了全国289个城市(市辖区)作为研究对象,基本涵盖了全国的所有城市,根据表4－3所列的指标体系,选取2013年中国289个城市相关的健康生活经济保障评价数据。原始数据来源于《中国城市统计年鉴》(2014)、各个城市统计公报、统计年鉴等。

4.5　城市健康生活经济保障评价结果

4.5.1　城市健康生活经济保障城市排名

通过专家会议法,邀请了相关领域的20多名专家,经过几轮的反复商榷检验最终赋予健康生活经济保障各级指标以权重,利用线性加权法,对289个城市的健康生活经济保障水平进行评价。根据评价结果,按照得分高低进行排名,将其分为健康生活经济保障评价50强城市及其他城市,详见表4－4、表4－5。

表4－4　城市健康生活经济保障评价50强城市

排　名	城　市	所属省、市及自治区	得　分(分)
1	深圳市	广东省	82.51
2	东莞市	广东省	64.41
3	鄂尔多斯市	内蒙古自治区	58.44
4	广州市	广东省	52.39
5	北京市	北京市	45.98
6	佛山市	广东省	45.98

续　表

排　名	城　市	所属省、市及自治区	得　分（分）
7	上海市	上海市	45.37
8	宁波市	浙江省	44.11
9	苏州市	江苏省	43.96
10	珠海市	广东省	42.92
11	无锡市	江苏省	42.29
12	厦门市	福建省	41.54
13	杭州市	浙江省	41.39
14	福州市	福建省	41.17
15	温州市	浙江省	40.70
16	中山市	广东省	40.04
17	长沙市	湖南省	39.96
18	东营市	山东省	37.48
19	大连市	辽宁省	37.36
20	武汉市	湖北省	36.68
21	南京市	江苏省	36.52
22	大庆市	黑龙江省	36.30
23	泉州市	福建省	36.19
24	呼和浩特市	内蒙古自治区	36.12
25	常州市	江苏省	35.72
26	昆明市	云南省	35.40
27	惠州市	广东省	34.76
28	绍兴市	浙江省	34.72
29	包头市	内蒙古自治区	34.41
30	济南市	山东省	34.33
31	天津市	天津市	34.32
32	嘉兴市	浙江省	34.29
33	威海市	山东省	33.92
34	青岛市	山东省	33.42
35	烟台市	山东省	33.17
36	合肥市	安徽省	32.53
37	舟山市	浙江省	32.40
38	镇江市	江苏省	32.07
39	台州市	浙江省	32.06
40	南通市	江苏省	31.23
41	盘锦市	辽宁省	31.21
42	株洲市	湖南省	31.19
43	沈阳市	辽宁省	31.09
44	克拉玛依市	新疆维吾尔自治区	30.69
45	湖州市	浙江省	30.33

续 表

排 名	城 市	所属省、市及自治区	得 分(分)
46	金华市	浙江省	29.92
47	银川市	宁夏回族自治区	29.91
48	柳州市	广西壮族自治区	29.81
49	拉萨市	西藏自治区	29.74
50	南昌市	江西省	28.84
平均得分			38.23

表4-5 城市健康生活经济保障评价其他城市排名

排 名	城 市	所属省、市及自治区	得 分(分)
51	马鞍山市	安徽省	28.83
52	淄博市	山东省	28.83
53	成都市	四川省	28.57
54	肇庆市	广东省	28.53
55	漳州市	福建省	28.29
56	江门市	广东省	28.18
57	太原市	山西省	28.00
58	许昌市	河南省	27.99
59	三明市	福建省	27.94
60	铜陵市	安徽省	27.90
61	晋城市	山西省	27.75
62	嘉峪关市	甘肃省	27.54
63	南宁市	广西壮族自治区	27.18
64	乌鲁木齐市	新疆维吾尔自治区	27.07
65	长春市	吉林省	27.06
66	龙岩市	福建省	26.97
67	贵阳市	贵州省	26.83
68	兰州市	甘肃省	26.78
69	西安市	陕西省	26.76
70	桂林市	广西壮族自治区	26.74
71	德州市	山东省	26.57
72	十堰市	湖北省	26.57
73	石家庄市	河北省	26.55
74	丽水市	浙江省	26.55
75	沧州市	河北省	26.52
76	锦州市	辽宁省	26.37
77	唐山市	河北省	26.33
78	扬州市	江苏省	25.76
79	九江市	江西省	25.75
80	营口市	辽宁省	25.58

排 名	城 市	所属省、市及自治区	得 分(分)
81	连云港市	江苏省	25.50
82	攀枝花市	四川省	25.49
83	三亚市	海南省	25.41
84	乌海市	内蒙古自治区	25.34
85	岳阳市	湖南省	25.30
86	哈尔滨市	黑龙江省	25.29
87	鞍山市	辽宁省	25.22
88	黄石市	湖北省	25.08
89	衡阳市	湖南省	25.07
90	潍坊市	山东省	25.07
91	济宁市	山东省	25.05
92	玉溪市	云南省	25.03
93	海口市	海南省	24.98
94	湘潭市	湖南省	24.95
95	乌兰察布市	内蒙古自治区	24.94
96	保定市	河北省	24.83
97	泰州市	江苏省	24.82
98	廊坊市	河北省	24.79
99	吉林市	吉林省	24.69
100	郑州市	河南省	24.65
101	长治市	山西省	24.47
102	景德镇市	江西省	24.47
103	临沂市	山东省	24.37
104	呼伦贝尔市	内蒙古自治区	24.34
105	滨州市	山东省	24.15
106	榆林市	陕西省	24.15
107	芜湖市	安徽省	24.09
108	韶关市	广东省	24.03
109	洛阳市	河南省	23.94
110	辽源市	吉林省	23.89
111	河源市	广东省	23.64
112	北海市	广西壮族自治区	23.49
113	辽阳市	辽宁省	23.42
114	松原市	吉林省	23.41
115	通化市	吉林省	23.38
116	曲靖市	云南省	23.36
117	上饶市	江西省	23.35
118	本溪市	辽宁省	23.26
119	郴州市	湖南省	23.18

续　表

排　名	城　市	所属省、市及自治区	得　分(分)
120	西宁市	青海省	23.17
121	赣州市	江西省	23.16
122	宜昌市	湖北省	23.00
123	泰安市	山东省	22.85
124	阳泉市	山西省	22.82
125	海东市	青海省	22.65
126	金昌市	甘肃省	22.59
127	鹰潭市	江西省	22.50
128	铁岭市	辽宁省	22.49
129	怀化市	湖南省	22.46
130	德阳市	四川省	22.40
131	宝鸡市	陕西省	22.36
132	安庆市	安徽省	22.35
133	丽江市	云南省	22.27
134	石嘴山市	宁夏回族自治区	22.03
135	四平市	吉林省	22.02
136	衡水市	河北省	21.95
137	丹东市	辽宁省	21.95
138	重庆市	重庆市	21.92
139	遵义市	贵州省	21.82
140	黄山市	安徽省	21.82
141	湛江市	广东省	21.81
142	衢州市	浙江省	21.73
143	滁州市	安徽省	21.62
144	平顶山市	河南省	21.61
145	咸阳市	陕西省	21.60
146	抚顺市	辽宁省	21.54
147	蚌埠市	安徽省	21.53
148	新乡市	河南省	21.53
149	莱芜市	山东省	21.46
150	绵阳市	四川省	21.38
151	娄底市	湖南省	21.35
152	晋中市	山西省	21.34
153	邯郸市	河北省	21.34
154	日照市	山东省	21.31
155	三门峡市	河南省	21.14
156	徐州市	江苏省	21.09
157	梧州市	广西壮族自治区	21.08
158	张家口市	河北省	21.05

续　表

排　名	城　市	所属省、市及自治区	得　分(分)
159	阜新市	辽宁省	20.94
160	随州市	湖北省	20.88
161	延安市	陕西省	20.80
162	白山市	吉林省	20.70
163	新余市	江西省	20.70
164	百色市	广西壮族自治区	20.64
165	承德市	河北省	20.54
166	临汾市	山西省	20.40
167	云浮市	广东省	20.40
168	秦皇岛市	河北省	20.24
169	开封市	河南省	20.24
170	铜川市	陕西省	20.22
171	朔州市	山西省	20.12
172	濮阳市	河南省	20.03
173	白银市	甘肃省	20.02
174	盐城市	江苏省	19.98
175	六盘水市	贵州省	19.97
176	酒泉市	甘肃省	19.97
177	汉中市	陕西省	19.86
178	吕梁市	山西省	19.82
179	安阳市	河南省	19.79
180	大同市	山西省	19.78
181	阳江市	广东省	19.73
182	商洛市	陕西省	19.66
183	黄冈市	湖北省	19.63
184	萍乡市	江西省	19.56
185	牡丹江市	黑龙江省	19.54
186	聊城市	山东省	19.54
187	渭南市	陕西省	19.48
188	玉林市	广西壮族自治区	19.47
189	宁德市	福建省	19.44
190	莆田市	福建省	19.44
191	白城市	吉林省	19.41
192	邢台市	河北省	19.30
193	南平市	福建省	19.29
194	荆门市	湖北省	19.21
195	焦作市	河南省	19.21
196	朝阳市	辽宁省	19.06
197	乐山市	四川省	18.90

排 名	城 市	所属省、市及自治区	得 分(分)
198	淮北市	安徽省	18.75
199	葫芦岛市	辽宁省	18.69
200	双鸭山市	黑龙江省	18.67
201	淮安市	江苏省	18.54
202	泸州市	四川省	18.52
203	常德市	湖南省	18.51
204	枣庄市	山东省	18.50
205	宜宾市	四川省	18.43
206	佳木斯市	黑龙江省	18.36
207	齐齐哈尔市	黑龙江省	18.36
208	清远市	广东省	18.32
209	运城市	山西省	18.28
210	汕头市	广东省	18.27
211	茂名市	广东省	18.19
212	淮南市	安徽省	18.18
213	防城港市	广西壮族自治区	18.15
214	伊春市	黑龙江省	18.02
215	汕尾市	广东省	17.98
216	忻州市	山西省	17.98
217	鸡西市	黑龙江省	17.97
218	达州市	四川省	17.92
219	池州市	安徽省	17.64
220	鹤岗市	黑龙江省	17.60
221	鄂州市	湖北省	17.56
222	南阳市	河南省	17.54
223	荆州市	湖北省	17.53
224	七台河市	黑龙江省	17.52
225	襄阳市	湖北省	17.48
226	吴忠市	宁夏回族自治区	17.45
227	眉山市	四川省	17.44
228	吉安市	江西省	17.38
229	鹤壁市	河南省	17.34
230	梅州市	广东省	17.33
231	潮州市	广东省	17.24
232	黑河市	黑龙江省	17.14
233	邵阳市	湖南省	17.06
234	自贡市	四川省	17.06
235	河池市	广西壮族自治区	16.99
236	咸宁市	湖北省	16.78

排　名	城　市	所属省、市及自治区	得　分(分)
237	菏泽市	山东省	16.74
238	雅安市	四川省	16.66
239	驻马店市	河南省	16.49
240	周口市	河南省	16.46
241	钦州市	广西壮族自治区	16.29
242	巴彦淖尔市	内蒙古自治区	16.12
243	宣城市	安徽省	15.99
244	通辽市	内蒙古自治区	15.94
245	安康市	陕西省	15.85
246	揭阳市	广东省	15.81
247	庆阳市	甘肃省	15.63
248	普洱市	云南省	15.58
249	赤峰市	内蒙古自治区	15.58
250	漯河市	河南省	15.55
251	南充市	四川省	15.51
252	信阳市	河南省	15.48
253	内江市	四川省	15.46
254	资阳市	四川省	15.39
255	抚州市	江西省	15.23
256	中卫市	宁夏回族自治区	15.21
257	来宾市	广西壮族自治区	15.17
258	铜仁市	贵州省	15.07
259	益阳市	湖南省	15.05
260	宜春市	江西省	14.93
261	孝感市	湖北省	14.90
262	广安市	四川省	14.86
263	阜阳市	安徽省	14.84
264	广元市	四川省	14.81
265	亳州市	安徽省	14.78
266	临沧市	云南省	14.53
267	张家界市	湖南省	14.50
268	宿州市	安徽省	14.41
269	永州市	湖南省	14.40
270	六安市	安徽省	14.36
271	张掖市	甘肃省	14.32
272	遂宁市	四川省	14.32
273	崇左市	广西壮族自治区	14.27
274	安顺市	贵州省	14.10
275	商丘市	河南省	13.96

排　名	城　市	所属省、市及自治区	得　分(分)
276	平凉市	甘肃省	13.95
277	贵港市	广西壮族自治区	13.87
278	宿迁市	江苏省	13.86
279	保山市	云南省	13.74
280	固原市	宁夏回族自治区	13.72
281	贺州市	广西壮族自治区	13.66
282	绥化市	黑龙江省	13.11
283	天水市	甘肃省	13.06
284	毕节市	贵州省	12.69
285	武威市	甘肃省	12.66
286	昭通市	云南省	12.62
287	巴中市	四川省	12.07
288	陇南市	甘肃省	10.39
289	定西市	甘肃省	10.26
平均得分			20.39

　　从评价结果来看,50强城市的健康生活经济保障水平平均得分为38.23分,而仅19个城市的健康生活经济保障水平超过平均得分,在前50强城市中未及一半数量。排名前50的城市主要集中在北京、上海、广州、江苏、浙江等经济发达地区,其次是经济发展还不错的省会城市。50强城市中前5名城市得分差距较大,广东省深圳市得分最高,高达82.51分,第二名城市仍属于广东省,东莞64.41分,第一名与第二名间相差了18.1分,东莞市与第三名内蒙古自治区鄂尔多斯市相差5.97分,第三名鄂尔多斯与第四名广州市相差6.05分,第四名广州市与第五名北京市相差6.41分。而从第六名的佛山市开始至第五十名的南昌市的得分分布相对均匀,以平均0.39分的差距递减。同样位列前50强城市中,约80%的城市得分不及深圳市一半的得分,江西省南昌市得分最低,只有28.84分,与深圳市之间存在53.67分的巨大差距。可见健康生活经济保障水平较高的50个城市中,高分城市数量少,与低分城市差距大。

　　对健康生活经济保障评价50强城市中,各省所属的城市个数进行归总,得出柱形分布图,见图4-2。50强中,有宁波、杭州、温州、绍兴等9个城市属于浙江省,数量最多,但是得分不高,平均分为35.54分,不及50强总平均分。其次广东省拥有深圳、东莞、广州等7个城市,数量次于浙江省,但是广东省各个城市的得分普遍较高,平均得分43.54分,超过浙江省8分。江苏省有苏州、无锡、南京等6个城市位列50强之中,但是只有苏州和无锡两个城市超过总平均分,得分也普遍偏低,省平均分仅为36.54分,低于总平均分。福建省有3个城市位列50强,分别是厦门、福州、泉州,虽然数量不多,但是在所有50强城市得分中,得分较高,属于中上水平,平均分为38.78分,高于总平均分。与福建省一样,辽宁省同样有大连、盘锦、沈阳3个城市入驻50强,但是辽宁省各个城市的分数都比福建省的各个城市低,并且3个城市得分均低于总平均分。湖南省有长沙市和株洲市位列50强之中。北京、上海、天津、湖北、黑龙江、云南、安徽、新疆维吾尔自治区、宁夏回族自治区、广西壮族自治区、西藏自治区、江西12个省、市及自治区仅各占一个城市名额。河北、海南、吉林、河南、四川、重庆、贵州、陕西、甘肃、青海均未有一个城市位列50强。

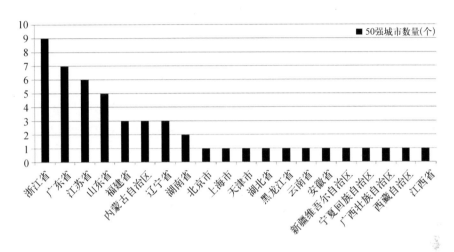

图4-2　城市健康生活经济保障评价50强城市的省、市及自治区分布

按照东、中、西部区域划分标准,对50强进行区域划分,从区域角度进行观察。在健康生活经济保障评价排名前50位的城市中,位于东部地区的城市有36个,占总数的72%,这36个城市的健康生活指数平均得分为39.48分,高于总平均分。西部地区的城市8个,占总数的16%,高于中部地区6个的城市数量。50强中,西部和中部地区的平均得分分别为35.56分和34.25分,均低于总平均分(表4-6)。其中,深圳的健康生活经济保障评价得分位居东部地区首位,长沙的健康生活经济保障评价得分位居中部地区首位,鄂尔多斯的健康生活经济保障评价得分则位居西部地区首位。因此,我国健康生活经济保障水平区域分布极不平衡,高水平城市集中在东部地区,中西部地区远远落后于东部地区。

表4-6　城市健康生活经济保障评价50强城市的地区分布

地区分类	主要省、市及自治区	代表城市	平均得分(分)
东部	广东省、北京市、上海市、浙江省、江苏省、福建省、山东省、辽宁省、天津市	深圳、东莞、北京、上海、宁波、苏州、厦门、东营、大连、天津等36个城市	39.48
西部	内蒙古自治区、云南省、新疆维吾尔自治区、宁夏回族自治区、广西壮族自治区、西藏自治区	鄂尔多斯、呼和浩特、昆明、包头、克拉玛依、银川、柳州、拉萨8个城市	35.56
中部	湖北省、湖南省、黑龙江省、安徽省、江西省	武汉、长沙、大庆、株洲、合肥、南昌6个城市	34.25

从第51名的马鞍山市至第289名的定西市来看,其得分情况以约0.08分的差距呈现缓慢的下降趋势,第51名马鞍山市与第289名定西市的得分差距仅为18.57分。与健康生活经济保障评价50强城市相对应,健康生活指数得分较低的后50个城市是从第240名的周口市至排

名第289名的定西市,最高分16.46分,最低分10.26分,其平均得分为14.49分,没有一个城市的得分达到平均水平(表4-6)。可见,健康生活经济保障水平低的城市,基本处在相似的水平上。

从总体的评价结果来看,289个城市的健康生活经济保障评价的平均得分为23.48分,平均分以上的城市有112个,占总城市数的39%,而这112个城市中,60%的城市的分数集中在20~30分。因此,这种过于集聚的低分现象,说明要想普遍提高城市居民健康生活,任重而道远。

4.5.2　城市健康生活经济保障评价的省、市及自治区分析

为了更进一步的分析我国的健康生活经济保障水平,以289个地级以上城市所在省、市及自治区为划分单位,计算我国31个省、市及自治区的健康生活水平保障的平均得分,并进行排名(表4-7)。

表4-7　我国31个省、市及自治区城市健康生活经济保障评价平均得分及排名

排　名	省、市及自治区	得　分(分)
1	北京市	45.98
2	上海市	45.37
3	天津市	34.32
4	浙江省	33.47
5	广东省	31.07
6	西藏自治区	29.74
7	福建省	28.92
8	新疆维吾尔自治区	28.88
9	江苏省	28.56
10	内蒙古自治区	27.91
11	山东省	26.28
12	海南省	25.19
13	辽宁省	24.87
14	吉林省	23.07
15	河北省	23.04
16	青海省	22.91
17	湖南省	22.54
18	重庆市	21.92
19	山西省	21.89
20	江西省	21.44
21	湖北省	21.28
22	陕西省	21.07
23	安徽省	20.60
24	云南省	20.32
25	黑龙江省	19.82
26	广西壮族自治区	19.77
27	宁夏回族自治区	19.66

排　名	省、市及自治区	得　分(分)
28	河南省	19.59
29	贵州省	18.41
30	四川省	18.07
31	甘肃省	17.26
平均得分		25.27

　　为了更加直观、清楚地分析各个省、市及自治区的健康生活经济保障水平,将表4-7的评价结果画成条形图,如图4-3所示。

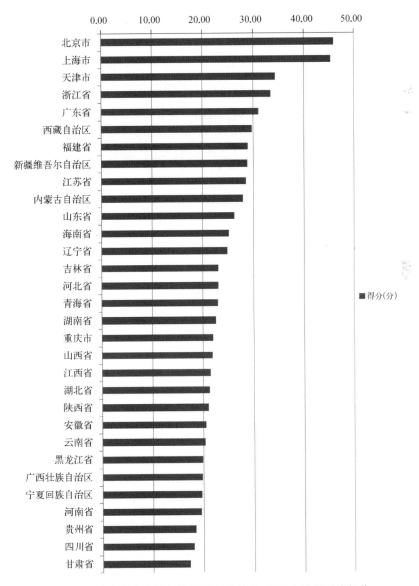

图4-3　城市健康生活经济保障评价的省、市及自治区平均得分

将各省、市及自治区的所有城市的得分加总平均得出该省、市及自治区的得分,如表4-7所示。健康生活经济保障评价得分最高的省、市及自治区为经济发达的北上广,江浙沪地区,多集中在东部沿海地区。全国健康生活经济保障评价的平均分为25.27分,而在平均分以上的城市仅11个,不到全国所有省、市及自治区的一半。可见,健康生活经济保障评价得分的分布状况与我国经济发展的分布状况大致契合。说明健康生活经济保障与各地区的经济发展水平息息相关。

4.5.3 城市健康生活经济保障评价的区域分析

将31个省、市及自治区按经济发展水平划分成东、中、西部3个区域。东部包括11个省市,分别为北京市、天津市、河北省、辽宁省、上海市、江苏省、浙江省、福建省、山东省、广东省、海南省;中部包括8个省,分别为山西省、吉林省、黑龙江、安徽省、江西省、河南省、湖北省、湖南省;西部包括12个省、市及自治区,分别为重庆市、四川省、贵州省、云南省、西藏自治区、陕西省、甘肃省、青海省、宁夏回族自治区、新疆维吾尔自治区、广西壮族自治区、内蒙古自治区。从区域分布来看,可以得到各区域的平均得分及其排名,见表4-8。

表4-8 我国东、中、西部地区城市健康生活经济保障评价平均得分及排名

排 名	区 域	省、市及自治区	组合得分(分)	平均得分(分)
1	东部	北京市	45.98	31.55
		天津市	34.32	
		河北省	23.04	
		上海市	45.37	
		江苏省	28.56	
		浙江省	33.47	
		福建省	28.92	
		山东省	26.28	
		广东省	31.07	
		海南省	25.19	
		辽宁省	24.87	
2	西部	内蒙古自治区	27.91	22.16
		广西壮族自治区	19.77	
		重庆市	21.92	
		四川省	18.07	
		贵州省	18.41	
		云南省	20.32	
		西藏自治区	29.74	
		陕西省	21.07	
		甘肃省	17.26	
		青海省	22.91	
		宁夏回族自治区	19.66	
		新疆维吾尔自治区	28.88	

排　名	区　域	省、市及自治区	组合得分(分)	平均得分(分)
3	中部	山西省	21.89	21.28
		安徽省	20.60	
		江西省	21.44	
		河南省	19.59	
		湖北省	21.28	
		湖南省	22.54	
		吉林省	23.07	
		黑龙江省	19.82	
平均值				25.00

同样,为了更加清楚地分析我国东、中、西部3个区域城市健康生活经济保障的情况,将表4-8的评价排名结果画成柱状图,如图4-4所示。

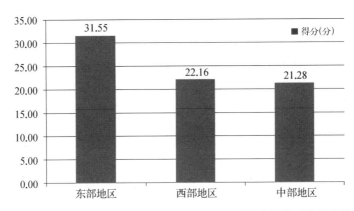

图4-4　我国东、中、西部地区城市健康生活经济保障评价平均得分情况

从城市健康生活经济保障评价区域得分来看,由高到低分别为东部地区、西部地区和中部地区,其平均得分分别为31.55分、22.16分、21.28分(图4-4)。3个地区的平均得分为25.00分,只有东部地区在平均分以上,其他两个地区均在平均得分以下,但是差距不大。此外,尽管中部地区的总体经济发展相对高于西部地区,但是中部地区的健康生活经济保障水平却低于西部地区。可见,经济发展水平并不是唯一影响健康生活经济保障的因素。由于中部地区的人口基数大,因此经济保障水平在总量上很大,但人均经济保障水平却不尽如人意。因此,对于健康生活经济保障水平,应该更加注重落实到城市的每个居民身上。

4.6　城市健康生活经济保障评价深度分析

4.6.1　指标深度分析

(1)经济基础二级指标均值分析

在经济基础二级指标中,人均可支配收入均分最高为52.02分,其次是人均储蓄年末余

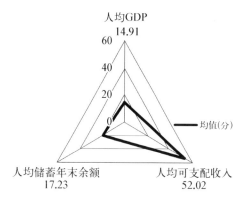

图 4-5　城市健康生活经济保障评价
经济基础二级指标均值

额,均分为 17.23 分,最低是人均 GDP,均分为 14.91 分(图 4-5)。由于,我国贫富差距比较大,经济富裕的一类居民热衷于再投资而不是储蓄,而绝大部分居民经济条件一般,除了维持日常的生活开支之外,为追求高质量生活,文化、休闲、教育、医疗等支出在不断增加,这一系列支出的增加使得居民并没有过多的储蓄。虽然我国的 GDP 世界排名数一数二,但是我国人口也是世界第一的国情,使得我国人均 GDP 比较落后。虽然人均可支配收入对经济基础得分具有较大的影响,但是,人均储蓄年末余额和人均 GDP 的均分偏低,所以在人均储蓄年末余额和人均 GDP 的共同作用下,拉低了经济基础的得分水平。

(2)生活消费二级指标均值分析

在生活消费二级指标均值如图 4-6 所示,人均社会消费零售总额的均分最高,达到 19.23 分。人均社会消费零售总额是衡量居民用于日常生活消费支出的指标,它与居民的生活质量息息相关。由于城市居民拥有较高的可支配收入,消费支出的水平也随之上升。其次是人均生活用电量,均分为 18.37 分,相对其他指标得分较高。随着家电使用的种类增多和家电使用的时间延长,居民用电量在不断地增加。人均住房面积的均分为 18.24 分,在 6 个指标中较高。中国人自古就有"安居乐业"一说,中国人对房子有特殊的情节。有了房子就有了依托,生活就有了最基本的保障。所以,尽管房价不断上涨,人们对于买房总是乐此不疲。

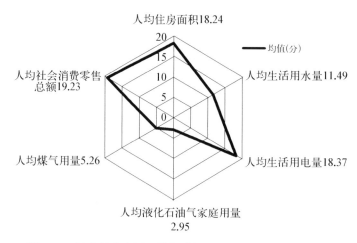

图 4-6　城市健康生活经济保障评价生活消费二级指标均值

人均生活用水量均分为 11.49 分,较之生活消费均分略低。由于我国水资源匮乏的情况,一些地区的城市居民甚至面临生活用水缺乏的难题,影响了生活质量,我国人均生活用水量处于较低水平。人均煤气用量和人均液化石油气家庭用量的均分都很低,分别为 5.26 分和 2.95 分。由于煤气及液化石油气的价格上涨,增加了居民日常开支,加上各种烹饪电器的普及,使得居民对于煤气和液化石油气的使用频率降低。

(3) 一级指标均值分析

经济基础均值为 30.91 分,生活消费均值为 14.64 分(图 4-7)。经济基础的均值比生活消费的均值高,原因是居民的经济基础是居民生活消费的基本条件,只有在有经济基础的条件上,居民才能进行生活消费。因此在权重设置上,经济基础的权重高于生活消费。但是生活消费水平高低,还受到资源充裕程度、物价水平等因素的约束。因此,尽管经济基础的得分较高,但是受到其他因素的影响,我国城市居民的生活消费的分值偏低,同时由于较高的权重,使得其对经济保障评价的影响较大。

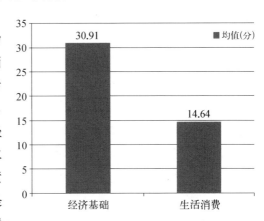

图 4-7 城市健康生活经济保障评价一级指标均值

4.6.2 地区差距分析

根据二八定律,为了分析各级指标的地区差距,先将指标从低到高排序,然后计算前 20% 城市的总值占所有指标汇总值的百分比,得到该指标的地区差距系数。该指标越大,说明地区差距越小;反之,指标越小,说明地区差距越大。

表 4-9 城市健康生活经济保障评价一级指标和二级指标的地区差距系数

一级指标	差距系数(%)	二级指标	差距系数(%)
经济基础	13.43	人均GDP	6.59
		人均可支配收入	14.76
		人均储蓄年末余额	7.50
生活消费	9.10	人均住房面积	8.21
		人均生活用水量	7.07
		人均生活用电量	8.76
		人均煤气用量	4.77
		人均液化石油气家庭用量	4.54
		人均社会消费零售总额	6.35

从表 4-9 可见,在经济基础项下的 3 个指标中,人均可支配收入的差距系数最大,为 14.76%,说明地区间的人均可支配收入差距较小,说明近年来我国积极推进收入分配制度改革初见成效,地区收入差距连年缩小,收入分配格局得到进一步改善。人均 GDP 和人均储蓄年末余额的差距系数分别为 6.59% 和 7.50%,说明两者的地区都比较大,说明我国地

区经济发展不平衡的现状仍未改变,区域经济发展差距较大。

生活消费项下的 6 个指标的差距系数都很小,说明这 6 个指标的地区差距都比较大。其中地区差距最大的是人均煤气用量和人均液化石油气家庭用量,差距系数分别为 4.77％ 和 4.54％。由于各个地区的能源分布存在着差异,一些经济较发达的地区开始越来越多的建设天然气管道,准备用天然气逐渐取代煤气和液化石油气,并且电器使用的越来越多,使得各个地区在煤气和天然气的使用上有较大的差距。人均社会消费零售总额的差距系数是 6.35％,地区差距比较大主要由于地区经济发展的差距所导致的物价水平不同,收入不等等的差距所引起的。人均生活用水量的差距系数为 7.07％,地区差距大的原因跟各个地区所处之地的水源有很大的关系,我国淡水资源并不十分丰富,而且地域分布不均衡,虽然有“南水北调”等工程,但只能解决基本的用水问题,因此,水资源丰富的地区的用水量自然与水资源匮乏的地区比存在较大的差距。人均住房面积的地区差距也是比较大的,差距系数为 8.21％。我国人口众多,但地区分布不均,特别是城市化发展的过程中,大量人口涌入经济发达的地区和城市,导致居住经济发达的地区住房极其紧张,房源紧张,而很多二三线城市的房子大都无人问津。人均生活用电量的差距系数为 8.76％,虽然地区差距也不小,但是对比其他 5 个指标的地区差距,其差距算比较小的。电对现代居民生活是必不可少的生活必需品,居民用电差距主要来源于电器的使用数量和使用时间,而电器的使用数量和使用时间跟居民的收入水平息息相关。因此,不同地区的居民收入差距导致了人均生活用电存在地区差距。

经济基础差距系数为 13.43％,生活消费的差距系数为 9.10％,生活消费的地区差距更大。因为,我国地区经济发展程度不一致。经济增长初期伴随着经济的快速发展,居民的可支配收入必然增加,但是居民消费不都是理性的,当收入增加时,购买欲望会放大,在这个阶段生活消费会出现急剧增长的情况,这时,各地区的居民生活消费差距会因此扩大。只有当经济发展到一定阶段后,政府用再分配制度进行调控使居民消费逐渐趋于理性化,在一定程度上才会抑制居民的消费差距的扩大。

4.6.3 城市健康生活经济保障评价后 50 城市分析

相对应归总健康生活经济保障评价 50 强城市各省、市及自治区所属的城市个数,对后 50 名也做了一个归总,得出柱形分布图,见图 4-8。

在排名位于后 50 位的城市中,有庆阳、张掖、平凉等 7 个城市辖属甘肃省,平均分为 14.23 分。与甘肃省数量一致,四川省也有南充、内江、资阳等 7 个城市排名位于后 50 名,平均分为 14.29 分,略高于甘肃省 0.06 分。安徽省和广西壮族自治区各有 5 个城市深陷后 50 名之中,平均分分别为 15.17 分和 14.90 分,均高于甘肃省和四川省。河南省和云南省占 4 个名额,平均分分别为 15.13 分和 14.45 分。贵州省、湖南省和内蒙古自治区占 3 个名额,平均分分别为 14.22 分、14.73 分和 15.81 分。江西省和宁夏回族自治区各占两个城市,平均分分别是 15.11 分和 14.48 分。最后,广东省、黑龙江省、江苏省和陕西省各有一个城市

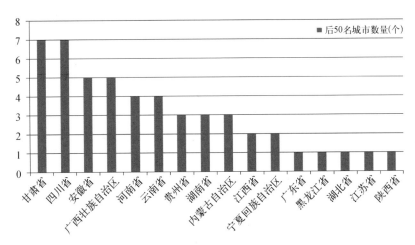

图 4-8 城市健康生活经济保障评价后 50 名城市的省、市及自治区分布

位于后 50 名之列。其中除了北京、上海、天津、重庆等直辖市外,辽宁省、浙江省、山东省、新疆维吾尔自治区、海南省、山西省、福建省、河北省、青海省、西藏自治区等未有辖属城市在健康生活评价中落在后 50 名。最后 50 名城市最高分为 16.46 分,最低分为 10.26 分,50 座城市只相差 6.2 分,差距不大,都集中在 10~20 分的分数段,说明后 50 名城市的经济保障水平基本雷同,普遍偏低。

后 50 城市地区分布如表 4-10 所示。在健康生活经济保障评价较落后的后 50 名城市中,有 32 个位于西部地区,占总数的 64%;16 个城市位于中部地区,占总数的 32%;2 个城市位于东部地区,占总数的 4%。在后 50 名的城市中,中部地区的城市平均分最高,为 14.87 分,东部地区次之,平均分为 14.84 分,西部地区最低,为 14.27 分。后 50 名的健康生活经济保障水平的地区差距相比较 50 强的差距更小。与 50 强城市的分区域得分相比,位居后 50 名城市的分区域得分不及其一半,可见这些地区的城市健康生活经济保障比较落后,居民基本得不到比较有质量的生活。

表 4-10 城市健康生活评价后 50 名城市的地区分布

地区分类	省、市及自治区	城 市	平均得分(分)
中部	河南省、安徽省、江西省、湖南省、湖北省、黑龙江省	周口、宣称、漯河、抚州、益阳、孝感、绥化等 16 个城市	14.87
东部	广东省、江苏省	揭阳、宿迁 2 个城市	14.84
西部	广西壮族自治区、内蒙古自治区、陕西省、甘肃省、云南省、四川省、宁夏回族自治区、贵州省	钦州、巴彦淖尔、安康、庆阳、普洱、南充、中卫、安顺等 32 个城市	14.27

5

城市健康生活公共服务评价

5.1 公共服务的内涵

公共服务是现代政府改革和公共行政的核心,主要包括发展教育、科技、文化、卫生、体育等公共事业,加强城市及乡镇公共设施建设,为社会公众参与社会政治、经济、文化等活动提供基本保障。公共服务是以合作为基础,注重政府的服务性,关注公民的权利。

公共服务有广义和狭义之分,狭义公共服务主要是为了满足公民生活、生存与发展的某种直接需求,能使公民受益或享受。国家所从事的市场监管、宏观经济调节以及社会管理等职能活动,是不属于狭义公共服务的。例如维护市场和社会秩序以及影响宏观经济和社会整体的操作性行为,都不能直接满足公民的需求,因此也不属于狭义公共服务的范围。然而人们的衣食住行、生存、生活、生产、发展、娱乐以及对健康的渴求都是人们的直接需求,为其提供保障的公共服务体系是属于狭义的公共服务范围的。

无论是广义还是狭义,公共服务的目的都是为了保障和改善民生,建设覆盖面广泛的社会保障体系,完善城市基础设施和维护社会稳定,为城市居民的就业和生活创造一个安全可靠的空间环境。公共服务的基本出发点,主要包括3方面:① 保障公民生存的基本需求,即基本生存权。为了实现这个基本目标,政府及社会需要为每个人都提供基本就业保障、基本养老保障、基本生活保障等。② 满足公民基本能力和尊严的需求。政府及社会需要为每个公民都提供基本的文化和教育服务等。③ 满足公民基本健康需求。同样政府及社会需要为每公民提供基本的健康保障。伴随着经济的发展和人民生活的水平的提高,公共服务范围在逐步扩展,水平也在逐步提高。

公共服务作为城市健康生活中重要的组成部分,在其不断发展和完善的过程中,呈现出以下特点:① 公共服务可同时提供给全社会每个成员或社会某些特定部分。② 而提供服务的使用通常又是被动的,不需要所有有关人员的明确同意或积极参与。③ 获得公共服务不存在竞争,由于这些服务在向某一个人提供时,并不减少社会其他成员或社会某一特定部分社会成员所得的服务量,故不存在竞争性。

2012年十八届人民代表大会党的十八大中明确提出"更加注重以人为本,更加注重全面协调可持续发展,更加注重统筹兼顾,更加注重保障和改善民生,促进社会公平正义"。更是明确了公共服务的范围和重点,而且制定了改善民生的具体行动计划,对就业、收入分配、社会保障、医疗体制改革、住房保障等问题给予细致关照。由此表明政府要以更大的决心和力度改善居民生活水平,提高居民的幸福感。在这里从城市居民的视角出发,关注居民的健康生活状态,并以为居民的健康生活提供便捷的公共服务体系为研究对象,因此属于狭义的公共服务。

5.2 公共服务是保障城市居民健康生活的重要条件

人的健康生活是多方位的,即需要良好的健康知晓度、健康的生活环境、健康的体魄、健康的保障和健康的心态。而城市公共服务为这些健康生活的形成提供良好保障。世界卫生组织曾指出,一个人的健康和寿命长短60%取决于自身,15%取决于遗传基因,10%取决于社会因素,8%取决于医疗条件,而7%取决于气候影响。由于生活水平不断提高,人们对健康的要求也越来越高,生活方式影响个人健康已成为世界关注的焦点。公共服务体系作为影响人的生活方式形成的重要因素,其覆盖范围及发展水平直接影响到社会成员的生存与健康,关系社会公平正义与和谐发展。

首先,公共服务作为改善民生的有效途径,已经成为人们健康生活的重要基石。十八届人民代表大会中明确提出,建立覆盖人人的社会保障体系是现阶段全面建设小康社会的重点。"五险一金"的社会保障制度,不仅解除了劳动者的后顾之忧,保障公民基本生活,同时促进公民健康生活发展。而基础设施和社会稳定则是一切活动的基石,是提高人们健康生活的基础。

其次,公共服务作为满足公民基本医疗需求的必要条件,已经成为人们健康生活的客观要求。2012年,《国家基本公共服务体系建设"十二五"规划》和《卫生事业发展"十二五"规划》均将"居民健康素养水平"指标纳入其中,"居民健康素养水平"也成为一项衡量居民健康生活水平和国家基本公共服务水平的重要指标。经济学人智库2014年推出中国省级健康指数(CHPI),对国内各省影响医疗卫生需求的人口特点、用于支持医疗卫生服务供给的资源状况加以了横向对比。

再次,公民的健康水平是评价城市健康生活的首要指标,而提高公民的健康生活水平离不开社会公共服务的支持。人的全面发展,重要的方面是人的生活和精神的健康,而教育和健康方面的公共服务直接影响人们的生活健康水平的提高,而且很有可能影响家庭和后代人的健康生活。公共服务保障体系则为人们提供基本的安全感,使居民能放心的享受幸福生活。

最后,公共服务作为促进社会公平正义的重要手段,已成为城市居民健康生活的支撑。但人们的健康生活要求政府必须从公民的最根本利益和需求出发,通过不断完善社会保障体系,不断缩小各类群体之间的生活质量和健康水平方面的不平等,促进社会公平,满足居民对健康的渴求。近年来,我国公共服务的覆盖面不断扩大、待遇水平不断提高,但待遇不平等的问题仍然存在。由于人们对社会公平和居民生活健康的诉求不断提高,而现存的社会保障体制受到公众的质疑,所以,作为一项重要的公共政策,提升公平性是我国社会保障发展中急需解决的问题。

可以看出,公共服务与居民健康生活之间存在着密切的关联。公共服务在特定的时间、地点通过"内化"于居民个体或群体自身,使人们生活呈现出不同的状态,从而综合影响居民的健康生活水平。

5.3　城市健康生活公共服务评价的意义

当前,我国社会正处在内部结构大变动、利益格局大调整的过程中。如何保障和改善民生,使社会保持和谐稳定,居民人人都拥有健康的生活,充分发挥公共服务体系的效用,是一个需要着力解决的课题。国内外关于城市公共服务评价的研究不少,但鲜有从居民健康生活角度来进行评价。又由于各国国情不同,面临的问题不同,对评价体系的要求也不同。因此,建立科学合理、符合我国基本国情的公共服务评价体系对于我国居民健康生活水平的提高、维护社会稳定以及经济发展等方面具有重要的现实意义。

第一,有助于监测和分析公共服务建设中存在的问题,提高资源的配置效率。

在公共服务相关项目的建设中,造成了地区间和城乡间公共服务水平发展不平衡、资源环境约束增加、资源配置效率降低等问题,这不仅阻碍公共服务水平的提高,还极大的威胁社会稳定。建立科学的公共服务评价体系,可以及时发现问题、优化建设方案、增加资源配置效率,为城市公共服务基础建设和谐进行提供支持。

第二,有助于完善公共服务体制机制,提升公共服务质量水平。

在我国政府履行公共服务职责中,缺少可持续的财政支持体制,缺乏规范的政府分工和问责机制,尚未形成地区间和城乡之间资源的公平配置制度,因而严重影响了公共服务质量,制约了公共服务功能的有效发挥。通过对289个地级以上城市健康生活公共服务评价,可以分析出我国各个城市及地区的优势和不足,借鉴优势城市的经验,完善政府的公共服务体制,提高居民生活公共服务质量。

第三,有助于提高居民健康生活水平,促进社会和谐。

社会发展的实质是"人"的发展,而不是经济发展。建设便捷、有效的公共服务体系,是居民健康生活的基本需求。通过城市健康生活公共服务评价,发现城市公共服务建设中的问题,避免资源错配,充分发挥公共服务效用,对于提升整体居民健康生活水平,促进社会和谐以及经济发展具有重要意义。

5.4　城市健康生活公共服务评价指标体系构建与数据选取

5.4.1　公共服务评价指标体系相关研究

目前,关于公共服务的研究较多,对于城市健康生活中公共服务的评价来说,其评价方法存在指导意义。

1998 年，世界卫生组织为了健康城市项目的评估与操作，提出了 12 个大项（其中包括 300 多个小项）的健康城市指标参考体系。这 12 个大项包括人群健康，城市基础设施，环境质量，家居与生活环境、社区作用及行动，生活方式及预防行为，保健、福利以及环境卫生服务，教育与授权，就业及产业，收入及家庭生活支出，地方经济及人口学统计。

2005 年，根据北京国际城市发展研究院完成的《中国城市生活质量报告》，根据影响城市居民生活的衣、食、住、行、生、老、病、死、安、居、乐、业，构建了"中国城市生活质量指数"，其中公共服务指数包括：人均住房使用面积、交通便利度、社保投入系数、城镇登记失业率、非正常死亡率等核心指数。

2008 年，我国第 10 个一号文件《中共中央国务院关于切实加强农业基础建设进一步促进农业发农民增收的若干意见》中，明确了农村基本公共服务的内容包括义务教育、医疗服务、低生育、公共文化、社会保障体系、扶贫开发、农村公共交通、农村人居环境等。

2013 年，中国社会科学院发布的《城市蓝皮书》同样构建了健康城市评价指标体系和评价模型。其指标体系以"健康经济、健康文化、健康社会、健康环境、健康管理"为主体框架构建一套城市健康发展评价指标体系，而健康社会包括生活水平、就业水平、公共服务、社会公正、社会保障等，凸显出作为社会经济综合体的城市健康的全部特征。其中公共服务指标包括：城市登记失业率、人均受教育年限、R&D 经费占 GDP 比重、基尼系数、基本养老保险参保率、基本医疗保险参保率、意外事件发生率、刑事案件发生率、GDP/全年行政管理支出等。

《中国城市基本公共服务力评价》是从医疗卫生、住房保障、公共交通、公共安全、社保就业、基础教育、城市环境、文化体育、公职服务 9 个方面对全国 38 个主要城市的基本公共服务力进行全面的评估和研究，其中采用的公共服务指标有：道路拥挤、公共交通便利性、公共交通舒适度、打车等待时间、公共交通整体满意度、人身安全、财产安全、食品安全、灾害防护、公共安全满意度、有房情况、保障性住房建设、住房保障整体满意度、幼儿教育、中学教育、基础教育整体满意度、就业服务、社会保障、小微企业扶持、社会保障和就业整体满意度、公职服务等待时间、公职服务服务态度、公职服务服务水平、公职服务服务环境、公职服务电子政务、公职服务整体满意度。

《北京健康城市建设研究报告》中指出居民健康的生活与健康的城市与城乡规划、城市建设、市容环境卫生、环境保护、园林绿化、社会保障、人口均衡发展、城市交通发展、养老问题、医疗卫生、食品安全、精神文明建设、社区建设、全民健身等方面密切相关。其中健康北京"十二五"发展建设规划中期评估报告围绕健康人群、健康环境和健康社会，给出了与居民生活健康相关的 35 项指标，其中公共服务指标有：城镇职工、居民医疗保险参保率、新型农村合作医疗参合率、城乡居民健康档案建档率、重性精神疾病规范管理率、0～6 岁儿童系统管理率、居民基本健康知识知晓率、城镇登记失业率、全市从业人员平均受教育年限、经常参加体育锻炼的人数保持比例、人均体育用地、中心城公共交通出行比例、年万车交通事故死亡率、亿元 GDP 生产安全事故死亡率累计等指标。主要评价指标体系如表 5-1 所示。

表 5-1　相关机构公共服务评价指标体系

机　构	名　称	指　标
世界卫生组织 (1998)	《城市评价》	人群健康、城市基础设施、环境质量家居与生活环境、社区作用及行动、生活方式及预防行为、保健、福利以及环境卫生服务、教育与授权、就业及产业、收入及家庭生活支出、地方经济及人口学统计
北京国际城市发展研究院 (2005)	《中国城市生活质量报告》	人均住房使用面积、交通便利度、社保投入系数、城镇登记失业率、非正常死亡率等核心指数
中共中央国务院 (2008)	《中共中央国务院关于切实加强农业基础建设进一步促进农业发农民增收的若干意见》	义务教育、医疗服务、低生育、公共文化、社会保障体系、扶贫开发、农村公共交通、农村人居环境等
中国社科院 (2013)	《城市蓝皮书》	城市登记失业率、人均受教育年限、R&D 经费占 GDP 比重、基尼系数、基本养老保险参保率、基本医疗保险参保率、意外事件发生率、刑事案件发生率、GDP/全年行政管理支出等
中国社会科学院 (2011)	《中国城市基本公共服务力评价》	道路拥挤、公共交通便利性、公共交通舒适度、打车等待时间、公共交通整体满意度、人身安全、财产安全、食品安全、灾害防护、公共安全满意度、有房情况、保障性住房建设、住房保障整体满意度、幼儿教育、中学教育、基础教育整体满意度、就业服务、社会保障、小微企业扶持、社会保障和就业整体满意度、公职服务等待时间、公职服务服务态度、公职服务服务水平、公职服务服务环境、公职服务电子政务、公职服务整体满意度
北京健康城市建设联合调查组 (2013)	《北京健康城市建设研究报告》	城镇职工、居民医疗保险参保率、新型农村合作医疗参合率、城乡居民健康档案建档率、重性精神疾病规范管理率、0～6 岁儿童系统管理率、居民基本健康知识知晓率、城镇登记失业率、全市从业人员平均受教育年限、经常参加体育锻炼的人数保持比例、人均体育用地、中心城公共交通出行比例、年万车交通事故死亡率、亿元 GDP 生产安全事故死亡率累计等

　　此外,国内加入健康城市行列的上海、杭州、苏州等城市,根据自身的发展需要,在世界卫生组织制定的健康城市评价体系下,对于自身的健康城市评价指标体系不断地创新和完善。基于国际和国家政策,国内对健康城市和居民健康生活中公共服务的评价指标体系的研究见表 5-2。

表 5-2　国内学者采用的公共服务评价指标体系

作　者	名　称	指　标
周志田、王海燕 等 (2004)	《中国适宜人居城市研究与评价》	职工人均工资、城乡二元结构系数、失业率、人均保障总额、人均铺装道路面积、人均邮电业务总量、千人拥有电话数
谢剑锋 (2005)	《苏州市健康城市指标体系研究》	医疗保险覆盖率、城镇登记失业率、住宅成套率、区域供水普及率、饮用水质量符合国家饮用水卫生标准比例、健康住宅试点户数、城市污水集中处理率、普及二类以上公厕比例、公交站点平均覆盖率、公交出行比例、公交运营线路、万人拥有公交车辆、人均道路面积、养老保险覆盖率、工伤保险覆盖率、城市居民最低生活保障线、特困人群医疗救助比例、就业残疾人数占应就业残疾人数比例、犯罪率、万车交通事故死亡率、公共场所消防设施达标率、居住区安全监控比例、酒后驾车比例、健康社区数
周向红 (2006)	《加拿大健康城市实践及其启示》	居民有健康保险比率、住在不适宜居住环境的比率、流动人口的人数、失业率、收入低于国民平均所得的比率、残疾人口就业率、社会公正

作　者	名　称	指　标
范柏乃 （2006）	《我国城市居民生活质量评价体系的构建与实际测度》	医疗保险覆盖率、每万人拥有移动电话数、每万人拥有电脑数、生活设施满意度、刑事案件发案率、社会治安满意度、失业保险覆盖率、职工养老保险覆盖率、社会保障满意度
陈昌盛、蔡跃洲 （2007）	《中国政府公共服务：体制变迁与地区综合评估》	基本的公共教育、公共卫生、社会保障、基础设施、公共安全
余宏 （2007）	《上海城市居民生活质量研究》	在岗职工平均工资、就业率、人均承保额、人均拥有铺装道路面积、万人平均实有出租车、人均客运量、单位面积货运总量、单位面积固定资产投资总额、单位面积方地产开发投资额
于海宁、成刚等 （2012）	《我国健康城市建设指标体系比较分析》	基本医疗保险参保率、食品质量抽检合格率、人群吸烟率、城市公共交通出行比例、城镇登记失业率、万车交通事故死亡率、亿元GDP生产安全事故死亡率
杨敏 （2012）	《城市宜居性研究与评价——以许昌市为例》	城市养老保险覆盖率、城市医疗保险覆盖率、城市失业保险覆盖率、火灾事故次数、交通事故次数、刑事案件次数、城市就业率、人均平均工资社会救济补助比重
李香者 （2012）	《城乡公共服务一体化问题研究》	公共服务指标体系为：医疗保险、退休养老保险、失业保险、工伤保险、女职工生育险、最低生活保障、救灾救济、扶贫开发、公共就业、义务教育和公共卫生
任晓辉、朱为群 （2015）	《新型城镇化基本公共服务支出责任的界定》	一般政府行政管理、法律司法、就业和创业服务、就业援助、职业技能培训和技能鉴定、劳动关系协调、劳动保障监察、劳动人事争议调解仲裁、社会保险（基本养老、医疗、失业、工伤和生育）、社会救助（最低生活保障、自然灾害救助、医疗救助、流浪乞讨人员和未成年人救助）、社会福利（孤儿养育、基本殡葬服务、基本养老服务）、优质安抚、残疾人基本公共服务、廉租住房、公共租赁住房、棚户区改造、社会福利设施、市政设施（城镇道路及照明、桥涵、排水等）、公用设施（公共客运交通等）、自然安全（防汛、防震、防台风、防空等防灾设施；气象基本公共服务）、消防安全、食品消费安全、生产安全及社会治安
武占云、单菁菁等 《中国城市健康发展评价》 （2015）		生活水平、就业水平、公共服务、社会公正和社会保障。就业水平是从城市登记失业率来评价；万人拥有医生数、万人拥有病床数、人均受教育年限、万人在校大学生数和R&D经费占GDP比重；基尼系数和基本养老保险参保率、基本医疗保险参保率

以上的研究表明，由于城市发展水平、关注视角不同及其他多方面的因素，导致公共服务评价指标体系的建立也不同，评价方法和结果也存在较大差异，但从总体上来看，公共服务评价体系是不断变化发展和完善的体系。

5.4.2　城市健康生活公共服务评价指标体系构成

党的十八大报告明确提出，建立覆盖人人的公共服务体系是我国全面加快社会事业改革，解决人民最直接最现实的利益问题，关注居民健康生活的重要举措。这一系列的政策导向表明了国家以人为本的社会事业发展理念，也将为推动居民健康生活所需要的公共服务建设发展提供前所未有的动力和保障。根据我国公共服务对居民健康生活的影响作用，并借鉴国内外文献关于公共服务评价指标的研究，建立一个由3个二级指标和12个三级指标构成的城市健康生活公共服务评价指标体系，各项指标解释如下。

（1）社会保障

社会保障是以满足社会成员的基本物质生活为目标,保障其生活水平与经济发展水平相适应,是社会成员生存发展的最基本条件。社会保障制度是指国家(或地区)对国民收入的再分配,给予生活困难的社会成员于物质帮助,以保障其基本生活条件的制度和措施。

社会保障体系的建设是全球现存问题最多、难度最大、压力最突出的公共服务领域之一。依据国际劳工组织《2014 年全球社会保护报告》,当前,全世界仅有 27％的人口拥有较为完备的社会保障,约 39％的人口没有医疗保障,近 49％的人口达到退休年龄的人口没有退休金,有 72％的劳动者无法享有法律规定的失业保险保障,有 60.6％的劳动人口未能拥有工伤保险保障,有 48％的老年人口无法享有养老金。可见,低水平的社会保障力是人类健康生活水平整体提高的重要障碍。

（2）社会稳定

稳定是一切社会活动的基石。社会稳定既是重要的社会问题,也是重要的政治问题,不仅关系到个体的安居乐业,而且关系到整个国家和社会的安定发展。如果没有社会的稳定,就意味着社会发展的中断,人们的生活要陷入苦难的状态之中。贫困普遍存在、贫富差距明显加大、就业压力不断增加、社会安全网薄弱、社会焦虑等问题普遍存在,这一系列问题对社会的稳定造成了很大不利影响,严重影响居民健康生活水平的提高。为了满足居民的基本生活需求和生活水平的不断提高,必须要有效地维护社会稳定,尽可能地实现充分就业,形成一个公正健康的社会分配结构。

（3）基础设施

基础设施是社会生产和居民生活赖以生存的物质条件,是用于保障国家(或地区)社会经济活动正常进行的公共服务系统。

基础设施一般包括人们日常生活所涉及的市政公用工程设施和公共生活服务设施等。这些基础设施是国民经济赖以发展的基础。在现代社会中,经济发展越快,对基础设施的要求越高;人们越关注健康,对基础设施的要求也越高;完善的基础设施可以加速社会经济活动,促进其空间布局形态演变和居民健康生活的提高。然而一项完善的基础设施在建立的过程中往往需较长时间和巨额投资。因此,对远离城市的重大项目和基地建设,更需优先发展基础设施,以便项目建成后人们尽快享受其效益。

公共服务在人类发展中起着非常关键的作用。享有教育、医疗、就业、社保、基础设施等公共服务是所有居民的基本权利,这一点不仅得到广泛的认同,同时,国家法律也有明确的规定。公共服务可以提高人的行动能力及综合素质,对改善生存状态,扩展发展机会,摆脱贫困,加快社会的发展等都产生积极的影响。

对于 12 个三级指标解释如下。

1）城市养老保险覆盖率:指城市参加养老保险的人数与城市总人口的比值(单位:％)。

2）城市医疗保险覆盖率:指城市参加医疗保险的职工总人数与城市总人口的比值(单位:％)。

3）城市失业保险覆盖率：指参加城市失业保险的职工人数与城市总人口的比值（单位：％）。

4）城市登记失业率：指城市登记失业人数占就业人数和失业人数之和的比重（单位：％）。

5）在岗人均平均工资：指平均每一个在岗职工拥有的工资数（单位：元）。

6）社会救济补助比重：指社会保障和就业支出占财政支出的比重（单位：％）。

7）人均拥有铺装道路面积：指平均每个城市居民拥有的道路总面积（单位：平方米）。

8）城市维护建设资金占GDP的比重：指用于城市维护建设中的资金总额与GDP总值的比值（单位：％）。

9）每万人均建成区面积：指建成区总面积与总人口的比重（单位：平方千米/万人）。

10）常住人口城镇化率：指城镇人口占总人口的比重（单位：％）。

11）每万人拥有公共汽车辆：指在某一个城市内每一万人平均所拥有的公交车数量（单位：辆/万人）。

12）每万人拥有地铁里程：指在某一个城市内每一万人平均所拥有的地铁里程（单位：千米/万人）。

公共服务作为一级指标，社会保障、社会稳定和基础设施作为3个二级指标，再加上以上12个三级指标。按照一、二、三级指标进行汇总，建立城市健康生活公共服务评价指标体系。各指标权重采用专家会议法确定，邀请了相关领域的20多名专家，第一轮打分后将权重均值反馈后进行第二轮打分，如此经过三轮后权重趋于稳定。指标体系如表5-3所示。

表5-3　城市健康生活公共服务评价指标体系

一级指标	二级指标	权　重	三级指标	权　重
公共服务	A 社会保障	0.471	A1 城市养老保险覆盖率	0.335
			A2 城市医疗保险覆盖率	0.393
			A3 城市失业保险覆盖率	0.272
	B 社会稳定	0.286	B1 城市登记失业率	0.260
			B2 社会救济补助比重	0.420
			B3 在岗人均平均工资	0.320
	C 基础设施	0.243	C1 人均拥有铺装道路面积	0.190
			C2 城市维护建设资金占 GDP 比重	0.220
			C3 常住人口城镇化率	0.150
			C4 每万人拥有公共汽车辆	0.200
			C5 每万人拥有地铁里程	0.120
			C6 每万人拥有建成区面积	0.120

5.4.3　城市健康生活公共服务评价指标数据来源

本书选取了全国289个地级以上城市（市辖区）作为研究对象，基本涵盖了全国的所有城市,根据表5-3所列的指标体系,选取2013年中国289个地级以上城市相关的文化健康评价数据。原始数据来源于《中国城市统计年鉴》(2014)、《中国区域经济统计年鉴》(2014)、各个城市统计公报、统计年鉴等。

5.5　城市健康生活公共服务评价结果

5.5.1　城市健康生活公共服务评价城市排名

根据上一节所建立的公共服务指标评价体系,评价公共服务的指标有社会保障、社会稳定和基础设施。三级指标有城市养老保险覆盖率、城市医疗保险覆盖率和城市失业保险覆盖率、城市登记失业率、在岗人均平均工资、社会救济补助比重、人均拥有铺装道路面积、城市维护建设资金占GDP比重、每万人拥有均建成区面积、常住人口城镇化率、每万人拥有公共汽车辆、每万人拥有地铁里程12个指标。

为了进一步分析中国城市公共服务发展情况及差距,对2013年除三沙市以外的289个地级及以上城市进行健康生活公共服务进行综合评价,根据评价结果进行按所属省、市及自治区、地区省际、区域间分析。根据289个地级以上城市健康生活公共服务评价的得分及排名,将其分为健康生活公共服务评价50强城市及其他城市,具体情况如表5-4、表5-5所示。

表5-4　城市健康生活公共服务评价50强城市

排　名	城　市	所属省、市及自治区	得　分(分)
1	深圳市	广东省	64.17
2	东莞市	广东省	62.57
3	北京市	北京市	44.17
4	江门市	广东省	43.43
5	中山市	广东省	39.48
6	上海市	上海市	39.42
7	厦门市	福建省	39.38
8	广州市	广东省	38.17
9	珠海市	广东省	38.13
10	宁波市	浙江省	37.84
11	杭州市	浙江省	36.87
12	克拉玛依市	新疆维吾尔自治区	35.34
13	惠州市	广东省	34.76
14	抚顺市	辽宁省	32.75
15	大连市	辽宁省	32.72
16	苏州市	江苏省	32.67
17	佛山市	广东省	31.72
18	太原市	山西省	31.34
19	晋城市	山西省	31.34

续 表

排 名	城 市	所属省、市及自治区	得 分（分）
20	张家口市	河北省	31.23
21	南京市	江苏省	31.08
22	武汉市	湖北省	30.80
23	威海市	山东省	30.33
24	盘锦市	辽宁省	30.05
25	肇庆市	广东省	30.04
26	无锡市	江苏省	29.67
27	秦皇岛市	河北省	29.50
28	天津市	天津市	29.48
29	常州市	江苏省	29.21
30	济南市	山东省	29.15
31	本溪市	辽宁省	28.77
32	昆明市	云南省	28.73
33	福州市	福建省	28.56
34	沈阳市	辽宁省	28.54
35	嘉峪关市	甘肃省	28.42
36	鄂尔多斯市	内蒙古自治区	28.31
37	锦州市	辽宁省	28.12
38	青岛市	山东省	28.08
39	黄石市	湖北省	27.67
40	鞍山市	辽宁省	27.66
41	鸡西市	黑龙江省	27.61
42	烟台市	山东省	27.56
43	柳州市	广西壮族自治区	27.20
44	南通市	江苏省	27.16
45	嘉兴市	浙江省	27.05
46	邢台市	河北省	26.92
47	河源市	广东省	26.80
48	西安市	陕西省	26.66
49	合肥市	安徽省	26.54
50	温州市	浙江省	26.51
平均得分			32.59

表 5-5 城市健康生活公共服务评价其他城市排名

排 名	城 市	所属省、市及自治区	得 分（分）
51	马鞍山市	安徽省	26.49
52	阳泉市	山西省	26.49
53	绍兴市	浙江省	26.48
54	长春市	吉林省	26.13

排　名	城　市	所属省、市及自治区	得　分(分)
55	株洲市	湖南省	26.13
56	莱芜市	山东省	26.12
57	辽阳市	辽宁省	26.09
58	通化市	吉林省	25.92
59	景德镇市	江西省	25.90
60	铜陵市	安徽省	25.88
61	哈尔滨市	黑龙江省	25.85
62	贵阳市	贵州省	25.76
63	乌鲁木齐市	新疆维吾尔自治区	25.68
64	丹东市	辽宁省	25.53
65	大庆市	黑龙江省	25.39
66	淄博市	山东省	25.35
67	拉萨市	西藏自治区	25.30
68	成都市	四川省	25.28
69	攀枝花市	四川省	25.24
70	三明市	福建省	25.24
71	十堰市	湖北省	25.20
72	呼和浩特市	内蒙古自治区	25.20
73	保定市	河北省	25.19
74	九江市	江西省	25.15
75	东营市	山东省	25.12
76	德阳市	四川省	25.11
77	银川市	宁夏回族自治区	25.07
78	桂林市	广西壮族自治区	25.07
79	营口市	辽宁省	25.04
80	铜川市	陕西省	25.04
81	包头市	内蒙古自治区	25.01
82	七台河市	黑龙江省	24.92
83	南宁市	广西壮族自治区	24.84
84	阜新市	辽宁省	24.79
85	金昌市	甘肃省	24.70
86	海口市	海南省	24.66
87	三亚市	海南省	24.59
88	长沙市	湖南省	24.59
89	镇江市	江苏省	24.50
90	泉州市	福建省	24.49
91	沧州市	河北省	24.46
92	漳州市	福建省	24.40
93	兰州市	甘肃省	24.24

排　名	城　市	所属省、市及自治区	得　分(分)
94	承德市	河北省	24.17
95	临沂市	山东省	24.17
96	长治市	山西省	24.11
97	湘潭市	湖南省	24.04
98	齐齐哈尔市	黑龙江省	23.98
99	伊春市	黑龙江省	23.93
100	平顶山市	河南省	23.84
101	泰州市	江苏省	23.83
102	邯郸市	河北省	23.80
103	呼伦贝尔市	内蒙古自治区	23.80
104	芜湖市	安徽省	23.79
105	朝阳市	辽宁省	23.79
106	乌海市	内蒙古自治区	23.77
107	大同市	山西省	23.75
108	廊坊市	河北省	23.68
109	宜昌市	湖北省	23.65
110	晋中市	山西省	23.53
111	舟山市	浙江省	23.46
112	连云港市	江苏省	23.45
113	娄底市	湖南省	23.41
114	云浮市	广东省	23.37
115	石家庄市	河北省	23.37
116	湖州市	浙江省	23.29
117	葫芦岛市	辽宁省	23.25
118	滁州市	安徽省	23.24
119	滨州市	山东省	23.19
120	萍乡市	江西省	23.14
121	淮北市	安徽省	23.12
122	宝鸡市	陕西省	22.98
123	岳阳市	湖南省	22.97
124	石嘴山市	宁夏回族自治区	22.96
125	韶关市	广东省	22.94
126	蚌埠市	安徽省	22.94
127	梅州市	广东省	22.94
128	邵阳市	湖南省	22.91
129	唐山市	河北省	22.87
130	松原市	吉林省	22.85
131	吉林市	吉林省	22.85
132	汕头市	广东省	22.84

续 表

排 名	城 市	所属省、市及自治区	得 分(分)
133	重庆市	重庆市	22.84
134	赣州市	江西省	22.65
135	白银市	甘肃省	22.60
136	泰安市	山东省	22.59
137	白山市	吉林省	22.55
138	常德市	湖南省	22.51
139	台州市	浙江省	22.41
140	衢州市	浙江省	22.40
141	湛江市	广东省	22.27
142	益阳市	湖南省	22.14
143	清远市	广东省	22.10
144	鄂州市	湖北省	22.08
145	洛阳市	河南市	22.05
146	丽水市	浙江省	22.04
147	许昌市	河南省	22.01
148	淮南市	安徽省	21.99
149	黄山市	安徽省	21.97
150	临汾市	山西省	21.95
151	荆门市	湖北省	21.94
152	郑州市	河南省	21.94
153	宣城市	安徽省	21.92
154	南昌市	江西省	21.87
155	绵阳市	四川省	21.83
156	郴州市	湖南省	21.80
157	泸州市	四川省	21.80
158	延安市	陕西省	21.78
159	榆林市	陕西省	21.77
160	濮阳市	河南省	21.77
161	焦作市	河南省	21.70
162	徐州市	江苏省	21.63
163	德州市	山东省	21.62
164	潍坊市	山东省	21.54
165	三门峡市	河南省	21.54
166	汉中市	陕西省	21.47
167	鹤壁市	河南省	21.46
168	茂名市	广东省	21.41
169	潮州市	广东省	21.37
170	金华市	浙江省	21.36
171	乐山市	四川省	21.30

续　表

排　名	城　市	所属省、市及自治区	得　分(分)
172	扬州市	江苏省	21.26
173	新乡市	河南省	21.26
174	开封市	河南省	21.22
175	衡阳市	湖南省	21.20
176	乌兰察布市	内蒙古自治区	21.08
177	自贡市	四川省	21.08
178	龙岩市	福建省	21.07
179	枣庄市	山东省	21.05
180	鹤岗市	黑龙江省	21.03
181	牡丹江市	黑龙江省	21.02
182	阜阳市	安徽省	20.99
183	济宁市	山东省	20.93
184	佳木斯市	黑龙江省	20.85
185	双鸭山市	黑龙江省	20.79
186	西宁市	青海省	20.76
187	咸阳市	陕西省	20.74
188	衡水市	河北省	20.73
189	阳江市	广东省	20.65
190	白城市	吉林省	20.63
191	宜春市	江西省	20.61
192	南平市	福建省	20.47
193	黄冈市	湖北省	20.45
194	菏泽市	山东省	20.42
195	中卫市	宁夏回族自治区	20.40
196	安顺市	贵州省	20.40
197	襄阳市	湖北省	20.39
198	巴彦淖尔市	内蒙古自治区	20.33
199	玉溪市	云南省	20.32
200	汕尾市	广东省	20.31
201	驻马店市	河南省	20.30
202	通辽市	内蒙古自治区	20.21
203	日照市	山东省	20.19
204	辽源市	吉林省	20.18
205	吕梁市	山西省	20.17
206	定西市	甘肃省	20.14
207	铜仁市	贵州省	20.14
208	赤峰市	内蒙古自治区	20.13
209	商洛市	陕西省	20.11
210	防城港市	广西壮族自治区	20.08

排　名	城　市	所属省、市及自治区	得　分(分)
211	随州市	湖北省	20.08
212	安阳市	河南省	20.08
213	盐城市	江苏省	20.07
214	固原市	宁夏回族自治区	20.05
215	广元市	四川省	20.05
216	丽江市	云南省	20.04
217	安康市	陕西省	20.04
218	南充市	四川省	19.98
219	亳州市	安徽省	19.93
220	新余市	江西省	19.92
221	庆阳市	甘肃省	19.80
222	渭南市	陕西省	19.79
223	周口市	河南省	19.78
224	黑河市	黑龙江省	19.76
225	安庆市	安徽省	19.68
226	吉安市	江西省	19.68
227	鹰潭市	江西省	19.61
228	淮安市	江苏省	19.59
229	孝感市	湖北省	19.58
230	南阳市	河南省	19.56
231	张掖市	甘肃省	19.55
232	宿迁市	江苏省	19.53
233	天水市	甘肃省	19.50
234	漯河市	河南省	19.48
235	揭阳市	广东省	19.45
236	永州市	湖南省	19.38
237	宁德市	福建省	19.35
238	资阳市	四川省	19.34
239	广安市	四川省	19.24
240	四平市	吉林省	19.01
241	张家界市	湖南省	18.96
242	忻州市	山西省	18.95
243	朔州市	山西省	18.92
244	吴忠市	宁夏回族自治区	18.84
245	咸宁市	湖北省	18.83
246	荆州市	湖北省	18.81
247	梧州市	广西壮族自治区	18.65
248	武威市	甘肃省	18.59
249	抚州市	江西省	18.45
250	达州市	四川省	18.42

续 表

排 名	城 市	所属省、市及自治区	得 分(分)
251	运城市	山西省	18.38
252	保山市	云南省	18.37
253	玉林市	广西壮族自治区	18.35
254	莆田市	福建省	18.32
255	贵港市	广西壮族自治区	18.31
256	六安市	安徽省	18.30
257	怀化市	湖南省	18.19
258	河池市	广西壮族自治区	18.17
259	雅安市	四川省	18.12
260	上饶市	江西省	18.10
261	北海市	广西壮族自治区	18.10
262	普洱市	云南省	18.10
263	聊城市	山东省	18.10
264	内江市	四川省	18.06
265	遵义市	贵州省	18.06
266	崇左市	广西壮族自治区	18.00
267	商丘市	河南省	17.98
268	陇南市	甘肃省	17.93
269	宜宾市	四川省	17.92
270	昭通市	云南省	17.90
271	海东市	青海省	17.85
272	曲靖市	云南省	17.72
273	钦州市	广西壮族自治区	17.41
274	酒泉市	甘肃省	17.36
275	贺州市	广西壮族自治区	17.35
276	铁岭市	辽宁省	17.33
277	信阳市	河南省	17.27
278	来宾市	广西壮族自治区	17.09
279	临沧市	云南省	16.98
280	平凉市	甘肃省	16.89
281	绥化市	黑龙江省	16.66
282	巴中市	四川省	16.44
283	宿州市	安徽省	16.44
284	池州市	安徽省	15.83
285	毕节市	贵州省	15.62
286	六盘水市	贵州省	15.44
287	眉山市	四川省	15.38
288	百色市	广西壮族自治区	14.34
289	遂宁市	四川省	13.21
平均得分			21.40

从评价结果来看,排名前50的城市健康生活公共服务评价的平均得分为32.59分,而仅有16个城市的健康生活公共服务得分超过平均得分,所占比例不到1/3。其中得分大于50分的,只有深圳市和东莞市。从具体的数据来看,排在前5位的城市分别为深圳市、东莞市、北京市、江门市和中山市,其得分依次为64.17分、62.57分、44.17分、43.43分和39.48分。健康生活公共服务水平较高的城市相互之间存在的差距较大,如东莞市与深圳市之间相差1.60分,而北京市与东莞市之间的得分相差18.40分,存在较显著的断层。最后一名的温州市与第一名的深圳市相差37.66分,但其他城市得分分布变化较为均匀。可见,在前50强城市中,不仅健康生活公共服务水平整体发展较弱,而且发展存在严重不均衡。

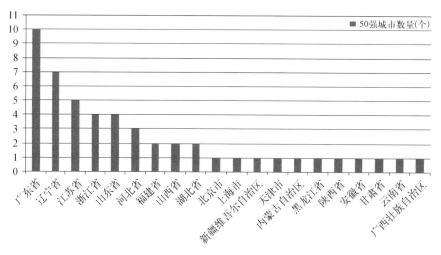

图5-1　城市健康生活公共服务评价50强城市的省、市及自治区分布

在健康生活公共服务评价50强城市中,50个城市共分布在20个省、市及自治区中,其中有10个省、市及自治区位于东部地区,占比为50%,共计38个城市,占比76%(图5-1)。由此可知50强城市中,有一半以上城市是位于经济稍发达的东部地区。其中有深圳市、东莞市、江门市、广州市、珠海市等10个城市辖属于广东省,占比为20%,平均得分为40.93分,比50强市的平均得分高出8.34分。其次是辽宁省有大连市、沈阳市、抚顺市等7个城市位于50强,占比为14%,平均得分为29.80分,比50强市的平均得分低2.79分。江苏省有苏州市、南京市、无锡市、常州市和南通市5个城市位于50强城市之列,占50强总数的10%,其平均得分为29.96分,低于50强城市平均分2.63分。而浙江省和山东省均有4个城市位于50强城市之列,平均得分分别为32.09分和28.78分,均以0.5分和3.81分低于50强的平均得分。此外,河北省有3个城市进入50强城市,福建省、山西省和湖北省均有2个城市进入。其余北京市、上海市、天津市也在50强之列,而黑龙江省、陕西省、安徽省、甘肃省、云南省、新疆维吾尔自治区、内蒙古自治区和广西壮族自治区均有1个城市进入50强。海南省、重庆市、吉林省、湖南省、江西省、河南省、四川省、青海省、贵州省、西藏自治区和宁夏回族自治区共11个省、市及自治区均未有城市进入。总体来看,广东省的城市健

康生活公共服务水平相对较高,进入城市数量最多,而且仅有此省份的平均得分高于 50 强城市的平均得分,其余省、市及自治区平均得分均低于平均水平,这反映我国城市健康生活公共服务水平整体较低,提升和发展潜力较大。

为了进一步分析我国城市健康生活公共服务水平情况,把 31 个省、市及自治区划分为东部、中部和西部 3 个地区。其中:东部地区包括北京、天津、河北、辽宁、上海、江苏、浙江、福建、山东、广东和海南共 11 个省市;中部地区包括山西、吉林、黑龙江、安徽、江西、河南、湖北、湖南共 8 个省;西部地区包括四川、重庆、贵州、云南、西藏自治区、陕西、甘肃、青海、宁夏回族自治区、新疆维吾尔自治区、广西壮族自治区、内蒙古自治区共 12 个省、市及自治区(表 5 - 6)。

表 5 - 6　城市健康生活公共服务评价 50 强城市的地区分布

地区分类	主要省、市及自治区	代 表 城 市	平均得分(分)
东部	广东省、北京市、上海市、天津市、福建省、浙江省、辽宁省、江苏省、河北省、山东省	深圳、东莞、北京、中山、上海、广州、厦门、宁波、珠海等 38 个城市	32.18
中部	山西省、湖北省、黑龙江省、安徽省	太原、晋城、武汉、鸡西、合肥、黄石 6 个城市	29.21
西部	云南省、新疆维吾尔自治区、甘肃省、内蒙古自治区、陕西省、广西壮族自治区	克拉玛依、昆明、嘉峪关、鄂尔多斯、柳州、西安 6 个城市	29.11

从区域角度来看,前 50 强城市分布如表 5 - 6 所示。在城市健康生活公共服务评价排名前 50 位的城市中,位于东部的城市有 38 个,所占比例为 76%,这 38 个城市的平均得分为 32.18 分,低于前 50 位城市的平均得分。位于中、西部地区的城市分别为 6 个,占比为 34%,这两个区域的平均分分别为 29.21 分和 29.11 分,分别与东部地区平均得分相差 2.97 分和 3.07 分。其中深圳市的健康生活公共服务水平居于东部地区的首位,太原居于中部地区的首位,克拉玛依则是西部地区健康生活公共服务水平最高的。由分析结果看出,我国城市健康生活公共服务水平发展不均衡,东部地区明显高于中部和西部地区,并且整体发展水平较低。

从其他城市的得分情况看,从 51 名的马鞍山到第 289 名的遂宁市,共计 239 个城市,平均得分为 21.40 分。有 118 个城市高于平均得分,占比为 49.37%。这反映出我国城市健康生活公共服务水平整体较低。但在这 239 个城市中,顺序相邻不同城市之间的健康生活公共服务水平差距不大(表 5 - 5)。

从总体的评价结果来看,289 个地级城市健康生活公共服务评价的平均得分为 23.34 分,有 115 个城市的健康生活公共服务评价的得分高于平均得分,占比为 39.79%。只有深圳市和东莞市这两个城市得分达到 50 分以上,占比仅为 0.69%。有 215 个城市的健康生活公共服务的得分处于 20~40 分,占比高达 74.39%。其余 72 个城市的得分均在 20 分以下,占比为 24.92%。由此可见,我国城市健康生活公共服务整体发展水平较低,存在较大的提升空间。此外,健康生活公共服务水平较高的城市相互之间存在的差距较大,如东莞市与深圳市之间相差 1.60 分,而北京市与东莞市之间的得分相差 18.40 分,存在较显著的断层。处在最后的遂宁市与处在首位的深圳市则相差 50.96 分。而健康生活公共服务处于一般水平的城市之间的差距则相对较小。可见,我国城市健康生活公共服务发展存在两极分化,健康生活公共服务水平较高的城市与健康生活公共服务水平较低的城市差距悬殊。同时,这也表明我国城市健康生活公共服务水平存在很大的提升空间。

5.5.2　城市健康生活公共服务评价省、市及自治区分析

为了更进一步的分析我国的健康生活公共服务的水平,以 289 个地级以上城市所在省、市及自治区为地区划分依据,对我国 31 个省、市及自治区的 289 个地级以上城市的健康生活公共服务评价进行省、市及自治区比较。将同一省、市及自治区的各城市的健康生活公共服务评价得分相加求平均值,以此来表示各省、市及自治区的城市健康生活公共服务水平,各地区的得分及排名如表 5 - 7 所示。

表 5 - 7　我国 31 个省、市及自治区城市健康生活公共服务评价平均得分及排名

排　名	省、市及自治区	得　分(分)
1	北京市	44.17
2	上海市	39.42
3	广东省	30.90
4	新疆维吾尔自治区	30.51
5	天津市	29.48
6	辽宁省	26.75
7	浙江省	26.34
8	西藏自治区	25.30
9	河北省	25.08
10	江苏省	24.90
11	海南省	24.63
12	福建省	24.59
13	山东省	23.85
14	山西省	23.54
15	内蒙古自治区	23.09
16	重庆市	22.84
17	黑龙江省	22.65
18	吉林省	22.51
19	湖北省	22.46
20	湖南省	22.17
21	陕西省	22.04
22	安徽省	21.82
23	宁夏回族自治区	21.46
24	江西省	21.37
25	甘肃省	20.81
26	河南省	20.78
27	四川省	19.88
28	云南省	19.77

排　名	省、市及自治区	得　分(分)
29	广西壮族自治区	19.50
30	青海省	19.30
31	贵州省	19.24
平均得分		24.55

为了更直观地分析我国各省、市及自治区的健康生活公共服务水平,根据表5-7的评价得分,画出了31个省市的公共服务条形图,如图5-2所示。

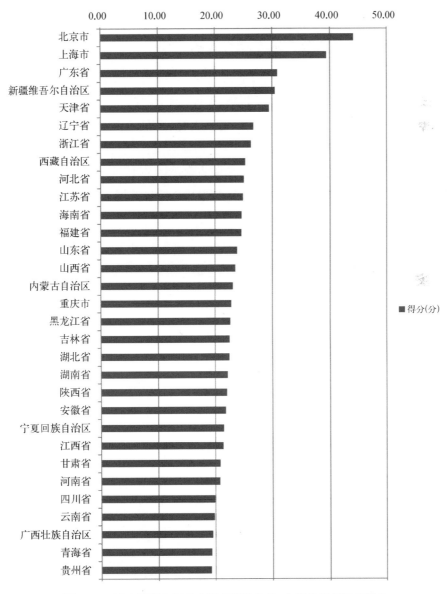

图5-2　城市健康生活公共服务评价的省、市及自治区平均得分

由表5-7评价得分看出,31个省、市及自治区平均得分为24.55分,大于平均分的地区有12个,占比为38.71%。有19个地区得分低于平均水平,占比为61.29%。这说明了我国健康生活公共服务水平普遍较低。排名前四位的地区为北京市、上海市、广东省和新疆维吾尔自治区,得分分别为44.17分、39.42分、30.90分和30.51分。其中上海市与北京市得分相差为4.75分,广东省与上海市相差8.52分,新疆维吾尔自治区与广东省相差0.39分。由此可见,健康生活水平较高的地区之间的公共服务水平差距存在显著断层。得分排名后四位的是云南省、广西壮族自治区、青海省和贵州省,得分分别为19.77分、19.50分、19.30分和19.24分,而较低健康生活公共服务水平的地区相差不多。但得分最低地区贵州省与最高地区北京市相差24.93分,这反映出我国城市健康生活公共服务水平发展极为不平衡,存在很大的提升空间。

5.5.3 城市健康生活公共服务评价区域分析

为了分析我国公共服务的整体水平,把31个省、市及自治区又划成东部、中部和西部3个区域进行比较。其中:东部地区包括北京、天津、河北、辽宁、上海、江苏、浙江、福建、山东、广东和海南共11个省市;中部地区包括山西、吉林、黑龙江、安徽、江西、河南、湖北、湖南共8个省;西部地区包括四川、重庆、贵州、云南、西藏自治区、陕西、甘肃、青海、宁夏回族自治区、新疆维吾尔自治区、广西壮族自治区、内蒙古自治区共12个省、市及自治区。同样,根据31个省、市及自治区所属区域,计算各个区域健康生活公共服务指标的平均得分,进行比较。3个区域得分排名如表5-8所示。

表5-8　我国东、中、西部城市健康生活公共服务评价平均得分及排名

排　名	区　域	省、市及自治区	得　分(分)	平均得分(分)
1	东部	北京市	44.17	29.10
		天津市	29.48	
		河北省	25.08	
		上海市	39.42	
		江苏省	24.90	
		浙江省	26.34	
		福建省	24.59	
		山东省	23.85	
		广东省	30.90	
		海南省	24.62	
		辽宁省	26.75	
3	中部	吉林省	22.51	22.16
		黑龙江省	22.65	
		山西省	23.54	
		安徽省	21.82	
		江西省	21.37	
		河南省	20.78	
		湖北省	22.46	
		湖南省	22.17	

续 表

排 名	区 域	省、市及自治区	得 分(分)	平均得分(分)
4	西部	内蒙古自治区	23.09	21.98
		广西壮族自治区	19.50	
		重庆市	22.84	
		四川省	19.88	
		贵州省	19.24	
		云南省	19.77	
		西藏自治区	25.30	
		陕西省	22.04	
		甘肃省	20.81	
		青海省	19.30	
		宁夏回族自治区	21.46	
		新疆维吾尔自治区	30.51	
平均得分				24.41

为了更为直观地看出各地区公共服务评价的得分情况,绘制柱状图如图5-3所示。

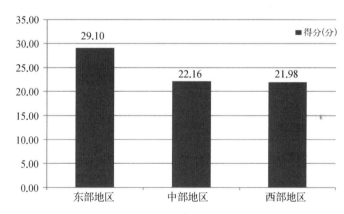

图5-3 我国东、中及西部地区城市健康生活公共服务评价平均得分情况

由表5-3得分可以看出,3个区域的公共服务水平的平均得分为24.41分。3个区域的排名由高到低为东部、中部和西部地区,得分分别为29.10分、22.16分和21.98分。总体来看,这3个区域除了东部健康生活的公共服务水平发展态势较好外,其他两个区域相互之间差距不大。可见,我国区域健康生活公共服务水平具有较大的提升空间。

5.6 城市健康生活公共服务评价深度分析

5.6.1 指标深度分析

上节对于健康生活公共服务水平从各个城市、省、市及自治区和区域层面上进行了比较分析,结果显示我国城市健康生活公共服务水平整体发展较低,不同省、市及自治区之间、区域之间发展不平衡。为了挖掘出我国城市健康生活公共服务发展中存在的深层问题,我们对于公共服务的各项指标进行深度的比较分析。对我国289个地级以上城市的健康生活公共服务评价中包括的社会保障、社会稳定、基础设施以及其包括的次级指标进行标准化,再计算出289个城市的平均得分,分别画雷达图进行分析,分析结果如下。

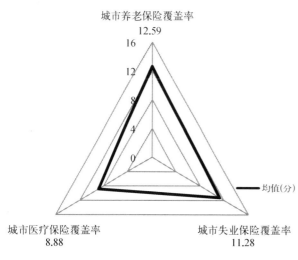

图5-4　城市健康生活公共服务评价
社会保障各个指标均值

（2）社会稳定二级指标均值分析

由图5-5可以看出,健康生活公共服务评价的社会稳定指标中,平均得分最高的是城市登记失业率,其均值为80.69分。其次是在岗人均平均工资平均得分为45.57分,最低的是社会救助比重,平均得分为40.33分。城市登记失业率、在岗人均平均工资和社会救助比重的权重分别为0.260、0.420和0.320。由于在岗人均平均工资在其中所占比重最大,对健康生活公共服务评价的社会稳定指标的综合得分影响最大,而社会救济补助比重在社会稳定中所占权重也较大,其平均得分又是最低的,对社会稳定的综合得分影响也较大。

（3）基础设施二级指标均值分析

由图5-6可以看出,健康生活公共服务评价的基础设施共包括6个指标,其中常住人口城镇化率的平均得分最高为35.18分,其次是每万人拥有建成区面积,均值为23.08分,城市维护资金占GDP比重的平均得分为12.87分,每万人拥有公共汽车辆的均值为8.33分,而每万人拥有地铁里程的平均得分是最低的,为1.92分。此外,常住人口城镇

（1）社会保障二级指标均值分析

由图5-4可以看出,健康生活公共服务评价的社会保障指标中,城市养老保险覆盖率的平均得分为12.59分。其次是城市失业保险覆盖率,平均得分为11.28分,最低的是城市医疗保险覆盖率,平均得分为8.88分。城市养老保险覆盖率、城市失业保险覆盖率和城市医疗保险覆盖率的权重分别为0.335、0.272和0.393。由于城市医疗保险覆盖率在其中所占比重最高,而平均得分又是最低的,因此健康生活公共服务评价的社会保障指标的综合得分较低。

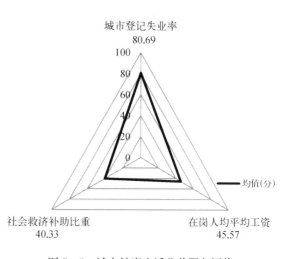

图5-5　城市健康生活公共服务评价
社会稳定各个指标均值

化率和每万人拥有地铁里程在基础设施中的权重分别为 0.15 和 0.12,权重相差不多,而平均得分每万人拥有地铁里程要远低于常住人口城镇化率,这样每万人拥有地铁里程对基础设施的影响较大,从而很大的降低基础设施的得分。在 6 个指标中城市维护资金占 GDP 比重的权重是最大的,权重为 0.220,其均值相对较低,为 12.87,这较大地影响了基础设施的得分。

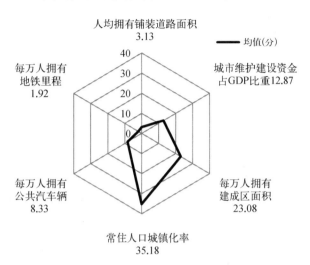

图 5-6　城市健康生活公共服务评价基础设施各个指标均值

(4) 一级指标均值分析

这里涉及的一级指标主要有社会保障、社会稳定和基础设施共 3 个指,对于这 3 个指标所包括的各子指标进行标准化并根据权重计算出综合得分,再对 289 个地级以上城市求取平均得分。

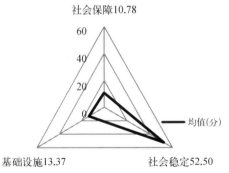

图 5-7　城市健康生活公共服务评价指标均值

由图 5-7 可以得出,社会稳定的平均得分为 52.50 分,基础设施和社会保障的均值分别为 13.37 分和 10.78 分,其中社会稳定的均值最高,但是我国目前经济发展不平衡、贫困普遍、贫富差距加大、就业压力不断增加、社会焦虑等问题普遍存在,这一系列问题都严重威胁着社会稳定,影响居民健康生活水平的提高。此外,社会稳定在健康生活公共服务中占有较大权重,这对健康生活公共服务评价有较大影响。而社会保障的平均得分是最低的,其又是社会成员生存发展的最基本条件,在健康生活公共服务中所占比重最大,其权重为 0.471,因此这对健康生活公共服务评价的总得分影响最大。

5.6.2　地区差距分析

为了分析各级指标的地区差距,根据二八定律,先将指标从低到高排序,然后计算前

20%城市的总值占所有指标汇总值的百分比,逐一进行分析,比值越大,表明地区差距越小,如表5-9所示。

表5-9　城市健康生活公共服务评价指标差距系数

一级指标	差距系数(%)	二级指标	差距系数(%)
社会保障	22.94	城市养老保险覆盖率	4.41
		城市医疗保险覆盖率	3.51
		城市失业保险覆盖率	3.64
社会稳定	17.15	城市登记失业率	14.97
		社会救济补助比重	12.19
		在岗人均平均工资	20.22
基础设施	21.12	人均拥有铺装道路面积	6.86
		城市维护建设资金占GDP比重	2.25
		常住人口城镇化率	6.65
		每万人拥有公共汽车辆	5.80
		每万人拥有地铁里程	0.00
		每万人拥有建成区面积	9.32

在社会保障指标中,城市养老保险覆盖率的差距系数为4.41%,差距系数最大。其次是城市失业保险覆盖率,差距系数为3.64%。差距系数最小的是城市医疗保险覆盖率,为3.51%。由于指标得分排序为从低到高,因此前20%的城市(即前58位的城市)得分是较低城市得分。同时也说明差距系数越大,反映的地区差距越小。所以在3个指标中城市养老保险覆盖率的地区差距最小,城市失业保险覆盖率次之,城市医疗保险覆盖率的地区差距最大,但3个指标的差距系数均在5%以内,可见社会保障中的各个指标的地区差距是较大的。

在社会稳定指标中,在岗人均平均工资的差距系数最大,为20.22%。次之的是城市登记失业率,差距系数为14.97%。差距系数最小的是社会救济补助比重为12.19%。由此得出,在社会稳定的3个指标中,在岗人均平均工资的地区差距最小,地区差距较小的是城市登记失业率,地区差距最大的是社会救济补助比重,3个指标的差距系数均在10%以上,地区之间的差距相对社会保障中的各项指标的差距有所减小。

在基础设施的6个指标中,第一位的差距系数是每万人拥有建成区面积,为9.32%;第二位是人均拥有铺装道路面积,差距系数为6.86%;第三位是常住人口城镇化率,差距系数为6.65%;第四位是差距系数为5.80%的每万人拥有公共汽车辆;第五位的是城市维护建设资金占GDP比重,为2.25%。差距系数最小的是每万人拥有地铁里程,差距系数为0。由此可见,在基础设施指标中,地区差距最小的是每万人拥有建成区面积,其次是人均拥有铺装道路面积,再次是常住人口城镇化率,在其后的是每万人拥有公共汽车辆,然后是城市维护建设资金占GDP比重,地区差距最大的是每万人拥有地铁里程。由于地铁的建设受城市经济发展水平、城市拥挤程度以及城市地质等因素的影响,导致我国拥有地铁的城市多是经济发达、人口拥挤的大城市,中小城市中几乎不存在地铁,这就造成每万人拥有地铁里程的较大地区差距。此外,基础设施中的 6 个指标的地区差异系数均在 10％以下,可见我国健康生活公共服务中基础设施中的各个指标的地区差距较大。

在健康生活公共服务评价包括的 3 个二级指标中,即社会保障、社会稳定和基础设施。社会保障的差距系数为 22.94％,社会稳定的差距系数为 17.15％,基础设施的系数为 21.12％。因此,地区差距最大的是社会稳定,其次是基础设施,地区差距最小的是社会保障。由于我国是一个多民族的国家,而且地区经济发展不均衡,这对社会稳定造成很大影响,同时导致社会稳定存在较大的地区差距。虽然 3 个指标的地区差距系数存在差异,但 3 个指标的差距系数均在 20％左右,整体来看 3 个指标的地区差距还是较小的。

5.6.3 城市健康生活公共服务评价后 50 城市分析

与健康生活公共服务评价的前 50 强城市相对应,对健康生活公共服务评价得分排名的后 50 名城市进行分析。其包括从第 240 名的四平市到第 289 名的遂宁市,这 50 个城市的健康生活公共服务水平的平均得分为 17.64 分。其中有 33 个城市高于平均得分,所占比例为 66％,17 个城市的得分低于平均得分。在 50 个城市中,除了排名最后的遂宁市与第一位的四平市存在 5.80 分的较大差距外,其他城市的得分相差不大。由此可见,健康生活公共服务发展较为落后的城市,整体发展水平基本相差不多。而在前 50 强的城市中,健康生活公共服务仅在水平较高的城市之间就存在较大悬殊,最高水平城市与最低水平城市差距更大,发展表现出不均衡。

健康生活公共服务评价后 50 名城市省、市及自治区分布如图 5-8 所示。50 个城市共分布在 18 个省份中。其中有 15 个省份位于中部和西部地区,占比为 83.33％,可见后 50 名城市中大多分布在经济较落后的中、西部地区,与前 50 强城市大多分布在东部经济稍发达

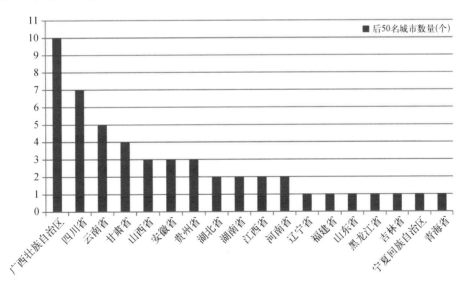

图 5-8　城市健康生活公共服务评价后 50 名城市的省、市及自治区分布

地区形成鲜明对比。同时也反映出,健康生活公共服务水平与经济发展程度有一定的关联,经济较高地区的公共服务水平相对较好;经济较落后的地区,健康生活公共服务水平也相对较低。有玉林市、北海市、崇左市等 10 个城市辖属于广西壮族自治区,占比为 20%,平均得分为 17.58 分,比后 50 名城市的平均得分低 0.06 分。其次四川省有内江市、宜宾市、巴中市等 7 个城市位于后 50 名城市中,占后 50 个城市总数的 14%,平均得分为 16.79 分,比平均得分低 0.85 分。云南省则有普洱市、曲靖市等 5 个城市处于后 50 名城市之中,平均得分为 17.81 分,高于后 50 名城市平均得分 0.81 分。甘肃省有 4 个城市位于后 50 名之中,山西省、安徽省和贵州省分别有 3 个城市处于后 50 名中。湖北省、湖南省、江西省和河南省各有 2 个城市位于其中,辽宁省、福建省、山东省、黑龙江省、吉林省、青海省和宁夏回族自治区分别有 1 个城市在其中。其余北京市、上海市、天津市、广东省、新疆维吾尔自治区、浙江省、河北省、江苏省、海南省、重庆市、陕西省、西藏自治区和内蒙古自治区共 11 个省、市及自治区均未有城市位于其中。可见,后 50 名城市的健康生活公共服务水平相互之间差距不大,但总体水平较低,具有较大的发展空间。

表 5 - 10 城市健康生活公共服务评价后 50 名城市地区分布

地区分类	省、市及自治区	城　　市	平均得分(分)
东部	福建省、山东省、辽宁省	莆田、聊城、铁岭 3 个城市	17.91
中部	吉林省、湖南省、山西省、湖北省、江西省、安徽省、河南省、黑龙江省	四平、张家界、忻州、朔州、咸宁、六安、怀化、上饶等 16 个城市	18.07
西部	宁夏回族自治区、广西壮族自治区、甘肃省、四川省、云南省、贵州省、青海省	北海、内江、崇左、陇南、昭通、酒泉、六盘水等 31 个城市	17.38

从表 5 - 10 可以看出,在健康生活公共服务评价较为落后的后 50 名城市中,有 31 个城市位于西部,占比为 62%,16 个城市位于中部地区,占比为 32%,只有 3 个城市位于东部,占比 6%。而位于中部地区的 16 个城市的平均得分为 18.07 分,高于东部地区的 17.91 分和西部地区的 17.38 分。在西部地区的 31 个城市中,有 10 个城市辖属于广西壮族自治区,7 个城市辖属于四川省。可见,西部地区城市居民健康生活公共服务发展情况令人担忧,城市居民的健康生活质量与东、中部地区存在较大差距,尚不能满足居民对健康生活的需求。

6

城市健康生活文化评价

6.1 文化概述

1871 年,英国文化学家 Taylor 在《原始文化》一书中提出了早期的狭义文化定义,他认为文化是一个复杂的整体,其中包括了知识、艺术、信仰、道德、法律、习俗和人们在社会中所获得的能力和习惯等。加拿大著名学者 D·Paul Schafer 认为"文化是与人们看待和解释世界、把自己组织起来、处理自身的事务、提高和丰富生活以及与世界上定位自身等有关的有机的和动态的整体"。Hammerly 把文化分为信息文化、行为文化和成就文化。目前,关于文化仍没有一个公认的、明确的定义。概括地说,文化既是一种社会现象,也是一种历史现象。它是人们在社会生活中长期创造而形成的产物,是在社会历史长河中慢慢积累出来的产物,它是能够被人类不断传承下去的一种意识形态。文化作为一种社会现象,与人们的生产和生活密不可分,对人们的身心健康有很大的影响,文学、艺术、教育、生活习惯、道德、传统习俗、宗教信仰等文化因素都会对人的健康产生影响,而且文化对人的思想意识和人生观念的影响在产生之后,是不会短期内能消失的,可能会伴随人生的全部过程。由此可见,文化通过不同方式与途径影响着人们的健康。

目前,关于城市文化的定义,主要有两种定义思路,其中一种是从文化的定义来推理演绎城市文化的定义,另外一种是从城市自身角度出发定义的。城市文化既包括了物质文化,如公共建筑、影院、文化娱乐设施等;又包括了非物质文化,如思想价值、社会心理、道德、法律、艺术、宗教、风俗习惯以及城市居民的生活方式等。城市文化是市民在城市生活中所创造的物质财富和精神财富的总和,它代表着城市中人群的生活状态、观念形态、精神特征和城市风貌等。在城市不断地发展进步和演变过程中,城市通过自身储存的文化力量和丰富的物质条件促进了人类文化交流活动的开展,并通过城市中的物质载体和非物质的意识形态载体把城市文化一代又一代传承下去,从而形成了被称为"城市灵魂"的城市文化。随着社会的进步,时代的发展,城市的经济水平也在不断增强,人们的物质生活有了很大提升和改善。现如今,人们不再仅仅局限于对物质的满足,而更多的追求精神层面的需求,希望物质文明和精神文明能够相辅相成,把城市建设成为幸福、美好的家园。于是,城市文化的地位越来越受到人们的重视,其在城市建设中的作用也越来越重要。城市文化成为城市竞争力的核心所在,成为城市居民所向往、追求和努力去创造的一个伟大且美好的愿望,成为城市健康发展的精神支柱和必不可少的内在力量。

在城市建设中,文化是民族的血脉。要培育和践行社会主义的核心价值观,加强公民思想、道德和精神文明建设。一个国家的强大,总需要繁荣的文化来支撑的。党和政府站在国家战略层面如此重视民族文化,重视以人为本的文化城市的建设,为整个中华民族人民的健康提供了有效支撑。

6.2 健康与文化生活

6.2.1 文化生活与居民健康

第一,文化丰富人的精神世界。席勒(Schiller)说:"人的完美需要在文化中实现。"因此,积极参加健康有益的文化活动,能够使人身心愉悦、陶冶情操,提高人的内在气质、审美水平和道德素养。人类创造了文化,文化也在改变着人。文化主要通过人们所生活的环境,以及人们参加的文化活动来影响他们的文化生活。每一个人都在自己所处城市的文化环境中生活,都潜移默化的被文化影响着。人的社会化过程就是不停地接受生活中文化的影响,由原始生物人变成有文化的现代人的过程。前人的引导、启发和教诲,社会的褒奖和惩戒,都在向人们传播一种文化观念。积极参加健康向上的文化活动,不断提高自己的文化修养,不断丰富自身的精神世界,是塑造健全人格的重要途径。人们对于真善美的追求,也是在培育健全人格的过程。文化还能增强人的精神力量。优秀的文化作品,就如一碗高营养的心灵鸡汤,总能以其特有的魅力和感召力,使人深受震撼、给人以动力,让人充满力量,成为照亮人们心灵的一盏明灯、引领着人们不断前进。由此产生的精神力量成为激励人们不断创造美好幸福生活的不竭动力。

优秀的文化生活能够促进人与人之间的和谐相处,进而促进整个社会的和谐发展。人只有在和谐的社会环境中才能去追求更高的精神境界。中国传统文化中的以人为本的精神,激励人们尊重人的价值和尊严,努力在社会生活中实现自身的价值。儒家文化认为,人的本性中与生俱来就带有仁、义、礼、智、孝、美等美好的道德品质,但是要充分实现和发展这些美德,还必须要经过自觉的道德修养和意志磨炼。儒家学说特别强调主体的自我修养和道德实践,鼓励人们通过道德修养来培养高尚情操,丰富精神世界,成就完美的人格。儒家文化中存在先义后利、重义轻利的价值观,虽然这些价值观有忽视现实的物质利益和功名利禄的弊端,但在提升人的精神境界,把人培育成有思想、有道德、有精神追求的人方面,却有着重要的积极作用。改革开放以来,中国特色社会主义文化呈现出空前繁荣的景象,拓展了人们的文化视野,促进了思想解放和观念革新,人们的自立意识、竞争意识、效率意识和民主法治意识大大增强,爱国主义、集体主义和社会主义思想,科学文明、开拓进取、健康向上的思想观念和道德风尚成为我国人民精神世界的主流。

第二,文化是心理健康发展的重要基础。文化由人类创造,同时,人又受文化的影响,文化对人心理具有特殊的作用。人的精神健康离不开文化健康,文化会影响精神疾病、心理问题的发生。社会文化不断改变,人类面临的精神卫生问题也不断变化。塔尔科特.帕森斯(Talcott Parsons)论述过文化系统、人格系统和社会系统之间的关系,指出文化价值模式(价值观、人生信仰和语言等)通过社会化机制内化到个体人格结构之中。文化人类学家通过进行横向比较发现,在不同的文化体系之间,典型人格各不相同;不同的文化会引发不同的精神障碍。

心理学中的多元文化论认为文化是决定行为的重要因素,将心理学研究拓展到作为个体的人与社会、文化的关系领域。一种社会行为不仅受到个体因素的影响,也受到社会的整体的文化因素影响,又因为个体的需求、心理动机等一些内部因素是在社会文化的影响下而形成的。因此从根本上讲,行为是社会文化的产物。心理是"文化的建构",社会文化因素对心理造成一定影响,同时心理与文化之间存在着互动,文化可投射于人的心理。可见,文化对人类心理健康乃至整个人类社会生活都产生着巨大的影响。

我国现阶段的文化特点是新文化的不断涌现,其核心是多元化文化。外来文化、网络文化等对我国传统文化造成巨大冲击和影响。随着现代化进程及社会文化的变迁,导致人口结构改变、应急源的多样化和增加;改革开放以来,在追求现代化的过程中出现大规模的人口流动、迁徙现象,因而出现与此相关的留守儿童、留守老人问题;快节奏、竞争激烈的工作方式;科学技术的进步、全球更紧密的联系趋势、外来文化的影响,还有消费习惯、娱乐方式、交通、生活方式通讯等的变化均对人们的心理适应能力提出了挑战,对许多人形成巨大的发展和适应压力,引起严重或持续的应激反应,从而导致各种精神卫生问题。

第三,提高文化素养,促进人的全面发展。世界观、人生观、价值观是评价人们文化素养水平的重要标志。一个人的世界观、人生观、价值观是在长期的生活和不断地学习中形成的,是各种各样的文化因素相互作用的结果。人的世界观、人生观、价值观一旦形成,就很难再被改变,并且会对人的综合素质和发展方向产生深刻的影响。一个人小到饮食习惯、为人处世,大到世界观、人生观、价值观,都是相关文化因素影响的结果。文化影响人们的行为习惯、交流方式、思维方式、思想价值,影响人们对事物的认识,影响人们的实践活动。文化最主要的功能在于教导人、熏陶人、培养人和塑造人。

文化对个人有很大影响:优秀的文化能够指引人生的前进方向,丰富人的精神世界,提升精神境界,培养健全人格,增加精神力量,激励人们不断创造美好幸福的生活,促进人的全面发展。同时,社会发展和人的发展又是相互影响、相互促进的。人越全面发展,越可以为经济建设提供智力支持,越能创造出更多的社会物质文化财富,人民的生活水平就越能得到提高,而物质文化条件越丰富,又越能促进人的全面发展。社会生产力和经济文化的发展水平是不断提高、永无止境的历史过程,人的全面发展也是不断提高、永无止境的过程。人的全面发展,体现在人的思想素质、文化素质、道德素质和身心健康素质等方面得到全面的发展。优秀的文化是促进人健康成长和发展必不可少的精神营养,对人的全面发展有着重要的不可取代的作用。随着物质生活需要逐步得到满足,人们更加注重精神生活需要的满足,文化活动、文化消费在生活消费中的比重越来越大。优秀文化对促进人的全面发展的作用日益明显。

6.2.2 城市健康与文化生活

自党的十六大以来,我国形成了"两手抓,两加强"的文化建设思路,一手抓公益性文化事业,一手抓经营性文化产业,文化基础设施的建设受到了党和国家的高度重视,图书馆、博物馆、体育馆、影剧院和公园等一些文化设施已宣布启动或已完成建设。"公共文化服务体系"的建设中也提到要以大型公共文化设施为重点,以社区和乡镇的基层文化设施为基础,来完善大中城市公共文化设施建设。这些文化基础设施的建设与健康城市的文化建设理念不谋而合。另外,城市健康和文化健康在内容上有许多的共同之处。健康城市的建设要求城市能够提供各种娱乐设施和休闲活动场所,这样能方便市民之间的沟通和联系,同时也可以促进城市居民之间的感情;其次要尊重所有居民的不同文化和生活特性。这些也是文化的重要内容。

文化生活凝聚着城市健康发展的动力要素。健康向上的文化能够给人以正能量,能够振奋人心、激励人并正确的引导人,能够提高市民对居住城市的了解和认识,让市民能主动地认同和关心自己的城市文化,爱上自己居住的城市,爱上自己的生活家园。衡量城市健康发展的标准不是经济发展规模,而是城市的文化发展的程度,先进的文化内涵是城市的本质特征,是城市健康发展的基础,决定着城市的未来。随着社会经济的不断发展,人民群众的精神文化需求日益增加,为此要大力推进和发展文化的建设,在保证社会主义精神文明大方向的前提下,通过体制转化和市场机制的作用,给居民提供更多的文化基础设施和文化产品,来满足人们的精神文化需求。由此可见,文化生活的发展,将会在一定程度上带动和促进健康城市的建设。

健康城市的建设也将推动文化的发展。目前,我国居民城市文化生活的发展,与欧美一些发达国家相比,还比较落后。但是,伴随着健康城市理念的传播,旨在促使城市居民达到"生理、心理和社会适应上的完好状态",同时在其公布的"健康城市10条标准"中也提到了要提高城市居民收入,提供各种文化娱乐和休闲活动的场所,保护文化遗产并尊重所有居民(不分其种族或宗教信仰)的各种文化和生活特性等。这些理念为文化生活的发展营造了一个良好的平台和一定的需求空间,有利于促进城市文化向着更好更健康的趋势发展。

6.3 城市健康生活文化评价意义

本书通过对城市文化健康影响因素的研究,坚持定性分析与定量分析相结合的研究方法,构建城市文化健康评价指标体系。在研究对象上,选择了全国289个市(市辖区),从而使得范围更加广,分析的结果更加全面。在评价方法上,运用多种评价方法对城市文化健康进行评价,力求使分析结果更加的客观准确。这对于进一步推进城市文化健康的理论研究、完善城市文化健康的评价指标体系、提高城市文化建设投入的决策效率、避免社会资源的浪费具有一定的意义。

第一,明确城市文化建设定位,创建文化生活氛围。现如今,一些城市只重视城市建设的物质层面,将城市的主要功能定为产品生产、流通的消费城市、生产城市这一传统的模式上,片面追求"大工程""大项目",忽略了城市精神文化存在的现实。这实际上是重经济发展,轻文化建设,表现出对城市文化认识的不足和对城市发展方向的迷茫。本书中通过对各个城市文化健康的全面分析,有助于帮助各城市更加明确自己的发展定位,明确建设城市文化健康的重点任务。从而给居民提供一个精神与物质都丰富发展的城市生活环境。

第二,比较城市文化建设差距,借鉴文化发展优势。每个城市的发展水平不同,通过利用各城市真实的数据和有效的评价方法和工具,可以对各个城市的文化健康情况进行评价。城市文化健康评价的结果可以使每个城市认识到自身与其他城市之间的差距,并能够促使各城市积极寻找差距产生的原因,为城市调整自身文化发展策略提供参考,进而为本城市居民创造出更好的文化生活氛围,满足居民对文化生活的需求。

第三,解决城市文化发展困境,丰富健康文化生活。城市文化健康评价是检测各个城市文化发展状况的检测器,可以为城市制定有针对性的监管政策提供理论依据。通过对各个城市文化的评价,可以有效地反映各城市文化发展情况,以利于决策者及时发现文化建设与发展中存在的问题,并进行针对性的政策调整,提高各个城市的文化发展水平,丰富居民的文化生活,进而全面提高全社会人民的整体文化健康水平。

第四,优化文化资源配置,促进和谐文化发展。城市文化的建设对维护城市的和谐与稳定具有重要的作用。通过研究中国城市文化健康及其主要影响因素,可以为我国城市文化的发展指明方向,有针对性地提出文化健康发展的对策,避免建设重复的文化基础设施建设,避免资源经费的浪费,使城市的文化发展向着更合理的方向进行,推进城市的现代化建设,使城市居民可获得充足的文化设施,提高文化生活质量。

6.4 城市健康生活文化评价指标体系构建与数据选取

6.4.1 文化评价指标体系相关研究

在物质资料相对充裕的时代,人们开始越来越注重精神上的追求。根据世界卫生组织所公布的"健康城市10条标准"中,明确提出应该提供各种娱乐和休闲活动场所,以方便市民之间的沟通和联系;保护文化遗产并尊重所有居民的不同文化习俗和生活特征作为建设健康城市的努力方向和衡量指标。另外,联合国人类发展指数中包括知识(成人文盲率和人均受教育年限);亚洲开发银行指标里有受教育年限、不同阶段入学率和成人文盲率,这些指标因素都能直接反映出一个城市的文化发展水平和居民的受教育程度。关于学者的主要评价体系如表6-1所示。

表6-1 国内学者采用的文化健康评价指标体系

作 者	论 文	指 标
范柏乃 (2006)	《我国城市居民生活质量评价体系的构建与实际测度》	人均文化费用支出、人均旅游费用支出、人均报刊份数、每周休闲时间、每万人拥有公园数、文化休闲满意度
郑胜华、刘嘉龙 (2006)	《城市休闲发展评估指标体系研究》	每十万人图书馆藏书量、每十万人影剧院数量、每十万人博物馆数量、每十万人超市数量、每十万人百货商场数量、每十万人休闲吧数量、每十万人美容美发场所数、国家历史文化名城、国家重点风景名胜区、城市旅游景点个数
侯惠勤、辛向阳、易定宏 (2012)	《中国城市基本公共服务力评价》	财政投入、幼儿教育、小学教育、中学教育、场馆设施、社区文体活动
武占云、单菁菁、耿亚男 (2014)	《中国城市健康发展评价》	每万人公共图书馆藏书、每万人拥有剧场、影剧院数、网络普及率、文娱消费支出占总支出比重
潘家华、魏后凯 (2014)	《中国城市发展报告》	每万人公共图书馆藏书、每万人拥有剧场、每万人影剧院数、网络普及率、文娱消费支出占总支出比重

《城市居民生活质量评价指标体系的构建》(2002)在评价城市居民生活质量时,选择了教育和文娱休闲两个衡量指标。其中教育主要包括在校率、每万人拥有在校大学生数和成人识字率;文娱休闲则包括人均文化事业费、人均文化娱乐支出、每万人拥有体育场面积、每百万人拥有公园数和人均报刊数。

《中国大城市社会发展综合评价指标体系研究》课题组(2003)在选取文章评价指标时,其中关于文化健康评价的指标有:人均受教育年限、人均教育经费、每万人口拥有大专以上学历人数、中级以上科技人员占科技人员总数的比重、在校中小学生体育锻炼达标率、公共图书馆人均图书拥有量、报纸人均发行量和人均文化娱乐旅游消费支出。

范柏乃(2006)认为,城市居民的生活质量评价应该从经济学、社会学和心理学3个层面展开。其中,社会学评价指标主要是反映经济发展给社会带来的影响,侧重于社会进步层面上的生活质量评价,如教育、健康、文化休闲等。其在评价中国城市居民文化生活质量时,选用了人均文化费用支出、人均旅游费用支出、人均报刊份数、每周休闲时间、每万人拥有公园数和文化休闲满意度作为评价的指标。

郑胜华和刘嘉龙(2006)指出城市文化影响力是指休闲文化对人们的影响程度以及人们对休闲文化的接受程度。城市文化影响力是一种潜在的影响力,但是可以在人们对休闲的追求中表现出来,影响力越强说明城市休闲越深入人心,它在人们心中的魅力就越大。因此作者选用了城市休闲理念识别度来衡量城市文化影响力,其中休闲设施和休闲资源是评价城市休闲发展能力的指标,休闲设施包括图书馆藏书量、影剧院数量、博物馆数量、超市数量、百货商场数量、休闲吧数量和美容美发场所数,休闲资源则包括国家历史文化名城、国家重点风景名胜区和城市旅游景点数量。

侯惠勤、辛向阳和易定宏(2012)指出在《中国城市基本公共服务力评价》中有两个指标是涉及文化健康评价内容的,分别是基础教育和文化体育。基础教育中选用了财政投入、幼儿教育、小学教育和中学教育作为评价指标,财政收入又包括财政投入占 GDP 比重和人均财政投入,幼儿教育选用生师比,中小学教育则分别选用中小学生师比和每千中小学生拥有中小学数;文化体育则主要是选取场馆设施和社区文体活动两个指标,并分别在最后对城市居民做了一个满意度的问卷调查,以得出更好的评价结果。

武占云、单菁菁和耿亚男(2014)表明在《中国城市健康发展评价》中则选用了文化设施和文化支出作为评价城市文化健康水平的指标。其中,文化设施主要包括了每万人公共图书馆藏书、每万人拥有剧场、每万人影剧院数、网络普及率。文化支出则是用文娱消费支出占总支出比重表示。潘家华、魏后凯(2014)在《中国城市发展报告》一书中也选用了与其同样的评价指标。

《中国健康城市评价框架及 2015 年度测评结果》一书中则选用了城区每平方千米剧场与影剧院数、每千人公共图书馆图书总藏量、每千人博物馆数和网络普及率作为城市健康文化的评价指标。其中,城区每平方千米剧场与影剧院数,每千人公共图书馆图书总藏量,每千人博物馆数,反映的是人们休闲娱乐的客观条件,是硬件水平;网络普及率,间接反映人们利用新手段获取健康知识和影响健康决策的渠道。

6.4.2 城市健康生活文化评价指标体系构成

城市文化是一个系统,概括来说,它包括人和环境两个子系统。要使城市文化系统整体保持稳定和向前发展,必须协调好这两个子系统的关系。影响城市文化健康水平的因素有很多,其中既有外部因素也有内部因素。一方面城市自身的文化基础设施的建设和人文资源是影响城市文化健康水平的主要因素,另一方面城市所处的政策环境、地理位置、信息化水平、自身的经济发展水平、教育水平和经费投入等也是影响城市文化健康的重要因素。由此可见,城市健康生活文化指标体系是由一系列相互关系、相互影响、相互作用、不可或缺的影响要素构成的有机整体。

在构建城市健康生活文化评价指标体系之前,需要对影响城市文化健康的因素进行分析。影响城市文化健康的因素很多,因此需要对此做些介绍和解释。

(1)文化投入

文化投入对城市健康的重要作用越来越被人们所熟知,据了解,近年来,在相关政策的推动下,各级财政对文化的投入有了很大增长,但是基数仍然偏小。文化投入费的年平均增长率低于同期财政支出增长率,与其他社会事业费增长速度更是有很大的差距。文化建设投入的不足对各城市居民的生活质量有很大的影响。文化投入的主要内容有科技经费投入、教育经费投入等。一方面在知识与信息为基础的知识经济时代,科技进步与科技创新越来越成为一国或地区保持经济可持续发展的决定性力量。科技经费投入作为科技创新、科技进步的重要支撑条件,已经得到了各国各地方政府的高度重视。而创新的根本条件在于人,加强政府对研究与开发活动的引导,增加政府科技经费投入可以为人们充分发挥自主创新能力提供有效的经济支撑,充分激发人们的创新潜力。而创新的成果是服务于社会所有人,从而最终能提升人们的生活质量。另一方面,教育经费投入不足,会导致人们的教育资源短缺,影响城市居民文化生活质量,制约我国教育事业的发展。近几年,国家加大了对义务教育经费的投入,但总体水平还是较低。全国很多学校教学楼和宿舍的数量仍然紧张,普通初中进行大班教学的比例偏高。很多的中小学教学设备都没有达到国家规定的基本标准。随着教育的普及,高中的教育在近年来发展得比较快,但因为没有相应的经费投入来分担高中教育的成本,所以,许多地方政府的经费投入只够保障教职工的基本工资。教育经费的投入水平,对于"实现更高水平的教育、形成全民共享的公平教育、提供更加充裕的优质教育",将起到至关重要的作用,同时也将对促进城市文化的发展有着重要的作用。

(2)教育水平

在21世纪的今天,教育水平是衡量一个城市居民素养和发展水平的重要因素,更是衡量一个国家是否强大的最重要依据。教育是民族振兴、社会进步的基石,是提高人民群众素质、促进人全面发展的根本途径,是中华民族最根本的事业。现如今,人才竞争成为提高国家在国际竞争中的核心动力,教育成为国家竞争力的基础。在人类社会的不断发展过程中,教育的地位和作用显得越来越重要。教育兴,则民族兴;教育强,则国家强。我们国家现代化建设的不断推进、中华民族伟大复兴梦的实现,归根结底取决于教育。同样,城市居民素养的提升也离不开教育,城市文化的建设更离不开教育,一个城市教育水平的高低会影响其文化建设,影响人们文化素质。通过对城市的教育水平进行排名,可以促使各个城市之间相互借鉴和学习,从而提升教育质量,为居民提供良好的教育资源。

文化是城市的明信片,文化氛围是城市健康氛围的重要组成部分,教育是影响城市文化水平的直接因素。一个充满文化气息的城市,必须有一个与当地发展相适应的教育体系,如果说中小学阶段的基础教育主要是为了提高城市居民的基本道德素质和文化知识,那么,高等教育则是为了培养城市居民的高端素养、进一步提升他们的知识和能力,同时作为平台,它还具有吸引技术人才,培养高端人才和促进人才创新的功能。因此,评价教育水平的最直接标准便是城市人口中大学生人数的占比。根据大学生在中国各城市中的分布,计算各城市大学生人数占城市总人口的比重,可以大概地反映出一个城市高等教育水平在全国城市中的所处位置。大学生人数占城市人口的比重越高,说明城市居民接受的教育越多,城市居民的文化素养越高,城市的教育水平也就越高。

(3)文化设施

文化设施,是指由各级政府或者社会力量投资建设的,并由文化主管部门控制的,对公众开放用于举办文化活动的场所。文化设施是文化服务体系建设的基础平台和首要任务,是展示文化建设成果、开展群众文化活动的重要阵地。其具体内容主要包括城镇影剧院、博物馆、图书馆、群艺馆、文化馆和文化站等文化设施。

文化设施,是熔铸人民的生命力、创造力和凝聚力的必要载体,在一定程度上体现了一个城市文化建设的水平。同时,文化基础设施建设是一个地区、一个城市文明程度的重要体现,是体现城市文化底蕴的靓丽名片;是发展文化事业和文化产业的重要保障和平台,是构建公共文化服务体系的重要支柱;也是建设城市形象、提高城市品位、提高城市竞争力、增强文化软实力的重要手段。文化基础设施的建设不仅仅有利于民生,而且极大地提高了群众的文化生活水平,有效完善了城市公共服务职能,提升了城市的文化品位。加快建立覆盖全市的文化基础设施,是维护好和发展好人民群众基本文化权益的主要途径,对于促进国民的全面发展、提高广大干部群众的思想道德和文化素质,实现"福民强市"目标具有重要的意义。

没有好的图书馆,怎么让老百姓看书?没有好的大剧院、大戏院,怎么让世界级的芭蕾舞剧、歌剧或交响乐团来演出?没有互联网,怎么让人们跟上高速发展的信息时代?从以上描述的中不难看出,衡量文化设施的标准有很多,本书则选择了 3 个具有代表性的指标来对文化设施进行评价,分别为:城市图书馆的藏书、剧场和影院以及城市互联网的用户数。

健康的生活方式需要健康的文化理念去引导,要学会主动拒绝不健康的文化知识,进而推动政府部门走可持续发展道路。城市人均科技经费支出,人均教育经费的支出则反映了各城市政府对文化投入的程度;万人拥有大学生人数则反映出了城市的教育水平;城市每万人拥有的剧场与影剧院数,人均公共图书馆藏书,反映的是人们对文化基础设施的可获得性;万人拥有国际互联网用户数反映了人们利用网络获取健康知识的情况。各项指标的具体解释如下。

1)人均科技经费支出:它等于各城市总的科技经费支出除以城市总人口数。

2)人均教育经费支出:它是各城市的总教育经费支出除以城市总人口数。

3)每万人拥有大学生人数:它是指一万城市人口中大学生所含的人数。

4)人均公共图书馆藏书数:它等于公共图书馆图书总藏量除以城市总人口数。

5)城市每万人拥有的剧场与影剧院数:它是以剧场与影剧院数除以城市的总人口数再乘以 10 000 计算得出。

6)每万人拥有国际互联网用户数:它等于国际互联网用户数除以城市总人口数再乘以 10 000 计算得出。

将以上 6 个指标,按照一、二、三级指标进行汇总,建立城市文化健康评价指标体系,如表 6-2 所示。

表 6-2 城市健康生活文化评价指标体系

一 级 指 标	权 重	二 级 指 标	权 重
A 文化投入	0.371	A1 人均科技经费支出	0.540
		A2 人均教育经费支出	0.460
B 教育水平	0.350	B1 每万人拥有大学生人数	1.000
C 文化设施	0.279	C1 人均公共图书馆藏书数	0.280
		C2 每万人拥有的剧场与影剧院数	0.300
		C3 每万人拥有国际互联网用户数	0.420

6.4.3　城市健康生活文化评价指标数据来源

本书选取了全国289个城市(市辖区)作为研究对象,基本涵盖了全国的所有城市,根据上表所列的指标体系,选取2013年中国289个城市相关的文化健康评价数据。原始数据来源于《中国城市统计年鉴》(2014)、各个城市统计公报、统计年鉴等。

6.5　城市健康生活文化评价结果

6.5.1　城市健康生活文化城市排名

根据289个地级以上城市的健康生活文化指数综合得分及排名,将其分为健康生活文化评价50强城市及其他城市两个部分进行具体的分析,同时,比较了不同城市、不同省市及不同区域的差别,具体情况如表6-3、表6-4所示。

表 6-3　城市健康生活文化评价 50 强城市

总排名	城　市	所属省、市及自治区	得　分(分)
1	深圳市	广东省	60.12
2	衡水市	河北省	44.18
3	肇庆市	广东省	41.09
4	鄂尔多斯市	内蒙古自治区	36.00
5	三门峡市	河南省	35.15
6	北京市	北京市	32.54
7	东莞市	广东省	32.09
8	云浮市	广东省	31.01
9	沧州市	河北省	30.25
10	上海市	上海市	28.77
11	晋城市	山西省	27.70
12	吕梁市	山西省	27.25
13	乌鲁木齐市	新疆维吾尔自治区	26.66
14	怀化市	湖南省	25.94
15	宁波市	浙江省	25.03
16	朔州市	山西省	24.83
17	柳州市	广西壮族自治区	24.54
18	许昌市	河南省	24.15
19	珠海市	广东省	23.98
20	榆林市	陕西省	23.93
21	石家庄市	河北省	23.59
22	大连市	辽宁省	23.42
23	开封市	河南省	23.29
24	潍坊市	山东省	22.83

续　表

总排名	城　市	所属省、市及自治区	得　分(分)
25	克拉玛依市	新疆维吾尔自治区	22.77
26	长沙市	湖南省	22.77
27	桂林市	广西壮族自治区	22.73
28	百色市	广西壮族自治区	22.48
29	银川市	宁夏回族自治区	22.37
30	无锡市	江苏省	22.32
31	威海市	山东省	22.31
32	杭州市	浙江省	22.11
33	佛山市	广东省	22.00
34	周口市	河南省	21.60
35	长治市	山西省	21.49
36	中山市	广东省	21.42
37	东营市	山东省	21.34
38	武汉市	湖北省	21.05
39	苏州市	江苏省	20.82
40	绵阳市	四川省	20.76
41	承德市	河北省	20.72
42	广州市	广东省	20.07
43	茂名市	广东省	19.88
44	娄底市	湖南省	19.82
45	濮阳市	河南省	19.78
46	潮州市	广东省	19.68
47	拉萨市	西藏自治区	19.55
48	厦门市	福建省	19.53
49	青岛市	山东省	19.52
50	烟台市	山东省	19.43
平均值			25.33

表6-4　城市健康生活文化评价其他城市排名

总排名	城　市	所属省、市及自治区	得　分(分)
51	新乡市	河南省	19.19
52	海东市	青海省	18.92
53	唐山市	河北省	18.84
54	滨州市	山东省	18.83
55	普洱市	云南省	18.68
56	昆明市	云南省	18.64
57	连云港市	江苏省	18.58
58	三明市	福建省	18.58

总排名	城　市	所属省、市及自治区	得　分(分)
59	邢台市	河北省	18.46
60	攀枝花市	四川省	18.04
61	郴州市	湖南省	18.00
62	洛阳市	河南省	17.81
63	常州市	江苏省	17.73
64	西安市	陕西省	17.71
65	合肥市	安徽省	17.61
66	惠州市	广东省	17.59
67	北海市	广西壮族自治区	17.37
68	天津市	天津市	17.28
69	营口市	辽宁省	17.28
70	芜湖市	安徽省	17.15
71	玉林市	广西壮族自治区	17.12
72	乌兰察布市	内蒙古自治区	17.01
73	鹤壁市	河南省	16.99
74	南京市	江苏省	16.93
75	十堰市	湖北省	16.85
76	河源市	广东省	16.82
77	包头市	内蒙古自治区	16.80
78	盐城市	江苏省	16.67
79	邯郸市	河北省	16.57
80	镇江市	江苏省	16.50
81	四平市	吉林省	16.38
82	丽江市	云南省	16.31
83	嘉兴市	浙江省	16.30
84	延安市	陕西省	16.20
85	六盘水市	贵州省	16.19
86	沈阳市	辽宁省	16.09
87	黄冈市	湖北省	15.99
88	平顶山市	河南省	15.97
89	驻马店市	河南省	15.94
90	南通市	江苏省	15.90
91	韶关市	广东省	15.86
92	随州市	湖北省	15.73
93	泉州市	福建省	15.51
94	阳泉市	山西省	15.44
95	通化市	吉林省	15.27
96	德阳市	四川省	15.24
97	温州市	浙江省	15.06

续　表

总排名	城　市	所属省、市及自治区	得　分(分)
98	长春市	吉林省	14.91
99	宜宾市	四川省	14.83
100	福州市	福建省	14.76
101	定西市	甘肃省	14.75
102	廊坊市	河北省	14.55
103	铜陵市	安徽省	14.47
104	兰州市	甘肃省	14.44
105	安阳市	河南省	14.29
106	宿迁市	江苏省	14.29
107	咸阳市	陕西省	14.26
108	龙岩市	福建省	14.25
109	汕尾市	广东省	14.15
110	呼伦贝尔市	内蒙古自治区	14.14
111	扬州市	江苏省	14.11
112	汕头市	广东省	14.04
113	秦皇岛市	河北省	14.03
114	大庆市	黑龙江省	13.98
115	焦作市	河南省	13.96
116	成都市	四川省	13.94
117	丽水市	浙江省	13.92
118	南阳市	河南省	13.86
119	广元市	四川省	13.83
120	宜昌市	湖北省	13.73
121	金华市	浙江省	13.68
122	松原市	吉林省	13.63
123	太原市	山西省	13.58
124	朝阳市	辽宁省	13.44
125	铁岭市	辽宁省	13.37
126	嘉峪关市	甘肃省	13.35
127	哈尔滨市	黑龙江省	13.32
128	运城市	山西省	13.22
129	遵义市	贵州省	13.20
130	铜仁市	贵州省	13.19
131	呼和浩特市	内蒙古自治区	13.16
132	济宁市	山东省	13.16
133	三亚市	海南省	13.13
134	酒泉市	甘肃省	13.09
135	徐州市	江苏省	13.03
136	日照市	山东省	12.94

总排名	城　市	所属省、市及自治区	得　分(分)
137	白银市	甘肃省	12.93
138	荆门市	湖北省	12.88
139	本溪市	辽宁省	12.84
140	泸州市	四川省	12.81
141	锦州市	辽宁省	12.79
142	贵阳市	贵州省	12.78
143	黄山市	安徽省	12.78
144	淄博市	山东省	12.74
145	黑河市	黑龙江省	12.74
146	玉溪市	云南省	12.59
147	黄石市	湖北省	12.55
148	吉林市	吉林省	12.50
149	临汾市	山西省	12.37
150	莱芜市	山东省	12.28
151	湛江市	广东省	12.27
152	张掖市	甘肃省	12.26
153	巴彦淖尔市	内蒙古自治区	12.25
154	泰安市	山东省	12.25
155	菏泽市	山东省	12.24
156	马鞍山市	安徽省	12.21
157	德州市	山东省	12.20
158	保定市	河北省	12.19
159	乌海市	内蒙古自治区	12.18
160	梧州市	广西壮族自治区	12.10
161	南宁市	广西壮族自治区	12.04
162	张家口市	河北省	12.01
163	泰州市	江苏省	11.97
164	临沧市	云南省	11.96
165	江门市	广东省	11.94
166	漳州市	福建省	11.92
167	梅州市	广东省	11.91
168	南昌市	江西省	11.84
169	乐山市	四川省	11.80
170	通辽市	内蒙古自治区	11.74
171	庆阳市	甘肃省	11.73
172	咸宁市	湖北省	11.73
173	绍兴市	浙江省	11.71
174	湘潭市	湖南省	11.67
175	安庆市	安徽省	11.60

续　表

总排名	城　市	所属省、市及自治区	得　分(分)
176	淮安市	江苏省	11.55
177	鹰潭市	江西省	11.53
178	舟山市	浙江省	11.51
179	济南市	山东省	11.50
180	台州市	浙江省	11.38
181	盘锦市	辽宁省	11.32
182	常德市	湖南省	11.31
183	临沂市	山东省	11.27
184	鞍山市	辽宁省	11.18
185	忻州市	山西省	11.15
186	衡阳市	湖南省	11.11
187	河池市	广西壮族自治区	11.09
188	重庆市	重庆市	11.05
189	辽阳市	辽宁省	10.98
190	九江市	江西省	10.81
191	辽源市	吉林省	10.73
192	白城市	吉林省	10.68
193	广安市	四川省	10.66
194	海口市	海南省	10.64
195	石嘴山市	宁夏回族自治区	10.52
196	襄阳市	湖北省	10.48
197	岳阳市	湖南省	10.43
198	赤峰市	内蒙古自治区	10.40
199	曲靖市	云南省	10.40
200	荆州市	湖北省	10.32
201	漯河市	河南省	10.29
202	株洲市	湖南省	10.27
203	新余市	江西省	10.24
204	大同市	山西省	10.16
205	蚌埠市	安徽省	10.07
206	丹东市	辽宁省	10.04
207	吴忠市	宁夏回族自治区	10.02
208	天水市	甘肃省	10.00
209	铜川市	陕西省	9.96
210	贵港市	广西壮族自治区	9.93
211	金昌市	甘肃省	9.92
212	阳江市	广东省	9.89
213	聊城市	山东省	9.88
214	衢州市	浙江省	9.88

续　表

总排名	城　市	所属省、市及自治区	得　分(分)
215	固原市	宁夏回族自治区	9.85
216	宝鸡市	陕西省	9.84
217	昭通市	云南省	9.84
218	商丘市	河南省	9.73
219	郑州市	河南省	9.70
220	枣庄市	山东省	9.62
221	滁州市	安徽省	9.57
222	宁德市	福建省	9.43
223	毕节市	贵州省	9.41
224	双鸭山市	黑龙江省	9.39
225	渭南市	陕西省	9.31
226	赣州市	江西省	9.31
227	佳木斯市	黑龙江省	9.21
228	湖州市	浙江省	9.19
229	巴中市	四川省	9.18
230	中卫市	宁夏回族自治区	9.14
231	牡丹江市	黑龙江省	9.07
232	益阳市	湖南省	9.07
233	萍乡市	江西省	9.06
234	清远市	广东省	9.05
235	抚顺市	辽宁省	8.95
236	永州市	湖南省	8.93
237	吉安市	江西省	8.86
238	信阳市	河南省	8.80
239	伊春市	黑龙江省	8.75
240	南平市	福建省	8.71
241	遂宁市	四川省	8.59
242	南充市	四川省	8.56
243	资阳市	四川省	8.56
244	阜新市	辽宁省	8.54
245	自贡市	四川省	8.54
246	邵阳市	湖南省	8.50
247	白山市	吉林省	8.45
248	孝感市	湖北省	8.45
249	钦州市	广西壮族自治区	8.27
250	崇左市	广西壮族自治区	8.26
251	来宾市	广西壮族自治区	8.22
252	鹤岗市	黑龙江省	8.14
253	揭阳市	广东省	8.08

续　表

总排名	城　市	所属省、市及自治区	得　分(分)
254	七台河市	黑龙江省	8.02
255	池州市	安徽省	8.00
256	商洛市	陕西省	7.98
257	汉中市	陕西省	7.95
258	安顺市	贵州省	7.84
259	莆田市	福建省	7.69
260	武威市	甘肃省	7.66
261	鄂州市	湖北省	7.60
262	晋中市	山西省	7.57
263	西宁市	青海省	7.43
264	平凉市	甘肃省	7.40
265	眉山市	四川省	7.36
266	上饶市	江西省	7.20
267	齐齐哈尔市	黑龙江省	7.17
268	景德镇市	江西省	7.10
269	张家界市	湖南省	6.96
270	防城港市	广西壮族自治区	6.86
271	淮北市	安徽省	6.85
272	安康市	陕西省	6.83
273	保山市	云南省	6.44
274	阜阳市	安徽省	6.34
275	宣城市	安徽省	6.23
276	雅安市	四川省	6.22
277	陇南市	甘肃省	6.13
278	鸡西市	黑龙江省	6.06
279	淮南市	安徽省	6.04
280	达州市	四川省	5.69
281	六安市	安徽省	5.19
282	葫芦岛市	辽宁省	5.11
283	贺州市	广西壮族自治区	4.77
284	亳州市	安徽省	4.25
285	宜春市	江西省	4.17
286	绥化市	黑龙江省	3.84
287	宿州市	安徽省	3.75
288	抚州市	江西省	3.21
289	内江市	四川省	2.80
平均值			11.76

从评价结果来看,排名前50的城市的健康生活文化指数平均得分为25.33分,排在首位的为深圳市,其得分为60.12分,末位则为烟台市,得分为19.43分,健康生活文化得分最高的城市和得分最低的城市之间相差40.69分,差值较大,可以看出文化发展水平高的城市之间两极分化现象较严重。其中,仅有14个城市的健康生活文化指数超过平均得分,占总数的28%。从具体排名来看,排名前五位的城市分别为深圳市、衡水市、肇庆市、鄂尔多斯市和三门峡市,其得分依次为60.12分、44.18分、41.09分、36.00分、35.15分。健康生活文化水平较高的城市相互之间存在的差距较大,如深圳市与衡水市之间的得分相差15.94分,而衡水市与肇庆市则存在3.09分的差值,存在较显著的断层。而从第六名的北京市开始至第五十名的烟台市,每两个城市之间的得分差值近似在1~2分,得分分布相对较均匀(表6-3)。

从健康生活文化评价50强城市的省市分布来看(图6-1),广东省拥有的位列前50强的城市数量最多,包括深圳市、肇庆市、东莞市等10个城市,其中排名最靠前的是位居第一的深圳市,可见,广东省整体的文化建设水平相对较高;其次为山东省和河南省,两省均拥有5个位列50强的城市;再次是河北省和河南省,各拥有4个位居前50强的城市,河北省中排名最靠前的是排第2的衡水市,河南则是排名第5的三门峡市;其他各省市的分布则为,湖南省和广西壮族自治区均占3个名额,浙江省、江苏省和新疆维吾尔自治区均占2个名额,北京、上海、辽宁、福建、湖北、内蒙古自治区、陕西、宁夏回族自治区、四川和西藏自治区10个省、市及自治区,各占一个名额。而天津、海南、安徽、江西、吉林、黑龙江、重庆、贵州、云南、甘肃、青海11个地区未在前50强城市中占有名额。

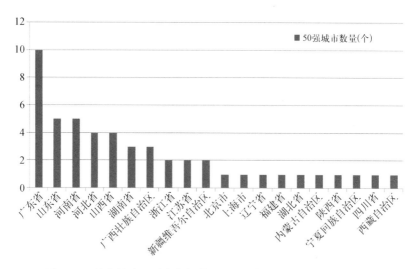

图6-1 城市健康生活文化评价50强城市的省、市及自治区分布

从区域角度分析(表6-5),在城市健康生活文化指数综合排名前50位的城市中,位于东部地区的城市有27个,占总数的54%,这27个城市的健康生活文化指数平均得分为26.30分,高于前50位城市的平均得分。位于中、西部地区的城市分别有13个和10个,中西部整体占总数的46%,明显低于东部区域,位于这两个区域的城市的健康生活文化指数平均得分分别

为 24.22 分和 24.18 分,均低于前 50 位城市的平均得分。其中,排名第 1 的深圳的健康生活文化综合得分位居东部地区首位,排名第 5 的三门峡的健康生活文化综合得分位居中部地区首位,排名第四的鄂尔多斯的健康生活文化指数则位居西部地区首位,深圳的得分较三门峡高出 24.97 分,较鄂尔多斯高处 24.12 分,东部与中部的平均得分差值为 2.08 分,东部与西部的平均得分差值为 2.12 分,而中部和西部的平均得分近似相等。因此,从健康生活文化评价 50 强城市的区域分布来看,我国城市的健康生活文化发展存在不平衡现象,东部的平均发展水平较好,而中、西部地区则相对落后于东部地区,还需要继续努力提高文化建设水平。

表 6-5　城市健康生活文化评价 50 强城市的地区分布

地区分类	主要省、市及自治区	代 表 城 市	平均得分(分)
东部	广东省、河北省、北京市、上海市、浙江省、辽宁省、山东省、江苏省、福建省	深圳、衡水、肇庆、北京、东莞、云浮、沧州、上海、宁波、珠海、石家庄、大连、潍坊、无锡、威海、杭州、佛山、中山、东营、苏州、承德、广州、茂名、潮州、厦门、青岛、烟台 27 个城市	26.30
中部	河南省、山西省、湖南省、湖北省	三门峡、晋城、吕梁、怀化、朔州、许昌、开封、长沙、周口、长治、武汉、娄底、濮阳 13 个城市	24.22
西部	内蒙古自治区、新疆维吾尔自治区、广西壮族自治区、陕西省、宁夏回族自治区、四川省、西藏自治区	鄂尔多斯、乌鲁木齐、柳州、榆林、克拉玛依、桂林、百色、银川、绵阳、拉萨 10 个城市	24.18

从第 51 名的新乡市至第 289 名的内江市来看,其平均得分为 11.76 分,且各城市得分呈现缓慢平稳的下降趋势,不同城市之间的健康生活文化的发展水平差距不大。从整体的评价结果来看,289 个地级城市健康生活的平均得分为 14.10 分,其中最高为深圳市的 60.12 分,其次是衡水市的 44.18 分,两者相差 15.94 分,差值较大,而排在第三的肇庆市得分为 41.09 分,与衡水市存在 3.09 分的差距,差值较小,可见健康生活文化水平较高的城市相互之间存在的差距较大。而健康生活文化建设处于一般水平的城市,相互之间的差距则较小,可见,健康生活文化水平较高的城市与健康生活文化水平较低的城市差距悬殊。此外,近一半的地级以上城市得分分布在 10～20 分。健康生活文化评价综合得分高于平均分的地级以上城市共有 111 个,约占所有地级以上城市数量的 38%(表 6-4)。这表明,我国城市健康生活文化建设的整体表现较弱,需要改进的空间较大,处于平均分以下的城市的健康生活文化建设还存在很大的发展空间。综上可以看出,各个城市的文化评价得分总体较低,说明我国各城市在文化建设这一块还需要做出很大的努力。

6.5.2　城市健康生活文化评价的省、市及自治区分析

为了解不同省、市及自治区的文化健康生活的水平,将同一省、市及自治区各城市的文化健康指数综合得分相加求平均来反映各个省、市及自治区的城市文化健康水平,各地区文化健康指数综合得分及排名如表 6-6 所示。

表 6-6　我国 31 个省、市及自治区城市健康生活文化评价平均得分及排名

排　名	省、市及自治区	得　分（分）
1	北京市	32.54
2	上海市	28.77
3	新疆维吾尔自治区	24.72
4	广东省	20.62
5	河北省	20.49
6	西藏自治区	19.55
7	天津市	17.28
8	河南省	17.09
9	山西省	16.80
10	江苏省	16.19
11	内蒙古自治区	15.97
12	山东省	14.96
13	浙江省	14.53
14	湖南省	13.44
15	福建省	13.38
16	广西壮族自治区	13.27
17	青海省	13.17
18	湖北省	13.11
19	云南省	13.11
20	吉林省	12.82
21	辽宁省	12.52
22	陕西省	12.40
23	宁夏回族自治区	12.38
24	贵州省	12.10
25	海南省	11.88
26	甘肃省	11.14
27	重庆市	11.05
28	四川省	10.97
29	安徽省	9.51
30	黑龙江省	9.14
31	江西省	8.48
平均值		15.27

　　为了更加清楚地分析各个城市的文化健康水平，将表的评价结果画成条形图，如图 6-2 所示。

　　根据评价结果，前 5 个省、市及自治区排名由高到低依次是北京市、上海市、新疆维吾尔

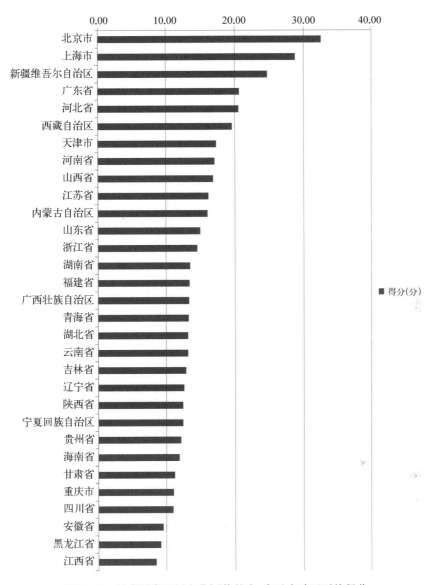

图 6-2 城市健康生活文化评价的省、市及自治区平均得分

自治区、广东省、河北省。这 31 个省、市及自治区文化健康水平得分的平均值为 15.27 分，超过平均值的省、市及自治区共有 11 个。其中北京市的得分为 32.54 分，以绝对优势高居排名的第一位，遥遥领先于其他省、市及自治区。说明北京在文化健康建设方面比其他城市较完善。同时，北京作为首都，也为其他城市做了榜样。

6.5.3　城市健康生活文化评价的区域分析

按照各个省市所处的区域，本部分将我国 31 个省、市及自治区划分为了 3 个大区域，分别为东部地区、中部地区和西部地区。同样，根据这 31 个省、市及自治区的所属区域，计算各个区域文化健康指数的平均得分，并进行排序，3 大区域文化健康指数平均得分及排名如表 6-7 所示。

表 6-7　我国东、中、西部地区城市健康生活文化评价平均得分及排名

排 名	区 域	省、市及自治区	组合得分(分)	平均得分(分)
1	东部	北京市	32.54	18.47
		天津市	17.28	
		河北省	20.49	
		上海市	28.77	
		江苏省	16.19	
		浙江省	14.53	
		福建省	13.38	
		山东省	14.96	
		广东省	20.62	
		辽宁省	12.52	
		海南省	11.88	
2	西部	内蒙古自治区	15.97	14.15
		广西壮族自治区	13.27	
		重庆市	11.05	
		四川省	10.97	
		贵州省	12.10	
		云南省	13.11	
		西藏自治区	19.55	
		陕西省	12.40	
		甘肃省	11.14	
		青海省	13.17	
		宁夏回族自治区	12.38	
		新疆维吾尔自治区	24.72	
3	中部	山西省	16.80	12.55
		安徽省	9.51	
		江西省	8.48	
		河南省	17.09	
		湖北省	13.11	
		吉林省	12.82	
		黑龙江省	9.14	
		湖南省	13.44	
	平均值			15.06

　　同样,为了更加清楚地分析 3 个区域文化健康的情况,将表 6-7 的评价排名结果画成柱状图,如图 6-3 所示。

　　根据评价结果,3 大区域排名由高到低依次是东部、西部和中部,其得分依次为 18.47 分、14.15 分、12.55 分。3 大区域文化健康得分的平均值为 15.06 分。总体来看,这 3 个区域中东部的城市居民文化健康发展态势较好,其他两个区域还有继续进步和提升的空间。

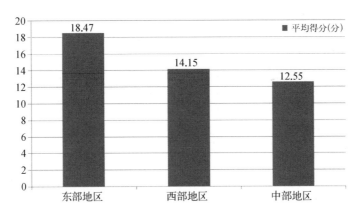

图 6-3　我国东、中、西部地区城市健康生活文化评价平均得分情况

6.6　城市健康生活文化评价深度分析

6.6.1　指标深度分析

（1）文化投入二级指标均值分析

文化投入二级指标均值如图 6-4 所示。人均教育经费支出均分为 17.51 分,其次为人均科技经费支出,均分为 5.21 分。如今,国家间的竞争越来越多的体现在人才的竞争上,而人才的竞争又离不开教育。党的十八大明确提出要努力办好人们满意的教育,提出到 2020 年全民受教育程度和创新人才培养水平明显提高,教育现代化基本实现。为实现这些目标,让每个人尽可能的享受到平等的教育资源,国家加大对教育经费的支出,因此,人均教育经费的得分相对较高,虽然其权重较小,但是也对文化投入有重要的影响。另一方面,国家虽然鼓励创新,但只有经济较发达的一些地区重视科研,投入大量科技经费去搞创新,而经济相对落后的大多数地区则投入较少,不同经济发展水平的城市之间差距较大,因此拉低了人均科技经费支出的整体得分水平,而其权重又较大,在很大程度上又会降低文化投入的最终得分。

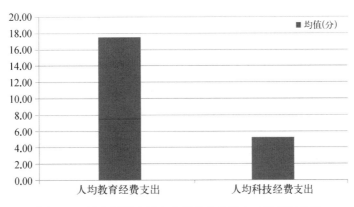

图 6-4　城市健康生活文化评价文化投入二级指标均值

（2）教育水平二级指标均值分析

教育水平的二级指标用每万人拥有的大学生人数表示，其最终的平均得分为 19.83 分，是所有二级指标中得分最高的。首先，随着我国九年义务教育的普及、教育资源的优化和高等教育的快速发展，人们所获得的教育机会越来越多；其次，我国的教育事业比较发达，社会信息发展迅猛，为了适应社会的发展，人们必须要不断地丰富自己的知识；最后，国家政策开始放宽，各大高校纷纷扩招，所以我国的大学生人数越来越多。这些是使每万人拥有大学生人数得分偏高的主要原因，这也是提高教育水平最后得分的直接因素，可以看出我国的教育在向着更好的方向发展。

（3）文化设施二级指标均值分析

文化设施二级指标均值如图 6-5 所示。每万人拥有国际互联网的均分最高，其最终得分为 13.12 分。随着技术和电信产业的快速发展，带来了互联网的普及，如今，人们的生活也越来越离不开网络，大到国家，小到企业以及个人的生活等。互联网与传统行业结合，为用户、企业、政府提供更好的平台、更多的服务。对于普通网民来说，互联网使人们的生活更加方便快捷，人们可以不出户就买到自己喜欢的商品，可以随时随地获取新闻资讯等。对企业来说，网络电商的兴起，减少了企业的成本，同时也使企业获得了更多的消费者。总之，随着互联网的迅速发展，其对人们生活、企业发展和社会进步产生了巨大影响，这很好地体现了"以信息化带动工业化，工业化促进信息化"的科学发展思路。随着网民群体的不断扩大与渗透，中国的信息化进程必将因互联网的推动而加速，社会的受益也将越来越大。其次为万人拥有剧场与影院数，均分为 10.07 分。随着生活水平在不断提高，人们的生活需求已不仅仅只停留在温饱这个层面上，而更多的追求精神上的愉悦。电影和戏剧等越来越成为人们生活娱乐的一种重要方式。人们需求的增大也使得城市的剧场和影院数量不断增加，然而，在相对落后的地区，人们的需求较小，因此其数量也会较小，便导致每万人拥有剧场与影院数的最终平均得分不是很高。最后为人均公共图书馆藏书，得分为 9.61 分，较每万人拥有剧场与影院数略低。随着电子产品的发展和网络的普及，人们通过电脑和手机等便可查阅自己想要的资料，阅读自己想要的书，这种方便快捷的阅读方式使人们越来越少的去图书馆，也因为受此冲击，很多相对较小的图书馆选择了关闭，这也是导致人均公共图书馆藏书得分较低的主要原因，在一定程度上拉低了文化设施的最终得分。

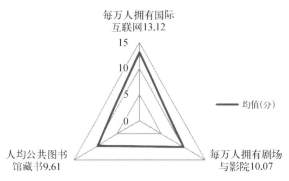

图 6-5　城市健康生活文化评价
文化设施二级指标均值

（4）一级指标均值分析

一级指标均值如图 6-6 所示。教育水平的均值为 19.83 分，其次为文化设施，得分为

11.22 分,最后为文化投入,得分为 10.88 分。
教育水平的均值最高,主要是由于教育在全国
各地的普及和教育资源的可获得性增加,其权
重为 0.35,较文化设施要高,将会在一定程度
上提高健康生活文化评价的总体得分。文化
设施得分相对较低,主要是由于电子产品对图
书馆等类似的文化设施冲击较大,最终拉低其
得分,虽然文化设施的权重最低,但它对评价
结果依然有一定的影响。最后为文化投入,不

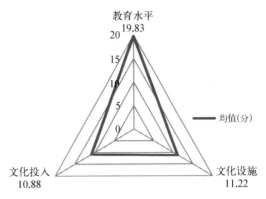

图 6-6 城市健康生活文化评价一级指标均值

同经济发展水平的城市投入的科技经费和教
育经费不同,经济发达的城市投入的相对较多,而经济发展落后的城市投入相对较少,这些差
距导致了文化投入的得分低,文化投入的权重较大,在很大的程度上这将会拉低评价得分。

6.6.2 地区差异分析

根据二八定律,为了分析各级指标的地区差距,先将指标从低到高排序,然后计算前
20%城市的总值占所有指标汇总值的百分比,得到该指标的地区差距系数。该指标越大,说
明地区差距越小;反之,指标越小,说明地区差距越大(表6-8)。

表6-8 健康生活文化评价一级指标和二级指标的地区差距系数

一级指标	差距系数(%)	二级指标	差距系数(%)
A 文化投入	7.72	A1 人均科技经费支出	2.03
		A2 人均教育经费支出	9.27
B 教育水平	7.01	B1 每万人拥有大学生人数	7.01
C 文化设施	7.63	C1 人均公共图书馆藏书数	3.46
		C2 每万人拥有的剧场与影剧院数	4.42
		C3 每万人拥有国际互联网用户数	7.32

在文化投入项下的 2 个指标中,人均教育经费支出的差距系数相对较大,为 9.27%。说
明地区间的人均教育经费支出差距较小,我国对教育资源的投入力度较大,努力让全国各地
人民平等的享受教育资源,缩小各地区之间的教育水平差异,实现使人人获得公平教育的目
标。人均科技经费支出的差距系数仅为 2.03%,说明我国各地区间的科技经费投入差距较
大,仍有很多城市不重视科技创新和研发,或者没有足够的资金去投入到技术研发当中去,
说明我国在文化投入方面仍然存在不平衡的状态。

每万人拥有大学生人数的差距系数为7.01,相比其他指标较小,说明不同地区的大学生
人数存在很大的差距,这主要原因是更多的大学生愿意在北上广等经济发展相对较好的城
市打拼,而不愿去经济相对不发达的城市,大城市对他们的吸引力更大。

文化设施下的 3 个指标中,每万人拥有国际互联网用户数的差距系数为 7.32,每万人拥

有的剧场与影剧院数的差距系数为 4.42,人均公共图书馆藏书数的差距系数为 3.46,3 个二级指标差距系数的总体得分都较低,表明地区间的差异都较大。不同城市间的人民互联网的普及率还有差距;人们的生活娱乐需求也受到地区差异和生活水平的影响,因此也影响到了供给及剧场和影剧院的地区差异;由于电子产品和网络的快速发展,图书馆等受到较大冲击,导致很多规模较小的图书馆因压力较大而关闭,尤其是经济相对不发达地区的小图书馆,因此拉大了地区间的差异。

文化投入的差距系数为 7.72,文化设施的差距系数为 7.63,教育水平的差距系数为7.01,虽然各个指标有所差别,但是总体得分都较低,表明文化投入、文化设施和教育水平的地区间差异较大,这将导致健康生活文化评价的总体得分较低。由于各地区的经济发展不平衡,导致欠发达地区文化投入经费的不足,文化设施建设相对不完善,同时不能吸引较多的人才,人们更愿意在经济相对发达的地区工作或者学习,这些因素便直接导致了经济发展较好地区城市的文化投入、教育水平和文化设施与欠发达地区差异较大,这也是导致健康生活文化评价结果较低的主要原因。

6.6.3 城市健康生活文化评价后 50 城市分析

与健康生活文化评价 50 强城市相对应,健康生活指数得分较低的后 50 个城市是从第240 名的南平市至排名第 289 名的内江市等,其平均得分仅为 7.10 分,与前 50 强城市的平均得分相差 18.23 分,其中,29 个城市的得分高于平均水平,21 个城市的得分低于平均水平。总体来看,各个城市得分的差值不大,大多在 1～2 分波动。可见,在健康生活文化发展较为落后的城市中,其文化发展水平差距较小。

排名位于后 50 位城市省际分布如图 6-7 和表 6-9 所示。安徽省和四川省均占有 8 个城市,其中,安徽省有池州市、淮北市、阜阳市、宣城市等 8 个城市,排名最低的为 287 名的宿

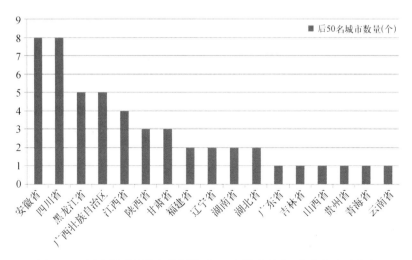

图 6-7 城市健康生活文化评价后 50 名城市的省、市及自治区分布

州市,四川省有遂宁市、南充市、资阳市等8个城市,排名最低的为289名的内江市。其次是黑龙江省和广西壮族自治区,各占有5个城市,前者排名最靠后的是位居286名的绥化市,后者则是位居283名的贺州市。江西省占4个名额,陕西省和甘肃省各占3个名额,福建省、辽宁省、湖南省和湖北省均占2个名额,而广东省、吉林省、山西省、贵州省、青海省和云南省则各占1个名额。其中除了北京、上海、天津、重庆等直辖市外,河北、江苏、浙江、山东、海南、河南、内蒙古自治区、西藏自治区、宁夏回族自治区、新疆维吾尔自治区等省份也未在健康生活文化评价的后50名中。排在后50的城市还需要加大文化建设力度,缩小与其他城市的差距。

表6-9　城市健康生活文化评价后50名城市的地区分布

地区分类	省、市及自治区	城　　市	平均得分(分)
东部	福建省、辽宁省、广东省	南平、阜新、揭阳、莆田和葫芦岛5个城市	7.63
中部	湖南省、吉林省、湖北省、黑龙江省、安徽省、山西省、江西省	邵阳、白山、孝感、鹤岗、七台河、池州、鄂州、晋中、上饶、齐齐哈尔等23个城市	6.48
西部	四川省、广西壮族自治区、陕西省、贵州省、甘肃省、青海省、云南省	遂宁、南充、资阳、自贡、钦州、崇左、来宾、商洛、汉中、安顺等22个城市	7.20

　　在健康生活文化发展较为落后的后50名城市中,有22个城市位于西部,占总数的44%,其平均得分为7.20分,23个城市位于中部,占总数的46%,其平均得分为6.48分,而有5个城市位于东部,占总数的10%,平均得分为7.63分,高于中部地区的6.48分和西部地区的7.20分,但差距值较小。由此可见,中西部地区城市居民的健康生活文化的发展情况还存在很多不足,中西部的城市建设对于文化建设的重视程度不够,城市居民的文化生活质量与东部地区存在差距。也由此可见,中西部地区发展的差距,不仅体现在经济发展水平上,同时在城市居民的文化生活质量上也存在着较大的差距。

7

城市健康生活环境评价

7.1 环境的界定

环境是以人为主体,由人与其他生物和非生物所构成的生态系统。人体与其周围环境中的物质进行着交换,以维持正常的生理、生化、代谢功能,进行正常的生长、发育和繁衍后代。人类开发自然资源,从环境中获得物质和能量来进行生活活动,最后又以消费的形式将废物归还环境。这样构成了一个物种庞大复杂、资源多种多样、各界联系紧密具有综合性、调节性和适应性的人类环境。人类环境一般分为自然环境和社会环境。自然环境是指环绕在人们周围的自然界,也可以说是没有经过人为的后天改造,依照原始面貌存在的天然环境。它是由大气圈、水圈、土圈、岩石圈和生物圈这 5 大圈组成。社会环境是指人工环境和各种社会关系形成的环境的总和。它以自然环境为基础,经过人为的加工创造,使之成为更适合人类生存和发展的环境。除此外,它还包括经济、文化、体制和人际关系等。

在城市的形成和发展初期,自然环境还未受人类活动的干扰。那时候的城市还保持着天然环境的原始状态,有极地苔原、了无人烟的荒漠高原、原始森林和冰天雪地。随后,由于人类发展的进步以及社会生产力的发展和人类活动范围的不断扩大,人类开始改造原有的自然环境,原生环境日趋缩小,使得现有的人工环境取代了部分原有的自然环境。例如,现在的密集林立的高楼、便利的海陆空交通、娱乐休闲的公园等,使得城市原来的自然面貌发生了巨大的变化,形成现在人们所生活的功能较为齐全、结构相当复杂的人工化环境。在城市逐渐成形之际,人们开始提出城市环境这个概念。综合来说,城市环境概念有广义和狭义两个方面,其中海热提·涂尔逊提出广义的环境是指自然环境(生态环境)、社会环境和经济环境的统一体,狭义的环境则指自然环境和社会环境综合作用下的人工环境。所以具体的城市环境是以人为主体,以及其他非人为因素起主导作用的开放性系统。它具有组成复杂、生态脆弱、资源性与价值性和密集性的特点。组成复杂是指城市环境包括社会关系、人工结构、经济资源等多个方面,与自然环境相比要复杂得多。生态脆弱是指城市的生产者同时又是消费者,人们无时无刻不在消耗着这个城市的资源,人类较强的依赖性使得城市的自动调节和处理能力相对较弱,使城市处于生态脆弱的状态。资源性和价值性是指城市环境中的每一个因素对城市本身来说都是一种资源,它们使城市变得有价值,为人类提供物质产品和精神服务等。密集性是指城市发展到现在这种程度,已经表现出密集性这个特点,比如城市人口的密集、建筑物的密集、交通的密集以及资源消耗的密集等。城市的过度发展和过度膨胀会导致地域环境和城市内部环境的恶化。城市环境质量好坏也会直接或间接的影响城市居民的生产和生活活动。

7.2 环境是居民健康生活的重要基础

国内外对环境与健康的研究成果已十分丰富,这些科研成果和已制定的标准对开展环境与健康管理工作和组织重大科研课题具有重要的参考作用。1973年罗扎卡(Roszak)在其专著《生态心理学:重建地球,治愈心灵》中,认为人类的精神健康、行为特征与环境和自然之间的关系密切,人类在治愈地球的同时,也可以医治自己的心灵。美国威斯康星大学医学院拉塞尔(Russell)博士认为,人口的健康问题不仅仅包括疾病,还应包括社会福利、生活环境、人体机能,以此提出了全新的人口健康理念。并以这种理念为理论基础,建立了关于人口健康的信息学,用于研究生活环境与人口身体健康水平、环境健康的数据库管理、构建完整的健康信息系统等,一并组成了环境健康信息系统。人体健康与环境息息相关,良好的环境能带来身体上的舒适和心理上的愉悦,健康的身体和心理能够更有效地保护生态环境,生态文明的建设有助于人民健康,人民健康也能够更好地促进生态文明建设。

7.2.1 环境卫生学理论

环境卫生学是研究自然环境和生活环境与人群健康关系的科学。它以人类自身和环境为研究的主体,揭示了环境与人体健康之间相互影响、相互作用、相互依赖的关系。它一方面是预防医学的一个重要分支学科,即揭示环境对人体的作用机制及影响规律,以便人类利用有益的环境因素和远离有害的环境因素来保持健康。另一方面它又是环境学里不可或缺的一部分。因而可以说,环境卫生学是一门重要的学科,它承载着人类健康的使命,对环境卫生学的这一学科的深入研究也尤为必要。环境卫生学包括城市规划卫生理论和城镇功能分区理论两部分内容。城市规划卫生理论中的居住区的环境卫生学有相关要求,包括应选择城市中环境适宜、风景优美、日照充足和干净卫生的地段作为居住区用地,并保证生活区有充足的绿地等。环境卫生学关于这些方面的研究正是说明了居住区环境质量的优劣直接影响到居民的健康,也进一步阐明了环境能对人的生理健康造成影响。

7.2.2 环境心理学理论

环境心理学是研究自然环境和生活环境与人的心理和行为之间作用关系的一门学科。这里所说的环境主要是指物理环境,包括季节气候、噪声、温度、色彩、个人空间、空气质量等。在远古时期,中国、希腊等国家就已形成了这种关于环境与心理健康的认识,特别是我国古代的园林建筑,也体现了观赏绿色植物与水体等自然环境能缓解精神压力、改善生活质量的思想。随着时间的推移,也涌现了许多关于类似环境生理学的理论,例如威廉斯·詹姆士(James William)于 1890 年提出专心注视的概念,他认为外界的干扰会对人的精神以及注意力集中带来影响,在外界环境干扰的情况下努力集中注意力易产生疲劳。这个认识构成了当代环境心理学的基础理论之一。1968 年美国心理学家罗杰·巴克(Roger Barker)出版了《生态心理学》这一著作,成为当代心理学的一个新课题。生态心理学将个体心理成长和外界环境相结合,对生态环境给人们带来影响进行研究,认为二者相互调适,同步改变,才能收到长远和稳定的效果,也进一步从人类自身精神健康的角度呼吁保护生态环境,提倡人们用正确的观念去处理生态问题,从根本上缓解已出现的生态危机,努力做到人与自然的和谐相处。对环境心理学的研究正是说明了环境健康对于居民心理健康的重要作用。生理和心理健康是健康生活的基础,没有健康的身体就谈不上健康的生活,所以健康的城市环境是居民健康生活的重要基础。

7.2.3 自然环境与居民健康生活

根据人们的普遍认识,将以树林、水体、草地、青山为主的环境当作自然环境,以区别于人工环境,根据现代社会的发展,人们也认为现代城市里的公园、绿地、森林、草地、青山作为自然环境。国内外的相关研究都表明自然环境相对城市环境对人体的健康具有更为明显的促进作用。其中最著名的是康普兰(Kaplan)夫妇的"注意力恢复理论"和罗杰·乌尔里希(Roger Ulrich)的"压力痊愈理论"。

注意力恢复理论认为由于人类生理结构的以及人体机能,一个人的集中注意力时间是有限的,注意力会随着人们专注时间的延长而逐步减弱,最后注意力的集中会产生困难,进而产生情绪激动、失控等,而在工作中出现失误。有些需要高度集中注意力的危险行业,若产生注意力不集中、不良情绪等类似的精神疲劳,则对人体会是致命的伤害。另一方面,康普兰夫妇指出,人类的生活始于自然环境,所以人类本身天生就有和自然结合的倾向,即对自然环境有一种天生的向往,人类对于自然的这种选择性偏好,使得人们对于自然环境的关注不需要用努力去实现,从而,自然环境对人们缓解和恢复精神疲劳具有明显效果。

压力的产生机理是指所处环境的要求目标与自身应对能力不匹配,从而使身体和心理产生一种紧张感,最终这种感觉会表现出不可控制的生理和心理反应。罗杰·乌尔里希针对压力产生特点,提出了"压力痊愈理论",他认为当人们处于自然风景区、公园绿地等安静平和的自然环境中时,或者观看自然风光与森林水体等与自然环境相关的视频书籍资料,人们的身体反应会更加舒适、情绪反应会更加平和,从而对注意力的放松产生积极的促进作用,压力也随之减弱。相反的,在人工建造环境下,不利于压力的释放。因此,罗杰·乌尔里希认为痊愈效果可通过压力的减少来实现。"压力痊愈理论"主要论述了自然环境能够更有效地缓解压力,也是环境与人体健康关系里面重要的理论依据。当代关于自然环境与人体健康之间关系的研究主要是以这两个理论为基础而进行的。国内外众多学者的研究表明,人们日常生活环境中的公共绿地面积、公园数量、城市自然景观建设与人们的健康之间存在着明显的正相关性关系,自然环境对人们的心理和生理有着积极的促进作用,潜在的为人们提供正能量,在针对精神压力的治疗方面也较为有效。

随着现代城市生活节奏的加快、社会竞争压力的增大以及现代城市环境越来越远离自然环境,导致现代人长时间高强度的工作,缺少必需的运动以及极少的与自然环境接触,进而越来越频繁地出现肥胖、癌症、心血管疾病、精神疾病等。国外已有许多关于自然环境与人体身心健康绩效的研究成果,综合起来结论为:被改造的现代城市自然环境越来越多地融入了人工环境,以城市公共绿地为主体的城市自然环境是居民日常生活最容易接触到自然的场所,所以城市自然环境是缓解当代人群紧绷的精神和长久疲劳的重要资源,同时自然环境也能改善城市的生态问题,创造更为宜居的生活环境。

7.2.4　人工环境与居民健康生活

人工环境是指由于人类发展进步以及生产力发展的综合作用而形成的区别于自然环境的空间环境,它包括由人类创造出来的物质产品和精神产品以及人类社会发展过程中形成的各种各样的关系,这种包含各种各样关系的人工环境也被叫做社会环境。这种人为加工形成的生活环境,包括住宅的设计和配套、公共服务设施、交通、电话、供水、供气、绿化面积等。汉考克(Hancock)提出了城市生态系统健康的 6 个不同的范畴中认为人工环境的质量包括住房质量方面、交通、污水排放和水供应、道路和公共交通系统、公园和娱乐设施和其他文明设施。

对于越来越脱离自然环境的城市来说,人工环境是其环境的重要组成部分,现代生活也越来越依赖于这种人工环境。近年来,我国经济高速发展,人们的生活水平也得到了空前的提高,人们对于生活环境的质量要求也越来越高,而人居环境作为人工环境的主要标志、作为人们生活最为密切的空间、作为人们赖以生存的基础,也显得尤为重要,这也就要求建立一个良好的人居环境。例如住房质量、交通、水供应保障居民基本的生活需求,污水排放、公共服务设施为居民营造良好的生活环境,公园、游乐设施是居民休闲娱乐的好去处。这些都是实现健康城市的重要部分。从根本上来说,建立良好人工环境需要统筹人口、经济和资源环境之间的关系,建立适宜居住的可持续的人工环境,努力做到城中有园,园中有城,使人们在利用经济发展带来便利的同时,也能享受与大自然和谐相处而带来的健康持续的生活。

良好的生态环境质量和高效的资源利用是城市健康发展的重要基础,也是实现健康城市的重要途径。提高水、土地等资源能源的利用率,加强生活污水、生活垃圾、工业固体废物等的集中处理和回收利用,减少各种污染的排放并提高空气、水等环境质量,有助于获得更清洁健康的城市环境,从而使居民获得更加健康舒适的生活环境,提高生活质量。

7.3　城市健康生活环境评价的意义

国内外关于城市环境健康评价的研究不少,但从居民角度出发的环境健康评价并不多,本书的评价立足于居民展开。在研究对象上,包括了全国289个城市,在研究方法上运用多种评价方法进行评价,对发现城市建设中存在的问题从而加强环境基础设施建设、为城市制定相关环境政策提供参考依据、提升居民生活工作舒适度,维护社会稳定方面具有一定的意义。

第一,有助于加强环境基础设施建设。过度追求城市发展速度,而忽略了居民生活环境的好坏,是现代城市发展的通病。通过对城市环境健康的评价,可以发现每个城市在发展过程中忽略掉的重要东西,可以在环境评价的基础上,对城市环境的承受能力做一个初步的估算,在城市建设中参考估算结果,采取有效的控制措施和解决方法,将城市建设中对环境的影响降到最低,在城市的承受范围内推进城市的发展,为居民创造一个更加适宜的生活和工作环境。

第二,为城市制定相关环境政策提供参考依据。通过对289个城市的环境健康评价,可以对比出各个城市的优势和不足,借鉴50强城市的建设经验,可以为其他城市政府制定相关环境政策提供依据,在一定程度上提高政府工作效率,更快更好地实现改善城市生活环境。

第三,提高居民工作生活舒适度,维护社会稳定。稳定的社会包括人与自然的和谐相处,只有在良好的环境中人们才能舒适生活,积极工作。通过城市环境健康评价,发现城市发展中存在的问题,为进一步建设城市提供依据,为居民创造更加美好的环境,这对于维护社会稳定具有重要意义。

7.4 城市健康生活环境评价指标体系构建与数据选取

7.4.1 城市健康生活环境评价体系相关研究

近些年以来,对人居环境评价指标体系和方法的研究越来越多,包括机构组织、专家学者等研究结果,但目前还没有形成一个固定统一的标准。根据大量的文献查询结果,对已有的研究成果进行汇总,选取了具有代表性的评价指标体系有以下几种(表7-1)。

表7-1 相关机构环境健康评价指标体系

机 构	名 称	指 标
世界卫生组织 (1996)	《城市评价》	空气污染、水质、生活垃圾处理率、绿地面积、工业废气点处理、运动休闲设施、行人专用区、自行车道、公共交通可及性、公共交通覆盖范围、生活空间
全国爱国卫生运动委员会 (2015)	《卫生城市评价》	生活垃圾无害化处理率、生活污水集中处理率、建成区绿化覆盖率、城中村环境综合整治、水质、"四害"密度、城市道路亮化率
建设部 (2006)	《关于修订人居环境奖申报和评选办法的通知》	城市人均住宅建筑面积、城市燃气普及率、采暖地区集中供热普及率、城市供水普及率、城市污水集中处理率、城市污水处理回用率、城市人均拥有道路面积、城市万人拥有公共交通车辆、城市绿化覆盖率、城市绿地率、城市人均公共绿地面积、城市中心区人均公共绿地面积、城市垃圾粪便无害化处理率
北京国际城市发展研究院 (2005)	《中国城市生活质量评价体系》	人均绿地面积、生活垃圾无害化处理率

续 表

机 构	名 称	指 标
中国社科院 （2011）	《公共服务蓝皮书》	可吸入颗粒物日均值、空气质量适宜指数、问卷形式的空气质量调查表、城镇生活污水处理率、工业废水排放达标率、工业固体废物综合利用率、人均绿地面积、生活垃圾无害化处理率、街道景观的问卷调查、满意度调查
中国社科院发布 （2014）	《城市蓝皮书》	空气质量（API）达到和优于二级天数、城镇生活污水集中处理率、工业废水排放达标率、人均公共绿地面积、建成区绿化覆盖率、生活垃圾无害化处理率、工业固体废物综合利用率

1）世界卫生组织城市评价指标体系中环境评价指标包括空气污染、水质、生活垃圾处理率、绿地面积、工业废气点处理、运动休闲设施、行人专用区、自行人道、公共交通可及性、公共交通覆盖范围、生活空间。

2）国家卫生城市评价指标体系里环境水平评价指标包括生活垃圾无害化处理率、生活污水集中处理率、建成区绿化覆盖率、城中村环境综合整治、水质、"四害"密度、城市道路亮化率。

3）建设部中国人居环境奖参考指标体系包括13个定量指标和32个定性指标。其中定量指标包括：城市人均住宅建筑面积、城市燃气普及率、采暖地区集中供热普及率、城市供水普及率、城市污水集中处理率、城市污水处理回用率、城市人均拥有道路面积、城市万人拥有公共交通车辆、城市绿化覆盖率、城市绿地率、城市人均公共绿地面积、城市中心区人均公共绿地面积、城市垃圾粪便无害化处理率。

4）北京国际城市发展研究院中国城市生活质量评价体系。在2005年对100个城市生活质量进行评价，正式编制了"中国城市生活质量（CQOL）指数"，从衣、食、住、行、生、老、病、死、安、居、乐、业12个方向构建出相对全面的生活质量评价体系，对全国287个地级及地级以上城市的居民收入、消费结构、居住质量、交通状况、教育投入、社会保障、医疗卫生、生命健康、公共安全、人居环境、文化休闲、就业概率12项评估子系统进行了量化分析。其中人居环境子系统选用人均绿地面积和生活垃圾无害化处理率为核心指标。

5）中国社科院发布的《公共服务蓝皮书》，关于城市环境健康这一块内容，选用了5个二级指标，包括财政收入、大气环境、水环境、市容环境、满意度。其中大气环境包括可吸入颗粒物日均值、空气质量适宜指数、问卷形式的空气质量调查表；水环境包括城镇生活污水处理率、工业废水排放达标率；市容环境包括工业固体废物综合利用率、人均绿地面积、生活垃圾无害化处理率以及街道景观的问卷调查；满意度常用问卷调查的方式。

6）中国社科院发布的《城市蓝皮书》，健康环境这部分内容选用了环境质量、生态绿地、资源利用这3个二级指标。其中环境质量包括空气质量（API）达到和优于二级天数、城镇生活污水集中处理率、工业废水排放达标率；生态绿地包括人均公共绿地面积、建成区绿化覆盖率；资源利用包括生活垃圾无害化处理率、工业固体废物综合利用率。

我国学者具有代表性的研究成果绘制如表7-2所示。

表 7 – 2　国内学者采用的环境健康评价指标体系

作者	论文	指标
宁越敏、查志强 (1999)	《大都市人居环境评价和优化研究——以上海市为例》	总悬浮微粒、二氧化硫浓度、城市污水处理率、工业废水处理率、绿化覆盖率、人均公共绿地面积、环保资金占 GDP 比重
刘颂、刘滨谊 (1999)	《城市人居环境可持续发展评价指标体系研究》	人均公共绿地、绿化覆盖率、地表水有机污染物 A 值、大气二氧化硫浓度、噪声达标率覆盖率、生活垃圾无害化处理率、城市生活污水处理率
李雪铭、姜斌 (2002)	《城市人居环境可持续发展评价研究——以大连市为例》	人均公共绿地面积、污水处理率、区域环境噪声平均值
叶长盛、董玉祥 (2003)	《广州市人居环境可持续发展水平综合评价》	建成区绿地覆盖率、市区人均公共绿地、市区烟尘控制区覆盖率、噪声控制区覆盖率、工业废水处理率、工业废渣综合利用率、工业废气处理率
周媛 (2004)	《长春市城市遥感评价研究》	土地利用变化速度、森林覆盖率、林地面积比例；人工环境包括二氧化硫含量、总悬浮颗粒含量、一氧化碳含量、氮化物含量、城市人口比例、人口自然增长率、农民人均收入、科技进步贡献率、专业技术人才比例
周志田 (2004)	《中国适宜人居城市研究与评价》	每万人园林绿地面积、绿化覆盖率、城市生态盈余
胡武贤、杨万柱 (2004)	《中等城市人居环境评价研究——以常德市为例》	建成区绿色覆盖率、人均公共绿地面积、道路清扫保洁面积、污水处理率、生活垃圾无害化处理率、工业废渣综合利用率、工业废水排放达标率、空气中 TSP 量、空气二氧化硫含量、空气中二氧化氮含量
贾向琳 (2007)	《居住区生态环境评价指标体系研究》	空气污染指数、饮用水水质、地表水水质、昼夜声环境、日照时数、人均绿地面积；人工建设系统指标包括土地、能源、水设施、交通、通讯
曹新向、苗长虹 (2010)	《休闲城市评价指标体系及其实证研究》	城市气候环境舒适度、城市大气环境质量优良率、城市环境噪声达标区覆盖率、城市生活垃圾无害化处理率、城市工业废水排放达标率、城市人均公共绿地面积、建成区绿化覆盖率
高航、李雪铭 (2013)	《休闲城市人居环境评价研究》	人均公共绿地面积、建成区绿化覆盖率、空气质量达到二级以上天数占全年比重、人均居住面积、城市建设用地占市区面积比重
胡炜 (2014)	《城市环境健康风险因素指标体系研究》	全年空气质量良好天数的比率、大气 TSP 平均值、城市水域功能区水质达标率、生活垃圾分类处理率、垃圾日常清率、道路清扫保洁率、城市生活污水集中处理率、城市环境噪声平均值、交通干线噪声平均值、区域内工业固体废物综合利用率、区域内工业废水处理率、危险物处置率、汽车尾气达标排放率、人均公共绿地面积

　　城市环境健康评价指标的选择应遵循科学性原则、系统性原则、可操作性原则和导向性原则,选择了 2 个二级指标和 7 个三级指标,下面首先对 2 个二级指标做以下解释。

7.4.2　城市健康生活环境评价指标体系构成

　　人要生存,需要呼吸空气,喝洁净的水,吃安全的食物,与外界进行物质和能量的交换,所以人类一刻也离不了这些赖以生存的要素。影响环境健康的因素有很多种,一方面是城市发展初期原有的环境条件,另一方面是城市发展过程中逐渐形成的环境条件。这两者共同作用,构成人们现有的生活环境。良好的自然以及人工环境是人们健康生存的保障。根据对居民健康生活的影响作用,以及借鉴国内外文献关于环境健康评价指标的研究,和数据的可获得性,建立一个由 2 个二级指标和 7 个三级指标构成的城市健康生活环境评价指标体系,各项指标解释如下:

(1) 城市生态环境质量

城市生态环境,是指在原来自然环境的基础上,经过后期的改造,加入人工环境之后,形成的适宜于人类生存和发展的环境。生态环境质量是健康环境的一个重要部分,它也是促进居民身心健康,陶冶道德情操,保障城市安全的一个重要因素。园林绿地和公园是城市生态环境最为重要的一部分。另外,市容市貌也是城市生态环境的重要表现。从这两方面来论述城市生态环境质量对居民健康生活的重要影响。

其一,园林绿地和公园吸收有害物质、净化土壤、水和空气和保护城市环境作用。绿色植物不仅可以吸收土壤中的某些有害物质,吸附空气中的某些有害气体和粉尘,而且还可以吸收空气中的二氧化碳,向空气中释放氧气。因此,绿色植物对空气、水、土壤中的污染物的清理作用是非常重要的。其二,园林绿地和公园可以调节和改善小气候。园林绿地和公园植物可以蒸腾水分、吸收热量、遮蔽阳光、产生荫凉的环境。通过叶片的蒸腾作用产生增温和降温效应,缓解干岛和热岛效应。正是这个原因,人们在炎热的夏季,在森林、公园或者绿地行走时,会感觉比较凉爽。另外园林绿地和公园还可以减排增汇、节能降耗和涵养水源、防风固沙等。为人们营造出一个城市的宜居环境,在这样的环境中居民身心愉悦,提升生活和工作质量。其三,园林绿地和公园可以美化环境。城市园林绿地建设是以保护生态、提高居民生活质量为出发点,来维护和保持城市的生态平衡,形成城中有园,园中有城的景致,适应了城市的需要,顺应了当代人的需求,提升居民幸福指数,达到人居和谐。

市容环境是城市形象的基础表现,一定程度上它代表了城市的整体外观形象,反映了城市的经济发展水平,是城市发展繁荣的基础。它也是营造居民健康生活的一个重要方面。其一,市容环境与居民生活习惯息息相关。良好的市容环境可以为居民提供一个适宜的生活和工作环境,生活在良好市容环境里的居民会更加注重自己的素质,与城市格调一致,所以良好的市容环境可以间接提升城市居民素养,使城市居民更健康的生活。其二,良好的市容环境可以增强城市竞争力。市容环境是一个城市的形象表征,良好的市容环境可以为城市增彩,从而进一步优化城市居民的生活,提升城市的整体竞争力。良好的市容环境是城市经济社会发展不可或缺的重要支撑和基础条件,也是创造适宜居民的生活和工作环境的基本前提。

(2) 城市污染治理

污染治理是健康环境的一个部分,也是直接影响居民健康生活的一个重要因素。城市良好的污染治理系统是保障居民健康生活的基础,相反的,如果没有一个可靠的污染治理系统,人们呼吸着有毒的气体,喝着不洁净的水等,生命安全也无法处理的到保障。从大的方面来说,人们面临的环境问题主要包括大气、水、土壤、噪声以及辐射。

其一,大气环境与人体健康关系密切。城市发展到现在的程度,完全洁净的大气环境是不存在的,当大气环境中污染物的浓度不是很高时,一般情况下不会对人体造成突发的伤害,但长时间处于这种大气污染的环境中,也会对身体造成不可逆转的伤害。比如,医学上大量资料都显示,大部分的慢性呼吸系统疾病或者有关呼吸疾病的反复都与大气环境的污染有密切关系,浓度不高的大气污染物也会对支气管产生刺激作用,使呼吸道的抵抗力降低,使人体呼吸能力减弱,最终引发各种呼吸道疾病。有数据显示,近年来,我国城市居民肺癌的发病率较前几年有明显的增加,且城市居民发病率高于郊区居民的发病率。这些都是大气污染长时间作用于人体造成的。另外在某些特殊的情况下,比如化工厂在生产的过程中发生有害气体泄漏事故,会使周围大气环境中有害气体的浓度迅速增加,当人们吸入有毒气体浓度较高的气体时,就会引起急性中毒,轻则需要在医院进行救治,重则危及生命。人们的生活一刻也离不开空气,对于城市健康来说,大气污染治理不可或缺。

其二,水环境对人体健康至关重要。随着城市化的发展,产生越来越多的生产废料,这些废料被随意排入水体中,会使水体受到污染。通过饮水或者食物链,可以危害人和动物的健康。农业用水污染可以造成土壤质量下降,产出农作物有害物质积累,进而对人体造成伤害;工业水质污染后会增加处理成本,使工业企业效率降低,影响城市经济发展,进而影响居民生活质量;生活污水的任意排放,会导致水体富营养化,一方面影响城市供水,另一方面造成藻类大量繁殖,形成藻类毒素,造成城市居民流行病的爆发。水是人们赖以生存的源泉,没有洁净的水更谈不上健康的生活,水污染治理也是城市健康建设的重要方面。

其三,土壤环境与人体健康密不可分。土壤污染是指由于生产活动产生的有毒、有害物质进入土壤,当这些有害物质达到一定的浓度,超过了土壤的承受能力,会导致土壤性质恶化,从而对农作物和人体造成伤害的一种现象。人们日常生活吃得很多食物,包括蔬菜、水果等大部分都是依靠土壤种植出来的,若土壤遭到污染,轻则导致农作物减产,重则农产品品质降低,积累毒素,使用后对人体造成伤害。另一方面,土壤和水、大气等密切相关,土壤的污染会导致地下水和地表水污染、影响大气环境质量,进而危害人体健康。土壤污染治理也应成为城市健康建设的重点。

其四,噪声与人体健康息息相关。一般强度的噪声会影响人们的睡眠质量,即使是在睡眠状态,也会对听觉产生刺激,从而出现多梦、容易惊醒、疲惫等睡眠质量下降的现象。睡眠质量直接会影响人们的工作学习效率;还会分散人的注意力,使人们反应变得迟钝,容易产生疲劳,特别是在需要高度集中精神注意力的岗位,如果遭受噪声影响,差错率上升,产生的后果可能是致命的;噪声还会混淆人的听觉,比如公路上的车辆行驶信号遭受混淆,以致造成严重的事故。强度大的噪声会直接损害人体的听力,严重的会导致听力的不可逆丧失;还会刺激肾上腺激素的分泌,造成心脏血管之类的疾病。除了这些身体上的伤害,噪声也会对心理造成影响,易使人产生暴躁情绪。噪声对人体的伤害不容忽视,为了营造良好的生活环境,城市健康建设应加强噪声污染的治理。

7 个三级指标解释如下。

1）城建区绿化覆率。它是城市内绿化总面积占城市建成区面积的比值。

2）每万人园林绿地面积。它是每万人拥有园林绿地的面积。

3）工业固体废物综合利用率。它是工业处置固体废物的综合利用量占工业固体废物量总量的百分比值。

4）城市污水处理率。它是经污水处理厂处理的城市污水量占城市排放污水总量的百分比值。

5）生活垃圾处理率。它是经处理的城市生活垃圾量占城市生活垃圾总量的百分比值。

6）二氧化硫排放量。它是排放的二氧化硫量与市区面积的比值。

7）工业粉尘去除率。它是工业粉尘去除量与工业粉尘排放总量的比值。

环境健康评价的指标体系包括城市生态环境质量和城市污染治理状况 2 个二级指标，以及建成区绿化覆盖率、万人园林绿地面积、工业固体废物综合利用率、城市污水处理率、生活垃圾处理率、二氧化硫排放量和工业粉尘去除率 7 个三级指标，汇总如表 7‑3 所示。

表 7‑3 城市健康生活环境评价指标体系

一级指标	权重	二级指标	权重
城市生态环境质量	0.557	建成区绿化覆盖率(%)	0.475
		每万人园林绿地面积(平方米)	0.525
城市污染治理状况	0.443	工业固体废物综合利用率(%)	0.208
		城市污水处理率(%)	0.112
		生活垃圾处理率(%)	0.293
		二氧化硫排放量(吨/平方千米)	0.152
		工业粉尘去除率(%)	0.235

7.4.3 城市健康生活环境评价指标数据来源

本书选取了全国 289 个城市(市辖区)作为研究对象，基本涵盖了全国的所有城市，根据表 7‑3 所列的指标体系，选取 2013 年中国 289 个城市相关的文化健康评价数据。原始数据来源于《中国城市统计年鉴》(2014)、各个城市统计公报、统计年鉴等。

7.5 城市健康生活环境评价结果

7.5.1 城市健康生活环境评价城市排名

本书根据专家意见，对环境健康各级指标赋予权重。运用线性加权法，得到 289 个城市的环境健康得分，并按得分列出前 50 强城市排名和其他城市的排名。根据 289 个地级城市的健康生活指数综合得分及排名，将其分为健康生活评价 50 强城市及其他城市，具体情况如表 7‑4、表 7‑5 所示。

表 7-4 城市健康生活环境评价 50 强城市

排 名	城 市	所属省、市及自治区	得 分(分)
1	深圳市	广东省	82.66
2	鄂尔多斯市	内蒙古自治区	79.02
3	东莞市	广东省	77.07
4	珠海市	广东省	76.12
5	滨州市	山东省	70.70
6	宣城市	安徽省	70.65
7	广州市	广东省	69.24
8	乌兰察布市	内蒙古自治区	69.22
9	威海市	山东省	68.76
10	丽江市	云南省	68.14
11	北京市	北京市	66.55
12	铁岭市	辽宁省	65.74
13	德州市	山东省	65.70
14	景德镇市	江西省	65.68
15	合肥市	安徽省	65.42
16	银川市	宁夏回族自治区	65.26
17	东营市	山东省	65.21
18	大庆市	黑龙江省	65.16
19	湖州市	浙江省	65.11
20	烟台市	山东省	64.79
21	厦门市	福建省	64.58
22	日照市	山东省	64.25
23	秦皇岛市	河北省	64.15
24	新余市	江西省	64.03
25	惠州市	广东省	63.92
26	镇江市	江苏省	63.86
27	青岛市	山东省	63.82
28	无锡市	江苏省	63.65
29	江门市	广东省	63.23
30	苏州市	江苏省	62.79
31	沈阳市	辽宁省	62.73
32	聊城市	山东省	62.69
33	临沂市	山东省	62.63
34	松原市	吉林省	62.61
35	福州市	福建省	62.49
36	泉州市	福建省	62.49
37	嘉兴市	浙江省	62.23

排　名	城　市	所属省、市及自治区	得　分(分)
38	杭州市	浙江省	62.19
39	莱芜市	山东省	62.11
40	潍坊市	山东省	62.06
41	吉安市	江西省	61.92
42	南通市	江苏省	61.87
43	泰安市	山东省	61.82
44	淮北市	安徽省	61.80
45	铜陵市	安徽省	61.78
46	芜湖市	安徽省	61.63
47	成都市	四川省	61.62
48	克拉玛依市	新疆维吾尔自治区	61.62
49	柳州市	广西壮族自治区	61.61
50	南昌市	江西省	61.59
平均得分			65.32

表 7－5　城市健康生活环境评价其他城市排名

排　名	城　市	所属省、市及自治区	得　分(分)
51	武汉市	湖北省	61.57
52	温州市	浙江省	61.57
53	扬州市	江苏省	61.42
54	常州市	江苏省	61.41
55	南宁市	广西壮族自治区	61.31
56	南京市	江苏省	61.31
57	邯郸市	河北省	61.30
58	黄山市	安徽省	61.26
59	大连市	辽宁省	61.26
60	宜春市	江西省	61.21
61	重庆市	重庆市	61.15
62	淄博市	山东省	61.14
63	九江市	江西省	61.13
64	安庆市	安徽省	61.02
65	台州市	浙江省	60.97
66	上海市	上海市	60.96
67	贵阳市	贵州省	60.95
68	常德市	湖南省	60.85
69	达州市	四川省	60.79
70	伊春市	黑龙江省	60.76
71	丽水市	浙江省	60.73

续　表

排　名	城　市	所属省、市及自治区	得　分(分)
72	西安市	陕西省	60.68
73	漯河市	河南省	60.56
74	徐州市	江苏省	60.55
75	岳阳市	湖南省	60.38
76	莆田市	福建省	60.24
77	株洲市	湖南省	60.19
78	枣庄市	山东省	60.12
79	绍兴市	浙江省	60.05
80	鹤壁市	河南省	60.00
81	鹰潭市	江西省	59.92
82	通化市	吉林省	59.87
83	辽源市	吉林省	59.81
84	龙岩市	福建省	59.78
85	中卫市	宁夏回族自治区	59.76
86	滁州市	安徽省	59.75
87	舟山市	浙江省	59.65
88	马鞍山市	安徽省	59.65
89	铜川市	陕西省	59.60
90	七台河市	黑龙江省	59.58
91	济南市	山东省	59.53
92	三明市	福建省	59.51
93	朔州市	山西省	59.50
94	漳州市	福建省	59.50
95	锦州市	辽宁省	59.49
96	湘潭市	湖南省	59.37
97	济宁市	山东省	59.33
98	菏泽市	山东省	59.23
99	随州市	湖北省	59.21
100	北海市	广西壮族自治区	59.16
101	乌海市	内蒙古自治区	59.03
102	宁德市	福建省	59.03
103	荆门市	湖北省	59.02
104	乌鲁木齐市	新疆维吾尔自治区	59.01
105	金华市	浙江省	59.00
106	营口市	辽宁省	58.96
107	呼和浩特市	内蒙古自治区	58.95
108	双鸭山市	黑龙江省	58.93
109	辽阳市	辽宁省	58.81
110	连云港市	江苏省	58.70

续 表

排 名	城 市	所属省、市及自治区	得 分(分)
111	阳江市	广东省	58.63
112	佛山市	广东省	58.58
113	南平市	福建省	58.58
114	周口市	河南省	58.52
115	衢州市	浙江省	58.50
116	信阳市	河南省	58.50
117	天津市	天津市	58.50
118	濮阳市	河南省	58.49
119	佳木斯市	黑龙江省	58.41
120	丹东市	辽宁省	58.41
121	长沙市	湖南省	58.38
122	黑河市	黑龙江省	58.37
123	桂林市	广西壮族自治区	58.33
124	自贡市	四川省	58.28
125	驻马店市	河南省	58.22
126	绵阳市	四川省	58.17
127	安康市	陕西省	58.12
128	泰州市	江苏省	58.11
129	盘锦市	辽宁省	58.08
130	嘉峪关市	甘肃省	57.98
131	宁波市	浙江省	57.93
132	玉林市	广西壮族自治区	57.91
133	包头市	内蒙古自治区	57.78
134	潮州市	广东省	57.72
135	哈尔滨市	黑龙江省	57.67
136	宝鸡市	陕西省	57.65
137	新乡市	河南省	57.62
138	德阳市	四川省	57.49
139	广元市	四川省	57.45
140	海口市	海南省	57.44
141	邢台市	河北省	57.42
142	亳州市	安徽省	57.39
143	池州市	安徽省	57.37
144	十堰市	湖北省	57.37
145	汕尾市	广东省	57.30
146	太原市	山西省	57.24
147	贺州市	广西壮族自治区	57.22
148	吴忠市	宁夏回族自治区	57.17
149	牡丹江市	黑龙江省	57.10

续　表

排　名	城　市	所属省、市及自治区	得　分(分)
150	上饶市	江西省	57.09
151	延安市	陕西省	57.09
152	抚州市	江西省	57.08
153	萍乡市	江西省	57.06
154	韶关市	广东省	56.94
155	昆明市	云南省	56.94
156	遵义市	贵州省	56.81
157	西宁市	青海省	56.79
158	眉山市	四川省	56.77
159	唐山市	河北省	56.70
160	淮南市	安徽省	56.69
161	蚌埠市	安徽省	56.66
162	娄底市	湖南省	56.66
163	鄂州市	湖北省	56.61
164	本溪市	辽宁省	56.50
165	中山市	广东省	56.47
166	淮安市	江苏省	56.45
167	衡水市	河北省	56.43
168	襄阳市	湖北省	56.33
169	阜新市	辽宁省	56.21
170	商丘市	河南省	56.20
171	鸡西市	黑龙江省	56.17
172	梅州市	广东省	56.14
173	巴彦淖尔市	内蒙古自治区	56.02
174	益阳市	湖南省	55.92
175	咸阳市	陕西省	55.83
176	汕头市	广东省	55.72
177	宜昌市	湖北省	55.68
178	平顶山市	河南省	55.67
179	承德市	河北省	55.66
180	遂宁市	四川省	55.64
181	茂名市	广东省	55.57
182	宜宾市	四川省	55.57
183	宿迁市	江苏省	55.51
184	汉中市	陕西省	55.51
185	肇庆市	广东省	55.44
186	咸宁市	湖北省	55.43
187	长春市	吉林省	55.40
188	吉林市	吉林省	55.28

续 表

排 名	城 市	所属省、市及自治区	得 分(分)
189	临沧市	云南省	55.20
190	抚顺市	辽宁省	55.10
191	酒泉市	甘肃省	55.04
192	郑州市	河南省	54.93
193	永州市	湖南省	54.93
194	郴州市	湖南省	54.87
195	邵阳市	湖南省	54.83
196	衡阳市	湖南省	54.82
197	泸州市	四川省	54.81
198	鹤岗市	黑龙江省	54.75
199	三亚市	海南省	54.73
200	呼伦贝尔市	内蒙古自治区	54.66
201	广安市	四川省	54.46
202	雅安市	四川省	54.41
203	大同市	山西省	54.32
204	盐城市	江苏省	54.30
205	普洱市	云南省	54.28
206	榆林市	陕西省	54.23
207	黄石市	湖北省	54.17
208	葫芦岛市	辽宁省	54.13
209	资阳市	四川省	54.06
210	许昌市	河南省	54.01
211	沧州市	河北省	53.95
212	六安市	安徽省	53.88
213	梧州市	广西壮族自治区	53.77
214	来宾市	广西壮族自治区	53.65
215	保定市	河北省	53.63
216	攀枝花市	四川省	53.56
217	湛江市	广东省	53.55
218	曲靖市	云南省	53.42
219	阜阳市	安徽省	53.39
220	焦作市	河南省	53.06
221	赤峰市	内蒙古自治区	53.00
222	南充市	四川省	52.97
223	防城港市	广西壮族自治区	52.96
224	固原市	宁夏回族自治区	52.95
225	巴中市	四川省	52.80
226	张家口市	河北省	52.76
227	钦州市	广西壮族自治区	52.73

排　名	城　市	所属省、市及自治区	得　分(分)
228	运城市	山西省	52.63
229	内江市	四川省	52.60
230	洛阳市	河南省	52.47
231	通辽市	内蒙古自治区	52.44
232	宿州市	安徽省	52.33
233	乐山市	四川省	52.18
234	赣州市	江西省	52.03
235	鞍山市	辽宁省	51.89
236	河源市	广东省	51.86
237	绥化市	黑龙江省	51.85
238	白山市	吉林省	51.49
239	孝感市	湖北省	51.48
240	石嘴山市	宁夏回族自治区	51.24
241	怀化市	湖南省	51.12
242	晋城市	山西省	51.10
243	吕梁市	山西省	51.06
244	开封市	河南省	51.06
245	安阳市	河南省	50.99
246	朝阳市	辽宁省	50.94
247	百色市	广西壮族自治区	50.91
248	武威市	甘肃省	50.41
249	海东市	青海省	50.34
250	白银市	甘肃省	50.33
251	渭南市	陕西省	50.29
252	石家庄市	河北省	50.07
253	定西市	甘肃省	50.05
254	阳泉市	山西省	50.03
255	廊坊市	河北省	49.91
256	临汾市	山西省	49.89
257	毕节市	贵州省	49.89
258	清远市	广东省	49.81
259	南阳市	河南省	49.79
260	齐齐哈尔市	黑龙江省	49.75
261	保山市	云南省	49.65
262	长治市	山西省	49.38
263	张掖市	甘肃省	49.04
264	三门峡市	河南省	48.25
265	崇左市	广西壮族自治区	48.19
266	黄冈市	湖北省	48.13

续 表

排 名	城 市	所属省、市及自治区	得 分(分)
267	兰州市	甘肃省	47.95
268	金昌市	甘肃省	47.94
269	张家界市	湖南省	47.55
270	贵港市	广西壮族自治区	47.12
271	晋中市	山西省	47.08
272	揭阳市	广东省	47.01
273	河池市	广西壮族自治区	46.77
274	白城市	吉林省	46.50
275	拉萨市	西藏自治区	46.46
276	玉溪市	云南省	46.01
277	荆州市	湖北省	45.17
278	忻州市	山西省	45.11
279	天水市	甘肃省	45.10
280	商洛市	陕西省	44.98
281	安顺市	贵州省	44.88
282	云浮市	广东省	42.53
283	四平市	吉林省	42.42
284	庆阳市	甘肃省	42.40
285	昭通市	云南省	41.98
286	平凉市	甘肃省	40.04
287	六盘水市	贵州省	39.10
288	铜仁市	贵州省	35.88
289	陇南市	甘肃省	30.90
平均得分			55.04

从表7-4可以看出,排名前50的城市的健康生活指数平均得分为65.32分,50个城市里有15个城市的健康生活指数达到平均分,剩余的35个城市得分均低于平均分,其中最高得分深圳市得分82.66分,最低得分南昌市61.59分,相差21.07分,由此可以得出,排名前50的城市环境评价得分差距相对较大。而从具体城市排名来看,80分以上的城市只有深圳市,70分以上的城市有鄂尔多斯市、东莞市、珠海市、滨州市、宣城市,得分依次为79.02分、77.07分、76.12分、70.70分、70.65分,70分以上的6个城市环境得分极差为12.01分,说明排名靠前的城市环境健康方面的差距较大。而剩余的44座城市最高分为广州市69.24分,最低分南昌市61.59分,极差为7.65分,差距相对较小。

从图7-1中可以看出,排在第一名的为山东省,50强城市里山东省占据12个,占据了总数的24%,而山东省有17个市,50强的城市占据山东省总市数的70.6%,由此可以得出,山东省整体环境质量较高,且城市发展较为均衡。其次,排在第二位的是广东省,50强城市里广东省占据6个,占据了总数的12%,而广东省有21个市,50强的城市占据广东省总市

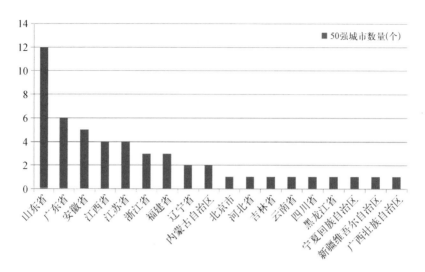

图 7 - 1　城市健康生活环境评价 50 强城市的省、市及自治区分析

数的 28.6%,相比较第一名的山东省差距较大。第三名为安徽省,占据 5 个,接着是江苏省和江西省各占据 4 个,浙江省和福建省各占据 3 个,辽宁省和内蒙古自治区各占据 2 个,其余河北省、吉林省、云南省、四川省、黑龙江省、宁夏回族自治区、新疆维吾尔自治区和广西壮族自治区各占据一个,北京市也位于前 50 强之中。而天津、山西、上海、河南、湖南、湖北等 13 个省市未在 50 强之列。

表 7 - 6　城市健康生活环境评价 50 强城市的地区分布

地区分类	主要省、市及自治区	代 表 城 市	平均得分(分)
西部	四川省、云南省、广西壮族自治区、内蒙古自治区	鄂尔多斯、乌兰察布、丽江、成都、银川、克拉玛依、柳州 7 个城市	66.64
东部	广东省、北京市、浙江省、山东省、辽宁省、江苏省、福建省、河北省	深圳、东莞、珠海、滨州、广州、威海、北京、铁岭等 32 个城市	65.54
中部	安徽省、黑龙江省、江西省、吉林省	宣城、景德镇、合肥、大庆、新余等 11 个城市	63.84

从地区分类来看(表 7 - 6),在城市健康生活环境评价排名前 50 位的城市中,位于西部地区的城市有 7 个,占总数的 14%,鄂尔多斯居于西部地区首位,7 个城市的平均得分为 66.64 分,高于前 50 位城市的平均得分 65.32 分。位于东部地区的城市有 32 个,占据总数的 64%,这一方面反映了东部地区总体的环境水平,另一方面也和东部地区包含的城市个数紧密相关。深圳市得分居于首位,32 个城市平均得分 65.54 分,高于前 50 位城市的平均得分 65.32 分。位于中部地区的城市有 11 个,占据总数的 22%,宣城市得分居于首位,11 个城市的平均得分为 63.84 分,低于前 50 位城市的平均得分 65.32 分。西部地区与东部地区相差 1.1 分,东部地区与中部地区相差 1.7 分,地区间极差为 2.8 分,相对来说相差不是很大,就地区之间环境发展水平而言,各地区发展较为均衡。

从表 7 - 5 可以看出,余下的 239 座城市的健康生活指数平均得分为 55.04 分,239 个城市里有141个城市的健康生活指数达到平均分,剩余的98个城市得分均低于平均分,其中最高得分武汉市得分61.54分,最低得分陇南市30.90分,相差30.64分,239座城市平均相差0.13分,由此可以得出,排名在51～289名的城市分数差距相对较小。从分数分布情况来看,60分以上的城市有30个,占总数的12.6%。50～60分的城市有174个,占总数的72.8%。40～50分的城市有32个,占总数的13.4%。40分以下的城市有3个,占总数的1.2%。可以看出50～60分的城市居多,平均分也在50～60分,说明除了小部分城市,大部分城市之间差距相对较小。

7.5.2 城市健康生活环境评价的省、市及自治区分析

省、市及自治区分析如表7-7和图7-2所示。省、市及自治区排名与城市排名相差较大,50强城市里占比很有优势的广东省排在第12位,说明部分省、市及自治区地级市之间环境健康状况发展较为不均衡,而50强城市占比较为有优势山东省排在第2位,说明山东省地级市之间环境健康状况发展较为均衡,排在第一位的北京市得分66.55分,最低分西藏自治区是46.46分,相差较大,但总体环境状况一般,都需要进一步整治治理,营造良好的生活环境。

表7-7 我国31个省、市及自治区健康生活环境评价平均得分及排名

排　名	省、市及自治区	得　分(分)
1	北京市	66.55
2	山东省	63.17
3	重庆市	61.15
4	上海市	60.96
5	浙江省	60.72
6	福建省	60.69
7	新疆维吾尔自治区	60.31
8	内蒙古自治区	60.01
9	江苏省	59.99
10	江西省	59.89
11	安徽省	59.42
12	广东省	59.31
13	天津市	58.50
14	辽宁省	57.73
15	黑龙江省	57.38
16	湖南省	56.14
17	海南省	56.09
18	四川省	55.76
19	河北省	55.63
20	陕西省	55.4
21	宁夏回族自治区	55.28
22	河南省	55.2
23	湖北省	55.01
24	广西壮族自治区	54.4

续　表

排　名	省、市及自治区	得　分(分)
25	吉林省	54.17
26	青海省	53.57
27	云南省	53.2
28	山西省	51.58
29	贵州省	47.92
30	甘肃省	47.26
31	西藏自治区	46.46
平均得分		56.74

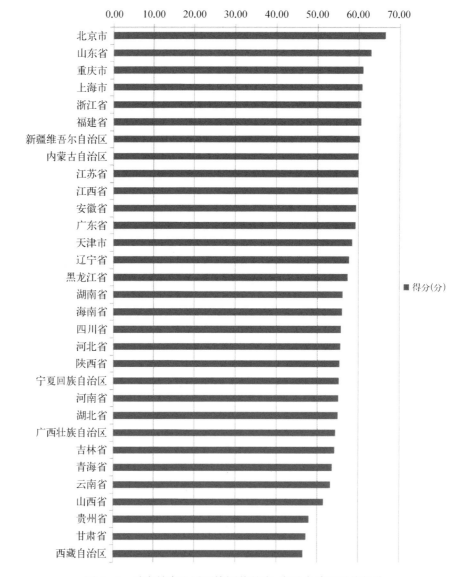

图7-2　城市健康生活环境评价的省、市及自治区平均得分

按照各省、市及自治区所处的区域,本部分将我国 31 个省、市及自治区划分为了 3 大区域,分别为东部地区、中部地区、西部地区。同样,根据这 31 个省、市及自治区的所属区域,计算各个区域健康生活指数的平均得分,并进行排序,3 大区域健康生活指数平均得分及排名如表 7-8 所示。

7.5.3 城市健康生活环境评价的区域分析

表 7-8 我国东、中、西部地区城市健康生活环境评价平均得分及排名

排名	区域	省、市及自治区	组合得分(分)	平均得分(分)
1	东部地区	北京市	66.55	59.94
		天津市	58.50	
		河北省	55.63	
		上海市	60.96	
		江苏省	59.99	
		浙江省	60.72	
		福建省	60.69	
		山东省	63.17	
		广东省	59.31	
		海南省	56.09	
2	中部地区	辽宁省	57.73	56.10
		吉林省	54.17	
		黑龙江省	57.38	
		山西省	51.58	
		安徽省	59.42	
		江西省	59.89	
		河南省	55.20	
		湖北省	55.01	
		湖南省	56.14	
3	西部地区	内蒙古自治区	60.01	54.09
		广西壮族自治区	54.40	
		重庆市	61.15	
		四川省	55.76	
		贵州省	47.92	
		云南省	51.58	
		西藏自治区	46.46	
		陕西省	55.40	
		甘肃省	47.26	
		青海省	53.57	
		宁夏回族自治区	55.28	
		新疆维吾尔自治区	60.31	
平均值				56.72

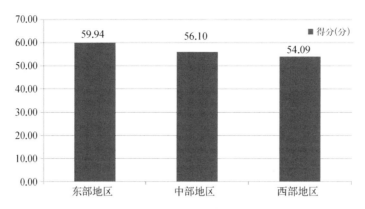

图7-3　我国东、中、西部地区城市健康生活环境评价平均得分情况

由表7-8和图7-3可以看出,东部地区排名第一,中部地区第二,西部地区排名最后,东部地区与西部地区极差为5.85分,而中部地区和东部地区相差3.84分,中部地区与西部地区相差2.01分。总体来说明环境状况与经济发展水平密切相关,但3个地区的环境状况相差并不是很大,说明经济发展水平不是影响环境状况的唯一因素,还与人口、地理环境等密切相关。

7.6　城市健康生活环境评价深度分析

7.6.1　指标深度分析

为了更充分的了解城市环境发展水平的各个影响因素,对一、二级指标进行深度分析,首先对二级指标进行深度分析。

(1)城市生态环境质量二级指标均值分析

利用289个地级以上城市的建成区绿化覆盖率和每万人园林绿地面积的均值,绘制柱状图,如图7-4所示。

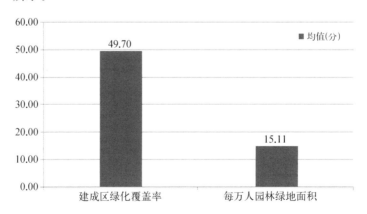

图7-4　城市健康生活城市生态环境质量各项二级指标均值

建成区绿化覆盖率平均得分为 49.7 分,万人园林绿地面积平均得分为 15.11 分,2 个二级指标的得分都较低,而城市生态环境质量的权重为 0.557,其中建成区绿化覆盖率权重为 0.475,每万人园林绿地面积权重为 0.525,所有二级指标里每万人园林绿地面积所占权重最大,而每万人园林绿地面积的得分又是最低,所以,可以很明显地看出,每万人园林绿地面积得分拉低了整个环境评价的得分。由此可以看出环境发展过程中存在的问题,在城市的发展建设过程中,过分追求城市的发展速度,忽略了应该创造宜居城市的本质要求。加强对园林绿地的建设,是提升城市环境质量的关键,也是提升城市居民幸福指数的重要方面。

（2）城市污染治理状况二级指标均值分析

城市污染治理状况有 5 个指标,分别为城市污水处理率、生活垃圾处理率、工业固体废物综合利用率、工业粉尘去除率和二氧化硫浓度,对反向指标二氧化硫浓度做正向化处理,利用 289 个地级以上城市的各个二级指标的均值,绘制雷达图如图 7-5 所示。

由图 7-5 可以看出,雷达图的各个指标分布较为均衡,最低为工业固体废物综合利用率得分 89.12 分,最高是工业粉尘去除率达到 96.18 分,其余 3 个指标也均在 90 分以上。总体上,城市在污染治理方面已经达到相当好的水平。结合前面所列权重,生活垃圾处理率和工业粉尘去除率的权重分别为 0.293 分和 0.235 分,在城市污染治理方面所占权重居于前两位,

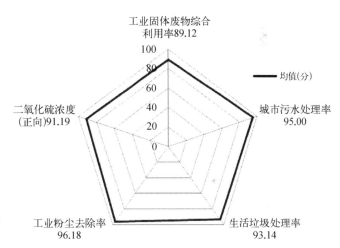

图 7-5　城市健康生活城市污染治理状况各项二级指标均值

两者得分也在二级指标中居于前列,对整体环境得分具有拉升作用。结合我国环境现状,可以看出,虽然我国环境问题依然相当严重,但在环境治理方面已经有了很大的提升,各种污染物废弃物得到了处理,也反映出居民对于环境保护和治理的意识在不断加强。

（3）一级指标均值分析

利用 289 个地级以上城市的生态环境治理和污染治理状况两个一级指标的平均得分如图 7-6 所示。

由图可以看出城市生态环境质量得分为 31.54 分,城市污染治理状况得分为 88.60 分。城市污染治理状况明显好于城市的生态环境质量。城市环境发展在这两方面表现不均衡,对提升城市整体环境水平不利。要想使城市的环境水平得到提高,要两方面兼顾,一方面要保护好城市生态环境,增加绿化面积;另一方面要加强城市污染治理。从图 7-6 显示,我国环境问题依然相当严峻,特别是在生态环境的建设和保护方面,我们不能为了城市的快速发

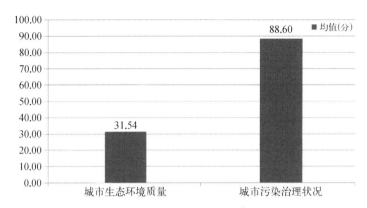

图 7 - 6　城市健康生活环境评价一级指标均值

展而牺牲掉市民享有宜居环境的权利。加强城市生态环境的建设和保护是提升城市整体环境发展水平的关键。

7.6.2　地区差异分析

根据二八定律,为了分析各级指标的地区差距,先将指标从低到高排序,然后计算前20%城市的总值占所有指标汇总值的百分比,得到该指标的地区差距系数。该指标越大,说明地区差距越小;反之,指标越小,说明地区差距越大。

表 7 - 9　城市健康生活环境评价一级指标和二级指标的地区差距系数

一 级 指 标	差距系数(%)	二 级 指 标	差距系数(%)
城市生态环境质量	13.41	建成区绿化覆盖率	14.01
		每万人园林绿地面积	7.15
城市污染治理状况	17.07	工业固体废物综合利用率	10.81
		城市污水处理率	14.74
		生活垃圾处理率	13.94
		二氧化硫排放量	15.34
		工业粉尘去除率	17.79

从表 7 - 9 可以看出,城市生态环境质量的两个指标,建成区绿化覆盖率差距系数为14.01%,每万人园林绿地面积差异系数为 7.15%,说明各城市建城区绿化覆盖率的差距较小,每万人园林绿地面积差距较大。建成区的绿地面积包括道路两旁的绿化带以及公司厂区和居民小区内的绿化面积等,既包括公共绿地面积又包括非公共的绿地面积,由于各城市的规划建设中都必须包含道路绿化等公共绿化,以及居民小区的开发商为了吸引住户入住,也会注重小区的绿地面积,所以,各个城市的建成区绿化覆盖率都会相对比较高,差距也会相对较小。而万人园林绿地面积,一方面和园林绿地面积有关,园林绿地面积包括城市中向

公众开放的、以游憩为主要功能,有一定服务设施的绿化用地。这和城市本身的发展密切相关,经济较为发达的城市园林绿地建设会相对较强,经济欠发达的地区相对较弱;另一方面万人园林绿地面积和人口数量相关,不同城市的人口密度不同,不同城市万人园林绿地面积也会有差异。这两方面原因造成不同城市的万人园林绿地面积差距较大。因此,注重园林绿地的建设,是均衡各城市环境水平差距的关键。

城市污染治理状况的 5 个指标中,差距系数最大的为工业粉尘去除率 17.79%,说明各城市的工业粉尘去除率差距较小。工业固体废物综合利用率差距系数最小为 10.81%,说明各城市的工业固体废物综合利用率的差距相对较大。但总体看来,城市污染治理状况的各个指标差距系数都比较大,也是说明城市污染治理方面各个城市的发展较为均衡,这也与前面二级指标的深度分析结果一致。总体上,城市在污染治理方面已经达到相当好的水平,各个城市的发展也较为均衡。

7.6.3　城市健康生活经济保障评价后 50 城市分析

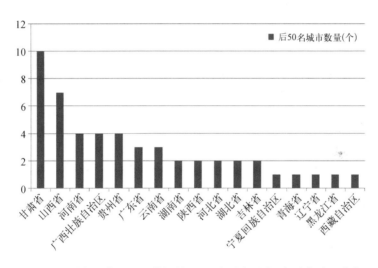

图 7-7　城市健康生活环境评价后 50 名城市的省、市及自治区分布

从图 7-7 中可以看出,排在第一名的为甘肃省,后 50 名城市里甘肃省占据 10 个,占据了总数的 20%,而山东省有 12 个市,后 50 名的城市占据山东省总市数的 83.3%,由此可以得出,甘肃省整体环境质量较差。其次,排在第二位市山西省,后 50 名城市里广东省占据 7 个,占据了总数的 14%,后 50 名的城市占据山西省总市数的 63.6%,相比较而言,山西省的环境质量整体也较差。河南、广西壮族自治区和贵州各占据 4 个,接着是广东省和云南省各占据 3 个,湖南、陕西、河北、湖北和吉林各占据 2 个,其余宁夏回族自治区、青海、辽宁、黑龙江和西藏自治区各占据 1 个。而北京市、天津市、内蒙古自治区、上海、江苏、浙江、安徽等 14 个省、市及自治区未在后 50 名之列。

表 7 - 10　城市健康生活环境评价后 50 名城市的地区分布

地区分类	主要省、市及自治区	代 表 城 市	平均得分(分)
中部	山西省、吉林省、黑龙江省、河南省、湖南省、湖北省	晋城、吕梁、阳泉、临汾、长治、晋中等 18 个城市	48.58
东部	河北省、辽宁省、广东省	石家庄、廊坊、朝阳、揭阳、清远和云浮 6 个城市	48.38
西部	宁夏回族自治区、广西壮族自治区、甘肃省、青海省、陕西省、贵州省、云南省、西藏自治区	石嘴山、百色、武威、海东、白银等 26 个城市	46.07

　　从地区分类来看(表 7 - 10),在城市健康生活环境评价排名后 50 位的城市中,位于中部地区的城市有 18 个,占总数的 36%,晋城居于西部地区首位,7 个城市的平均得分为 48.58 分。位于东部地区的城市有 6 个,占据总数的 12%,石家庄得分居于首位,6 个城市平均得分 48.38 分。位于西部地区的城市有 26 个,占据总数的 52%,石嘴山得分居于首位,26 个城市的平均得分为 46.07 分。中部地区与东部地区相差 0.2 分,东部地区与西部地区相差 2.31 分,地区间极差为 2.51 分,相对来说中部和东部地区的差异相对较小,而与西部地区的差异相对较大。这与前面排名 50 强的地区分析结果相对照,西部地区 50 强平均分最高,而后 50 名平均分最低,说明西部地区的环境发展水平不均衡,高分城市分数很高,而低分城市分数又太低。东部地区都处于中间水平,说明东部地区的环境发展水平较为均衡,而西部地区和中部地区表现刚好相反,西部地区的环境发展水平最为均衡。

　　从整体的评价结果来看,289 个地级城市健康生活环境评价的平均得分为 56.82 分,其中最高为深圳市的得分 82.66 分,最低为陇南市,得分 30.90 分。两者相差 51.76 分,极差很大,说明不同发展水平的城市间环境发展水平也相差很大。289 个城市中 80 分以上的有 1 个,70~80 分的有 5 个,60~70 分的有 74 个,50~60 分的有 174 个,50 分以下的有 35 个,可以很明显地看出绝大部分城市的分数集中在 50~70 分,说明环境总体上发展较为均衡。另外一方面,80 分以上的只有深圳市,说明各个城市在环境这一方面还有很大的提升空间。

8

城市健康生活医疗卫生服务评价

8.1 医疗卫生服务概述

在1978年世界卫生组织提出:"将基本卫生保健作为实现'人人享有健康'的千年发展目标,在一些发展中国家,优先考虑由国家援助、政府或个人资助的基本卫生服务的发展。"《国家基本公共服务体系"十二五"规划》中,明确要求国家要建立基本医疗卫生服务制度,努力保障广大社会群众的身体健康,保障城乡居民享有安全且价优、便捷且有效的基本医疗卫生服务,切实做好为人民服务。《十三五规划纲要》中也指出:"推进健康中国建设,深化医药卫生体制改革,坚持预防为主的方针,建立健全基本医疗卫生制度,实现人人享有基本医疗卫生服务,推广全民健身,提高人民健康水平。"

长期以来,人们对于"基本医疗卫生服务"概念的界定,不论是在政治上还是学术上都没有统一定论。近些年来,基于人们对该领域研究探索的不断深入,对基本医疗卫生服务概念的争论也开始逐渐趋于一致。公共卫生和基本医疗服务是基本医疗卫生制度的重要内容,我国前卫生部部长陈竺曾指出"基本医疗卫生服务"包括两大部分,第一部分是公共卫生服务的范围,其中主要包括健康教育、疾病的预防控制、免疫规划、卫生监管监督、妇幼保健、精神心理卫生、医疗急救、采血输血服务以及食品安全、职业病防范治疗和饮用水安全等12个领域。第二部分是基本医疗服务,即人们使用基本药物和适当的技术,根据医疗规范程序规定进行有关急慢性疾病的诊断、治疗以及康复等的医疗服务。因此首先明确"公共卫生服务""基本医疗服务"的概念及其内涵,是对该领域研究的基础因此更显得尤为重要。

一般而言,公共卫生服务成本较低,但具有良好效果,同时就公共卫生服务回馈的社会效益来看,其周期相对较长。根据国家卫生部《基本公共卫生服务2011版规范》中的描述,公共卫生服务主要体现在以下3个方面:一是针对劳动人群或人民群众的公共卫生服务任务,例如,向人民群众宣传健康教育知识以及开展健康教育咨询了解等健康信息宣传活动;为管辖区域内常住人口建立科学规范的、方便查阅的居民健康档案。二是针对一些所谓重点人群的公共卫生服务任务,例如,为0~3岁婴幼儿组织编著以及教育学习儿童保健手册,组织新生儿定期探访活动,建立儿童保健系统并合理管理保障其正常运营;为孕产妇免费提供至少5次孕期保健服务以及至少2次产后的探望访问;对管辖区内65岁及以上老年人开展健康指导服务以及保健知识宣传活动。三是针对民众疾病预防控制的公共卫生服务任务,包括:① 为适龄儿童和青少年接种乙肝、卡介苗、百白破、脊灰等国家儿童免疫规划疫苗。② 细心及时发现、登记辖区内发现的传染病病例和疑似病例状况并向有关单位报告。③ 积极参与现场疫情处理,组织开展传染病防治知识宣传活动和咨询了解服务活动。④ 对高血压、血脂稠、糖尿病等高危慢性病进行医学预防宣传普及,对确诊高血压和糖尿病等疾病的高危人群进行登记建档,关注病情发展,定期开展随访探视活动。⑤ 对精神疾病患者进行登记以及建档管理,确认其患病程度以及对自身和社会的影响程度进而合理管理;对于居住在家的,病情严重的精神疾病患者,应在专业机构及人员的指导下进行定期随访和康复指导治疗。

基本医疗卫生服务与基本公共卫生服务,从定义上来看,存在较大的差别。"基本医疗"是一个不断发展变化的概念,在不同的经济社会条件下,随着人们健康需求的不断增加,"基本医疗"的内涵也会随之变化。目前,我国对于基本医疗服务的概念及其内涵并没有一个统一的定义,存在的文献资料大都从广义和狭义两方面进行解释。从医疗服务的公平性角度出发,广义的基本医疗服务可以总结概括为人民群众的"健康需要"。从单纯的医学角度出发,不同学者有不同观点,大多学者认为,基本医疗服务是应该指提供服务者根据需求者的健康状况,从医学的原理方法出发为需求者提供的医疗服务。石光、张春生等通过整理国内外有关基本医疗卫生服务理论知识与实践经验,认为基本医疗卫生服务应当是每人都可以获得的,居民最基本的,可有效体现社会公平性的,政府、社会以及个人都能负担得起的医疗卫生服务;要根据政府的筹资能力并结合疾病特征来选择医疗服务内容,应根据服务内容确定不同层次的服务一、二、三级服务包,逐层扩展应用。基于目前国内对于基本医疗服务研究现状和基本医疗服务具有的一些基本特征,要明确基本医疗服务的范围,制定医疗卫生服务标准,需要从3个方面来考虑:一是界定基本医疗保险范围,即为劳动者提供基本的医疗保障,保证劳动群体在患病时能享有在一定条件下能够得到提供的医疗服务,并且是劳动者能支付得起的、适宜的治疗和服务;二是确保基本医疗保险基金支出的有效控制,我国基本医疗保险基金有限,只有在有效的控制下,才能充分发挥医疗保险的效用;三是强化医疗服务的管理,管理内容包括基本的药品目录、诊疗项目及诊疗内容、医疗服务设施标准及对其的维护管理等。我国前卫生部部长陈竺也曾表示,基本医疗卫生服务是以保障居民基本的生命健康权利为最终目的,依据国家有关防治要求规章制度,使人民群众或社会劳动成员在防病、治病过程中得到基本的医疗治疗服务。综上所述,医疗服务可以概述为:一个国家和有关机构根据一国当下经济以及社会总体发展水平,在公平公正原则的基础上,制定适宜的制度保障措施,在财政能力允许范围内,依靠一定的医疗服务能力,建立基本医疗服务设施,采用科学药物、运用适宜医疗技术,为居民身体健康需要提供基本的医疗保障服务,且努力使其成本—效益较好。

8.2　医疗卫生服务是保障居民健康生活的重要条件

2013 年世界卫生组织提出了"全民健康覆盖"的概念,这是世界卫生组织在初级卫生保健概念的基础上,进一步针对"人人享有卫生保健"理念的延伸。"人人享有卫生保健"即确保每个人在不会有经济负担的基础上,都可以获得基本的健康需求服务,疾病的预防、治疗、康复以及姑息治疗等医疗卫生服务。这也为实现世界卫生组织"人人公平享有最高可得健康水平"这一宗旨提供了基础。《中国的医疗卫生事业》白皮书指出"健康是促进人的全面发展的必然要求",病有所医,提高居民身体健康水平,是人类社会的共同理想追求。中国是一个发展中大国,在这个有着 13 亿多人口的国家,医疗卫生状况关系亿万人民的生命安全,俨然是一个意义重大的民生问题。《中共中央国务院关于深化医药卫生体制改革的意见》也明确指出要把基本医疗卫生服务作为一项公共产品服务为全体人民群众提供。党的十八大明确指出要完善国民健康政策的制定,保障实现城乡居民享有安全、便捷、有效、价优的基本医疗卫生服务的要求。21 世纪人类对健康生活的理想以及当今世界各种传染病的蔓延以及新型疾病的爆发,都反映了医疗卫生服务的必要性以及对人们生活的无可替代的重要作用。综上可见,医疗卫生服务与人民群众的身体健康切身利益密切相关,是最基本的社会理想,更是保障居民健康生活的重要条件。

8.2.1　我国医疗卫生经费和卫生资源投入情况

如图 8-1 所示,我国 2005～2014 年国家卫生总费用不断增加,政府卫生支出比重稳步上升,2005 年全国卫生总费用 8 659.91 亿元,到 2014 年全国卫生总费用达 35 312.4 亿元,增长 307.7%,十年间平均增长率达 16.99%;2005 年政府卫生支出 1 552.53 亿元,到 2014 年政府卫生支出达 10 579.23 亿元,增长 581.4%,十年间平均增长率达 24.3%;2005 年卫生总费用占 GDP 比重达 1.36%,到 2014 年达到 19%,平均增长率达到 7%;在 2014 年卫生总费用中,政府、社会和个人卫生支出分别占到 29.96%、38.05% 和 31.99%。

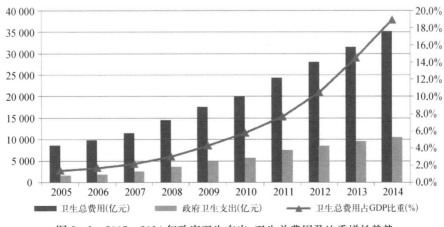

图 8-1　2005～2014 年政府卫生支出、卫生总费用及比重增长趋势

由图 8-2 所示，我国 2005～2014 年国家医疗卫生资源投入呈现稳步增长的态势。截至 2014 年底，全国每万人拥有卫生技术人员总数达 35 人，我国每万人拥有执业（助理）医师数由 2005 年 16 人增加到 2014 年 21 人，增长 31.25%；每万人拥有注册护士数由 2005 年 10 人增加到 2014 年 22 人，增长 120%；全国每万人拥有医疗卫生机构床位数由 2005 年的 26.2 张增加到 48.45 张，增长 84.92%；全国每万人拥有医疗卫生机构数由 2005 年的 88.62 个增加到 98.14 个，增长 11.25%。

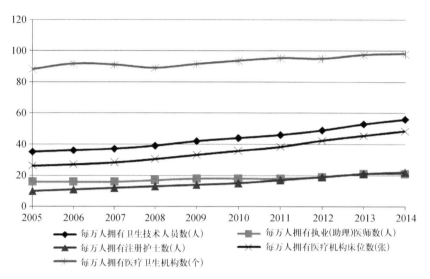

图 8-2　2005～2014 年我国医疗卫生资源增长趋势

8.2.2　孕妇、婴儿及主要疾病死亡率

由图 8-3 所示，我国 2005～2014 年孕妇及婴儿死亡率呈明显下降趋势。到 2014 年底，我国婴儿死亡率由 19‰降低到 2014 年 8.9‰，降低了 11 个千分点，婴儿死亡率环比减

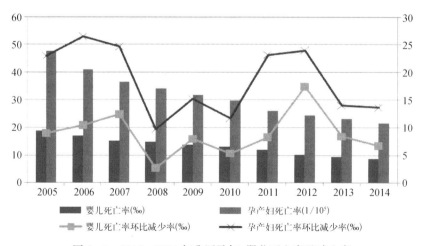

图 8-3　2005～2014 年我国孕妇、婴儿死亡率及减少率

少率平均值为 8.86‰,婴儿死亡率整体呈减少趋势;我国孕妇死亡率由 47.7‰降低到 2014 年 21.7‰,降低了 26 个千分点,孕妇死亡率环比减少率平均值为 9.21‰,孕妇死亡率整体呈减少趋势。

我国城市居民主要疾病,除传染病外还有呼吸道结核、血液造血器官及免疫疾病、肌肉骨骼和结缔组织疾病、妊娠分娩产褥期并发症、先天畸形变形和染色体异常、神经系统疾病、泌尿生殖系统疾病、围生期疾病、诊断不明等几种主要疾病,从 2009~2014 年,我国城市居民主要疾病死亡率平均值分别为 $3.55/10^5$、$3.40/10^5$、$3.14/10^5$、$3.09/10^5$、$3.45/10^5$、$3.34/10^5$,由图 8-4 可以清楚看到孕妇及婴儿主要疾病死亡率平均值的下降趋势。

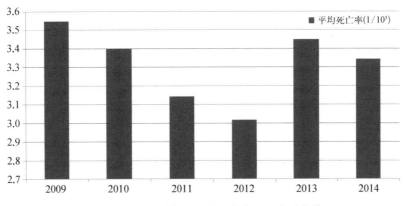

图 8-4 我国城市居民主要疾病死亡率平均值

综上所述,随着医疗资源以及医疗经费投入的不断增加,城市居民主要疾病死亡率、孕妇及婴儿死亡率平均值 2009~2014 年呈现出明显下降趋势,然而近两年却出现上升的情况。总体来看,人们生命健康状况得到提高,但更有改进的空间,人们身体健康不仅是健康生活的重要内容,也是健康生活的基础和保障,医疗卫生服务给予健康生活重要保障。

8.3　城市健康生活医疗卫生服务评价研究意义

1996 年,世界卫生组织开展主题为"城市与健康"活动,将 4 月 7 日设立为世界卫生日。通过研究比较,世界卫生组织分析总结了世界大多数国家创建健康城市的经验教训以及成果,最终公布了"健康城市 10 条标准",其中"能使其市民一道参与制定涉及他们日常生活、特别是健康和福利的各种政策;能使人们更健康长久地生活和少患疾病"两条标准体现了医疗卫生服务对于建设健康城市以及居民健康生活的重要性,同时也为建设健康城市生活指明了努力方向。中共十八大报告也明确表示,推进公共卫生服务、医疗保障及医疗服务等综合服务改革,进一步完善国民健康政策制定,为广大人民群众提供安全且价优、方便且有效的公共卫生和基本医疗服务。然而目前我国医疗卫生服务事业依然面临需求和供给两方面的问题,需求方面:居民医疗卫生需求日益增加,人口老龄化趋势加剧,人均期望寿命延长,慢性病发病率和死亡率不断提高,医疗资源城乡之间、经济发展水平有差距的不同省份之间的分布与结构安排不平衡、服务水平差距明显;在供给方面,则面临着医院数量和医疗规模不断扩大、医疗成本不断持续增加等问题,因此,本书在此基础上对医疗卫生服务进行评价研究具有重要意义。

8.3.1　明确医疗卫生服务的定位

"十三五规划纲要"第六十章,推进健康中国建设中提出"深化医药卫生体制改革,坚持预防为主的方针,建立健全基本医疗卫生制度,实现人人享有基本医疗卫生服务,推广全民健身,提高人民健康水平"。强调了我国医疗服务定位。《中国医疗卫生事业发展报告 2014》指出,改革开放以来,我国医疗卫生事业不断发展,取得显著成绩。新医改的实施阶段性地取得了预期成果,人民群众生活得到实惠身体健康得到保障,同时医务人员更感受到前所未有的鼓舞。医疗卫生事业欣欣向荣,体现了基于中国国情下政府对医疗服务的关注,研究探索了中国医疗发展改革理论,坚定了对中国继续发展医疗改革的信心。然而即使国家给予重视、社会大众积极关注,中国医疗卫生事业改革与发展依然面临着许多现实问题、未知风险和挑战,在中国这样一个多民族多文化、经济发展不平衡生活水平差距大的国家,医疗卫生时常出现较为尖锐的问题。因此,首先明确医疗卫生服务定位是发展我国医疗卫生事业的基本前提,也是提高人们健康生活水平的重要保障。

本书通过对医疗卫生服务的研究,全面客观评价我国医疗卫生服务,并根据科学指标提供可靠的评价分析数据,有助于人们对我国医疗卫生服务发展现状有一个客观认识,从而进一步明确医疗卫生事业发展的目标方向并提出符合实际的发展战略,建设一流现代化的居民健康生活。

8.3.2　深化医疗体制改革促进居民健康

对医疗卫生服务现状进行研究评价,不仅是对党的十八届三中全会《中共中央关于全面深化改革若干重大问题的决定》的积极贯彻与落实,同时也是符合目前我国医疗卫生体系改革的迫切需要。采用各城市医疗卫生服务发展的真实数据,根据影响医疗卫生的各个评价指标,最后对各个城市的医疗卫生事业做出科学评价,有利于掌握各个城市医疗卫生的发展状况和发展动向、有利于决策者掌握科学的分析方法,对制定医疗卫生发展战略深化医疗卫生体制改革提供依据,从而进一步保障了其对居民健康的决定性作用,且对于国家从宏观角度制定健康生活战略也具有重要的意义。

8.3.3　促进整体医疗卫生服务效率提高

改革开放以来,中国经济持续增长,伴随不同地区差异的经济发展水平,中国各地区医疗卫生服务供给的差距也不断扩大,中国正面临着多层次多结构的社会现实,人们对经济社会协调发展的需求不断提高。本书通过比较分析全国 289 个城市的医疗卫生服务状况,将评价结果公开发布,有利于营造良好的竞争氛围,评价结果的公布可以使那些医疗卫生事业发展不是很好的城市认识到自身与其他城市的差距,促使各城市寻找自身存在的原因并向优秀城市学习,最终促使医疗卫生水平的提升和健康生活的建设。此外,国内目前还没有对中国各城市医疗卫生做全面、客观发展评价,研究成果有利于宣传医疗卫生的发展,对于这些城市营造良好的城市健康环境提高医疗服务效率具有十分重要的作用。

8.3.4 促进城市健康生活稳定发展

医疗卫生服务评价提供直接、客观、准确的数据,利用真实数据和评价方法与工具,评价医疗卫生服务现行发展状况,总结其发展的优缺点,发现其中存在的问题,进而对阻碍医疗卫生事业发展进步的因素进行调整,趋利避害,以实现人们健康水平不断提高。通过研究医疗卫生服务,可以为我国的城市健康生活指明方向,有针对性地提出城市健康生活的提升对策,优化布局,避免重复建设和资源浪费,推进我国现代化健康城市建设促进城市健康生活最优发展。

8.4 城市健康生活医疗卫生服务评价指标体系构建与数据选取

8.4.1 医疗卫生服务评价指标体系相关研究

世界卫生组织健康城市指标中涉及医疗卫生服务的指标有:期望寿命,年龄校正的总死亡率,婴儿死亡率,围产期死亡率,5岁以下儿童死亡率,死胎率,低出生体重婴儿死亡率,患重病住院率,不同性别及重性疾病发病率,儿童完成所有法定预防接种的比率,平均每位基层健康照护专业人员服务的人口数,每位护理人员服务的人口数,有健康保险的人口百分比,每年市议会审查有关健康议题的案数。

《中国城市基本公共服务力评价》一书中关于基本医疗、公共卫生方面的指标体系有4个二级指标、10个三级指标,其中二级指标包括财政投入,医院、卫生院建设,防疫活动,满意度;三级指标包括财政投入占GDP比重,人均财政投入,每万人医院拥有数,每万人执业(助理)医师,每万人床位数,问卷(等待时间),问卷(医院分布合理度),问卷(医院运行管理有效性),每万人防疫站拥有数,问卷整体满意度。

根据《健康北京"十二五"发展建设规划》的要求,"十二五"时期健康北京建设主要指标中涉及医疗卫生服务指标有2个二级指标,20个三级指标。其中二级指标包括:健康人群和健康服务;三级指标包括:出生期望寿命,城乡期望寿命差距,婴儿率,孕产妇死亡率,损伤和中毒年龄别死亡率,恶性肿瘤年龄别死亡率,心脏病年龄别死亡率,脑血管病年龄别死亡率,成人吸烟率,中小学生肥胖率控制比例,每千常住人口实有床位数,每千常住人口执业(助理)医生数,平均急救反应时间,城镇职工、居民医疗保险参保率,城镇居民健康档案建档率,中性精神疾病规范管理率,0~6岁儿童系统管理率,居民基本健康知识知晓率,药品抽样合格率。

海宁、成刚等(2012)对我国健康城市建设指标体系进行了比较分析,选取其中城市建设指标体系的服务指标中的每千人拥有床位数、每千人拥有执业医师(助理)数、重性精神疾病患者管理治疗率 3 项指标。

许燕、郭俊香等(2016)认为国家卫生城市综合评价指标体系最终可形成一级指标 5 个、二级指标 22 个和三级指标 85 个的评价指标体系,其中涉及医疗卫生服务的指标有 3 个二级指标:人群健康状况,社会,传染病预防与控制;13 个三级指标:儿童窝沟封闭率,孕产妇死亡率,5 岁以下儿童死亡率,平均期望寿命,每千人拥有执业医师(助理)数,每千人拥有床位数,医疗保险覆盖率,儿童计划免疫"五苗"全程接种率,居住期限 3 个月以上流动人口儿童建卡、建证率,计划免疫安全注射率,甲、乙类传染病报告发病率,医疗机构法定传染病漏报率,临床用血来自无偿献血比例。

阮师漫(2015)表明国家卫生城市创建综合评价研究中健康主要指标有 10 个,其中核心指标有 2 个:肠道传染病报告发病率,病媒和自然疫源性疾病报普发病率;主要指标有 4 个:法定传染病报告发病率,中小学生健康知识知晓率,居民健康基本知识知晓率,居民健康生活方式与行为形成率;一般指标有 4 个:肿瘤报告发病率,平均期望寿命,婴儿死亡率,孕产妇死亡率。

孙德超(2013)表明地区医疗卫生服务均等化评价指标体系的构建中涉及医疗卫生服务的指标有投入、产出、结果 3 个二级指标,人均医疗卫生支出,人均卫生技术人员数,人均医疗机构床位数,医师人均每日担负诊疗人,卫生人员平均负担住院人数,医师人均每日担负住院床日,甲乙类法定报告传染病病死率,婚前检查率 8 个三级指标。

常敬一(2013)表明中国医疗卫生服务水平评价研究表示医疗卫生服务水平的指标包括 2 个二级指标 13 个三级指标,其中二级指标有投入、产出;三级指标有人均卫生费用,人均医疗保健支出,每千人口医疗机构床位数,每千人口卫生人员数,卫生机构数量,等级医院所占比重,产出指标,治愈率,平均每日诊疗人,医师日均担负诊疗人,病床使用率,危重病人抢救成功率,入院人数比例,入院与出院诊断符合率。

余澄(2011)表明我国各地区医疗卫生服务水平评价研究选取医疗卫生服务水平指标有 2 个二级指标:服务条件,服务效果;7 个三级指标:每万人拥有的医疗卫生人员数,每万人拥有的医疗卫生机构床位数,出院者平均住院日,医师日均担负诊疗人,病床使用率,孕产妇死亡率和平均期望寿命。

主要评价体系如表 8-1、表 8-2 所示。

表 8-1　相关机构医疗卫生评价指标体系

作　者	来　源	指　标
世界卫生组织 (1996)	世界卫生组织健康城市指标	期望寿命,年龄校正的总死亡率,婴儿死亡率,围产期死亡率,五岁以下儿童死亡率,死胎率,低出生体重婴儿死亡率,患重病住院率,不同性别及重性疾病发病率,儿童完成所有法定预防接种的比率,平均每位基层健康照护专业人员服务的人口数,每位护理人员服务的人口数,有健康保险的人口百分比,每年市议会审查有关健康议题的案数
中国社会科学院 (2011)	《中国城市基本公共服务力评价》	包括财政投入占 GDP 比重,人均财政投入,每万人医院拥有数,每万人执业(助理)医师,每万人床位数,问卷(等待时间),问卷(医院分布合理度),问卷(医院运行管理有效性),每万人防疫站拥有数,问卷整体满意度

作　者	来　源	指　标
北京市政府 (2011)	《健康北京"十二五"发展建设规划》	出生期望寿命,城乡期望寿命差距,婴儿率,孕产妇死亡率,损伤和中毒年龄别死亡率,恶性肿瘤年龄别死亡率,心脏病年龄别死亡率,脑血管病年龄别死亡率,成人吸烟率,中小学生肥胖率控制比例,每千常住人口实有床位数,每千常住人口执业(助理)医生数,平均急救反应时间,城镇职工、居民医疗保险参保率,城镇居民健康档案建档率,中性精神疾病规范管理率,0~6岁儿童系统管理率,居民基本健康知识知晓率,药品抽样合格率

表 8‐2　国内学者采用的医疗卫生评价指标体系

作　者	来　源	指　标
余澄 (2011)	《我国各地区医疗卫生服务水平评价研究——基于因子分析和聚类分析方法》	每万人拥有的医疗卫生人员数、每万人拥有的医疗卫生机构床位数、出院者平均住院日、医师日均担负诊疗人、病床使用率、孕产妇死亡率、平均期望寿命
于海宁、成刚等 (2012)	《我国健康城市建设指标体系比较分析》	每千人拥有床位数、每千人拥有执业医师(助理)数、重性精神疾病患者管理治疗率
孙德超 (2013)	《地区医疗卫生服务均等化评价指标体系的构建》	人均医疗卫生支出、人均卫生技术人员数、人均医疗机构床位数、医师人均每日担负诊疗人、卫生人员平均负担住院人数、医师人均每日担负住院床日、甲乙类法定报告传染病病死率、婚前检查率
常敬一 (2013)	《基本医疗服务与基本公共卫生服务在"保基本"中的同质性分析》	人均卫生费用、人均医疗保健支出、每千人口医疗机构床位数、每千人口卫生人员数、卫生机构数量、等级医院所占比重、治愈率、平均每日诊疗人、医师日均担负诊疗人、病床使用率、危重病人抢救成功率、入院人数比例、入院与出院诊断符合率
阮师漫 (2015)	《国家卫生城市创建综合评价研究》	肠道传染病报告发病率、病媒和自然疫源性疾病报告发病率、法定传染病报告发病率、中小学生健康知识知晓率、居民健康基本知识知晓率、居民健康生活方式与行为形成率、肿瘤报告发病率、平均期望寿命、婴儿死亡率、孕产妇死亡率
许燕、郭俊香等 (2016)	《国家卫生城市综合评价指标体系研究》	儿童窝沟封闭率、孕产妇死亡率,5岁以下儿童死亡率、平均期望寿命,每千人拥有执业医师(助理)数、每千人拥有床位数,医疗保险覆盖率,儿童计划免疫"五苗"全程接种率、居住期限3个月以上流动人口儿童建卡,建证率计划免疫安全注射率,甲、乙类传染病报告发病率,医疗机构法定传染病漏报率,临床用血来自无偿献血比例

8.4.2　评价指标体系构建原则

(1)科学规范原则

评价应当按照科学可行的要求,采用定量分析与定性分析相结合的方法。评价指标体系必须能客观地反映出评价对象的特征与发展状况,同时又要符合社会发展理论,抓住最能体现医疗卫生服务本质的评价指标,也就是说所选择的指标能够准确地反映出医疗卫生的基础设施、服务水平、发展现状等,选择那些对整体医疗卫生有影响显著、最具代表性的指标。评价指标的选取必须定义明确、计算科学,既涵盖全面又具有较强的代表性。

(2)可操作性原则

医疗卫生服务的评价的对象是全国 289 个城市,所涉及的范围较广。鉴于有些指标的数据难以获得或者难以完整获得,指标体系的建立必须考虑实际的可操作性,否则难以对整体医疗卫生服务做出评价。因此,在选择评价指标时,在满足评价目的的前提下,要结合实际情况,充分考虑是否可以获得相对应指标的准确完整数据。

（3）发展性原则

评价时应当考虑的是如何通过评价来进一步提高医疗卫生服务效率提升人们健康生活水平,找出医疗卫生体系中还应该改进的地方,而不仅仅是评判医疗卫生现状。同时医疗卫生服务评价强调多级指标统筹全国各地区,评价主体是综合医疗卫生服务,评价本身也应该是对医疗卫生发展现状的观察和思考,是人们健康与医疗卫生服务交流的过程,因此,通过医疗卫生服务评价能有效促进人们健康水平的不断提高。

8.4.3 城市健康生活医疗卫生服务评价指标体系构成

世界卫生组织将评价指标定义为"直接或间接地衡量质量、数量和时间特性的变量,反映健康及与健康有关的状况,并评价其进展,为制定规划提供依据",根据医疗卫生服务的影响因素,结合以上提出指标体系选取的 3 个原则,兼顾多方面要素,并借鉴国内外文献关于医疗卫生服务评价指标的研究,本书选取 2003~2014 年我国 289 个城市相关的医疗卫生数据构建本文的医疗卫生服务评价指标体系(表 8-3)。该体系包括医疗资源和医疗投入 2 个二级指标,三级指标分别为每万人拥有医院数、每千人拥有医院床位、每千人拥有执政医师、每千人拥有卫生技术人员、每千人拥有注册护士、卫生事业经费占财政支出的比重。该评价体系从不同角度表示我国医疗卫生服务的完善程度,在一定程度上来反映了我国综合医疗卫生服务的基本状况。

各指标权重采用专家会议法确定,邀请了相关领域的 20 多名专家,第一轮打分后将权重均值反馈后进行第二轮打分,如此经过三轮后权重趋于稳定。

表 8-3 城市健康生活医疗卫生服务评价指标体系

一级指标	二级指标	权重	三 级 指 标	权重
医疗服务	医疗资源	0.629	每万人拥有医院数(家)	0.225
			每千人拥有医院床位(张)	0.275
			每千人拥有执政医师(人)	0.175
			每千人拥有卫生技术人员(人)	0.125
			每千人拥有注册护士(%)	0.200
	医疗投入	0.371	卫生事业经费占财政支出的比重(%)	1.000

（1）医疗资源

1）每万人拥有医院数:指每一万人享有的医院数量(单位:家)。公式表示如下。

$$每万人拥有医院数 = \frac{医院总数 \times 10\,000}{人口总数}$$

2）每千人拥有医院床位:指每一千人享有的医院床位数量(单位:张)。公式如下。

$$每千人拥有医院床位 = \frac{床位总数 \times 1\,000}{人口总数}$$

3) 每千人拥有执政医师(人):指每一千人享有的执政医生人数(单位:人)。公式如下。

$$每千人拥有执政医生 = \frac{执政医生总数 \times 1\,000}{人口总数}$$

4) 每千人拥有卫生技术人员(人):指一千人享有的卫生技术人员人数(单位:人)。公式如下。

$$每千人拥有卫生技术人员 = \frac{卫生技术人员总数 \times 1\,000}{人口总数}$$

5) 每千人拥有注册护士(人):指每一千人拥有的注册护士人数(单位:人)。公式如下。

$$每千人拥有注册护士 = \frac{注册护士人员总数 \times 1\,000}{人口总数}$$

(2) 医疗投入

1) 人均医疗保健支出占人均总支出的比例(%):指每人平均医疗保健支出费用占每人平均总支出费用的比例。公式如下。

$$卫生事业经费占财政支出比例 = \frac{卫生事业经费}{财政总支出} \times 100\%$$

2) 卫生事业经费占财政支出的比例(%):指卫生事业经费投入占总财政支出的百分比。公式表示如下。

$$卫生事业经费占财政支出比例 = \frac{卫生事业经费}{财政总支出} \times 100\%$$

8.4.4 城市健康生活医疗卫生服务评价指标数据来源

本书选取了全国289个城市(地级市以上)作为研究对象,基本涵盖我国所有人口聚集城市,根据表8-2所列的指标体系,选取2003～2014年中国289个城市相关的医疗卫生数据。原始数据来源于中国统计年鉴、中国区域统计年鉴、国家统计局等。部分年份由于数据缺失,根据以往数据所占的比重对相关数据进行了估算。

8.5 城市健康生活医疗卫生服务评价结果

8.5.1 城市健康生活医疗卫生服务城市排名

通过对健康生活医疗卫生服务各级指标赋予权重,利用线性加权法,得到289个城市的健康生活医疗卫生服务评价得分,并按得分高低得到289个城市的环境健康医疗卫生服务排名,排名前50名作为医疗卫生服务五十强城市,排名靠后的为其他城市,即51～289名作为其他城市(表8-4、表8-5)。在此基础上,将每个省、市及自治区的各个城市的得分加总平均成省级得分,对31个省市进行排名。最后将31个省、市及自治区分成东、中、西部3个区域,加总平均,分区域进行排名。

表 8-4　城市健康生活医疗卫生服务评价 50 强城市

总排名	城　市	所属省、市及自治区	得　分(分)
1	东莞市	广东省	69.30
2	深圳市	广东省	66.44
3	北京市	直辖市	61.19
4	太原市	山西省	56.63
5	海口市	海南省	55.15
6	乌鲁木齐市	新疆维吾尔自治区	51.98
7	运城市	山西省	51.57
8	广州市	广东省	51.25
9	怀化市	湖南省	50.00
10	济南市	山东省	49.75
11	成都市	四川省	49.40
12	昆明市	云南省	49.13
13	杭州市	浙江省	49.04
14	秦皇岛市	河北省	48.27
15	贵港市	广西壮族自治区	47.85
16	贵阳市	贵州省	47.66
17	嘉峪关市	甘肃省	47.43
18	钦州市	广西壮族自治区	46.90
19	常德市	湖南省	46.77
20	兰州市	甘肃省	46.77
21	咸阳市	陕西省	46.73
22	张家界市	湖南省	46.65
23	鹤岗市	黑龙江省	46.05
24	阳泉市	山西省	45.67
25	柳州市	广西壮族自治区	45.47
26	永州市	湖南省	45.36
27	南昌市	江西省	45.30
28	郴州市	湖南省	45.30
29	长沙市	湖南省	45.28
30	开封市	河南省	45.06
31	桂林市	广西壮族自治区	44.87
32	菏泽市	山东省	44.74
33	上饶市	江西省	44.65
34	攀枝花市	四川省	44.61
35	贺州市	广西壮族自治区	44.56
36	吉安市	江西省	44.51
37	玉林市	广西壮族自治区	44.51
38	西宁市	青海省	44.24
39	西安市	陕西省	44.23
40	湛江市	广东省	43.83

总排名	城　市	所属省、市及自治区	得　分(分)
41	株洲市	湖南省	43.79
42	济宁市	山东省	43.75
43	金华市	浙江省	43.61
44	河池市	广西壮族自治区	43.61
45	乌海市	内蒙古自治区	43.59
46	临汾市	山西省	43.53
47	郑州市	河南省	43.46
48	铜川市	陕西省	43.44
49	南宁市	广西壮族自治区	43.22
50	淮北市	安徽省	43.08
平均得分			47.58

表 8-5　城市健康生活医疗卫生服务评价其他城市排名

总排名	城　市	所属省、市及自治区	得　分(分)
51	广安市	四川省	43.00
52	汉中市	陕西省	42.95
53	泰安市	山东省	42.93
54	周口市	河南省	42.92
55	武汉市	湖北省	42.89
56	玉溪市	云南省	42.88
57	抚州市	江西省	42.85
58	承德市	河北省	42.81
59	衡水市	河北省	42.70
60	吉林市	吉林省	42.56
61	呼伦贝尔市	内蒙古自治区	42.53
62	临沂市	山东省	42.50
63	资阳市	四川省	42.36
64	石嘴山市	宁夏回族自治区	42.35
65	银川市	宁夏回族自治区	42.27
66	九江市	江西省	42.26
67	来宾市	广西壮族自治区	42.18
68	石家庄市	河北省	42.12
69	大庆市	黑龙江省	42.09
70	邵阳市	湖南省	42.06
71	中山市	广东省	41.98
72	平顶山市	河南省	41.93
73	潍坊市	山东省	41.91
74	佛山市	广东省	41.90
75	广元市	四川省	41.88
76	自贡市	四川省	41.85

续　表

总排名	城　市	所属省、市及自治区	得　分(分)
77	随州市	湖北省	41.83
78	东营市	山东省	41.81
79	苏州市	江苏省	41.79
80	上海市	直辖市	41.69
81	昭通市	云南省	41.45
82	北海市	广西壮族自治区	41.44
83	宣城市	安徽省	41.44
84	唐山市	河北省	41.43
85	内江市	四川省	41.43
86	揭阳市	广东省	41.40
87	珠海市	广东省	41.40
88	淄博市	山东省	41.39
89	晋城市	山西省	41.30
90	宿州市	安徽省	41.29
91	忻州市	山西省	41.11
92	惠州市	广东省	41.08
93	南京市	江苏省	41.03
94	毕节市	贵州省	40.93
95	濮阳市	河南省	40.86
96	岳阳市	湖南省	40.70
97	厦门市	福建省	40.66
98	聊城市	山东省	40.65
99	汕头市	广东省	40.62
100	蚌埠市	安徽省	40.56
101	漯河市	河南省	40.54
102	烟台市	山东省	40.37
103	亳州市	安徽省	40.34
104	南充市	四川省	40.28
105	益阳市	湖南省	40.28
106	乐山市	四川省	40.25
107	滨州市	山东省	40.24
108	阜阳市	安徽省	40.21
109	晋中市	山西省	40.21
110	衡阳市	湖南省	40.14
111	宜春市	江西省	40.14
112	安庆市	安徽省	40.14
113	邢台市	河北省	40.13
114	湘潭市	湖南省	40.06
115	滁州市	安徽省	40.02

续　表

总排名	城　市	所属省、市及自治区	得　分(分)
116	遂宁市	四川省	39.92
117	安阳市	河南省	39.91
118	商丘市	河南省	39.86
119	新乡市	河南省	39.86
120	梧州市	广西壮族自治区	39.83
121	双鸭山市	黑龙江省	39.82
122	四平市	吉林省	39.76
123	遵义市	贵州省	39.73
124	宁波市	浙江省	39.63
125	萍乡市	江西省	39.58
126	南平市	福建省	39.58
127	保定市	河北省	39.48
128	呼和浩特市	内蒙古自治区	39.47
129	无锡市	江苏省	39.46
130	金昌市	甘肃省	39.43
131	丽水市	浙江省	39.35
132	十堰市	湖北省	39.31
133	驻马店市	河南省	39.29
134	黄冈市	湖北省	39.28
135	鹰潭市	江西省	39.22
136	长春市	吉林省	39.15
137	达州市	四川省	39.12
138	天津市	直辖市	39.07
139	赣州市	江西省	39.03
140	清远市	广东省	39.01
141	黑河市	黑龙江省	38.92
142	大同市	山西省	38.90
143	荆州市	湖北省	38.84
144	莆田市	福建省	38.80
145	淮南市	安徽省	38.76
146	黄石市	湖北省	38.68
147	德州市	山东省	38.68
148	酒泉市	甘肃省	38.64
149	宝鸡市	陕西省	38.62
150	娄底市	湖南省	38.60
151	德阳市	四川省	38.59
152	宜宾市	四川省	38.54
153	长治市	山西省	38.54
154	保山市	云南省	38.50

续　表

总排名	城　市	所属省、市及自治区	得　分(分)
155	泸州市	四川省	38.44
156	云浮市	广东省	38.43
157	鸡西市	黑龙江省	38.37
158	茂名市	广东省	38.32
159	眉山市	四川省	38.13
160	防城港市	广西壮族自治区	38.05
161	榆林市	陕西省	38.04
162	绍兴市	浙江省	38.01
163	焦作市	河南省	37.97
164	池州市	安徽省	37.95
165	哈尔滨市	黑龙江省	37.85
166	渭南市	陕西省	37.79
167	福州市	福建省	37.77
168	洛阳市	河南省	37.77
169	沧州市	河北省	37.77
170	鄂尔多斯市	内蒙古自治区	37.76
171	辽源市	吉林省	37.71
172	沈阳市	辽宁省	37.71
173	平凉市	甘肃省	37.68
174	绵阳市	四川省	37.66
175	湖州市	浙江省	37.65
176	三门峡市	河南省	37.62
177	佳木斯市	黑龙江省	37.50
178	白银市	甘肃省	37.45
179	宜昌市	湖北省	37.35
180	六安市	安徽省	37.33
181	衢州市	浙江省	37.28
182	三明市	福建省	37.28
183	武威市	甘肃省	37.26
184	龙岩市	福建省	37.24
185	通化市	吉林省	37.22
186	白山市	吉林省	37.17
187	牡丹江市	黑龙江省	37.14
188	莱芜市	山东省	37.12
189	南阳市	河南省	37.08
190	江门市	广东省	37.08
191	舟山市	浙江省	37.05
192	百色市	广西壮族自治区	36.96
193	天水市	甘肃省	36.95

续 表

总排名	城 市	所属省、市及自治区	得 分(分)
194	温州市	浙江省	36.89
195	潮州市	广东省	36.85
196	韶关市	广东省	36.79
197	巴中市	四川省	36.73
198	鹤壁市	河南省	36.73
199	铜陵市	安徽省	36.63
200	张掖市	甘肃省	36.57
201	商洛市	陕西省	36.46
202	铜仁市	贵州省	36.44
203	许昌市	河南省	36.37
204	黄山市	安徽省	36.37
205	常州市	江苏省	36.31
206	南通市	江苏省	36.28
207	营口市	辽宁省	36.28
208	延安市	陕西省	36.24
209	廊坊市	河北省	36.23
210	包头市	内蒙古自治区	36.20
211	张家口市	河北省	36.12
212	漳州市	福建省	36.04
213	安顺市	贵州省	36.04
214	咸宁市	湖北省	36.02
215	克拉玛依市	新疆维吾尔自治区	36.00
216	海东市	青海省	35.92
217	白城市	吉林省	35.79
218	泉州市	福建省	35.73
219	巴彦淖尔市	内蒙古自治区	35.69
220	阳江市	广东省	35.67
221	曲靖市	云南省	35.61
222	安康市	陕西省	35.60
223	吴忠市	宁夏回族自治区	35.57
224	赤峰市	内蒙古自治区	35.50
225	枣庄市	山东省	35.42
226	邯郸市	河北省	35.31
227	日照市	山东省	35.29
228	盘锦市	辽宁省	35.27
229	荆门市	湖北省	35.20
230	景德镇市	江西省	35.16
231	合肥市	安徽省	35.16
232	肇庆市	广东省	35.10

续　表

总排名	城　市	所属省、市及自治区	得　分(分)
233	齐齐哈尔市	黑龙江省	35.08
234	威海市	山东省	35.01
235	宁德市	福建省	35.01
236	辽阳市	辽宁省	34.92
237	梅州市	广东省	34.92
238	宿迁市	江苏省	34.88
239	河源市	广东省	34.78
240	汕尾市	广东省	34.54
241	嘉兴市	浙江省	34.40
242	盐城市	江苏省	34.34
243	大连市	辽宁省	33.98
244	新余市	江西省	33.96
245	崇左市	广西壮族自治区	33.77
246	松原市	吉林省	33.75
247	泰州市	江苏省	33.69
248	青岛市	山东省	33.47
249	镇江市	江苏省	33.42
250	徐州市	江苏省	33.37
251	马鞍山市	安徽省	33.14
252	朔州市	山西省	33.01
253	台州市	浙江省	32.90
254	芜湖市	安徽省	32.86
255	葫芦岛市	辽宁省	32.76
256	临沧市	云南省	32.76
257	七台河市	黑龙江省	32.70
258	鄂州市	湖北省	32.66
259	吕梁市	山西省	32.60
260	信阳市	河南省	32.55
261	阜新市	辽宁省	32.52
262	陇南市	甘肃省	32.45
263	普洱市	云南省	32.30
264	丽江市	云南省	32.22
265	六盘水市	贵州省	32.20
266	本溪市	辽宁省	32.13
267	襄阳市	湖北省	32.03
268	扬州市	江苏省	31.97
269	朝阳市	辽宁省	31.89
270	淮安市	江苏省	31.62
271	通辽市	内蒙古自治区	31.55

总排名	城　市	所属省、市及自治区	得　分(分)
272	伊春市	黑龙江省	31.51
273	绥化市	黑龙江省	31.15
274	丹东市	辽宁省	30.80
275	鞍山市	辽宁省	30.76
276	重庆市	直辖市	30.58
277	孝感市	湖北省	30.51
278	定西市	甘肃省	30.27
279	庆阳市	甘肃省	29.98
280	三亚市	海南省	29.91
281	雅安市	四川省	29.53
282	中卫市	宁夏回族自治区	29.20
283	固原市	宁夏回族自治区	29.05
284	抚顺市	辽宁省	28.87
285	乌兰察布市	内蒙古自治区	27.20
286	连云港市	江苏省	26.94
287	铁岭市	辽宁省	26.27
288	锦州市	辽宁省	26.10
289	拉萨市	西藏自治区	25.33
平均得分			37.31

从评价结果来看(表8-4),排名50强的城市医疗卫生平均得分为47.58分,而仅有16个城市的健康生活指数超过平均得分,排名第一的东莞市与平均分相差21.72分,排名五十的淮北市与平均分相差4.50分,50强城市之间医疗卫生服务水平存在明显断层。从具体排名来看,排名前五位的城市分别为东莞市、深圳市、北京市、太原市和海口市,其得分依次为69.30分、66.44分、61.19分、56.63分、55.15分,东莞市与海口市相差14.15分,可见,医疗卫生服务水平较高的城市相互之间存在的差距较大。而从第六名的乌鲁木齐市开始至第五十名的淮北市的得分分布来看则较为均匀。另外,各省份50强城市中的所占份额也各有不同,如图8-5所示。

如表8-3所示,广西壮族自治区有贵港市、钦州市、柳州市等8个城市位列50强城市,拥有城市数量最多,其中排名最靠前的是位居第15名的贵港市;湖南省有怀化市、常德市、张家界市等7个城市位列50强城市,拥有数量仅次于广西壮族自治区,排名最靠前的是位居第9名的怀化市。其次,广东省有东莞市、深圳市、广州市、湛江市4个城市位列50强,且东莞市排名第一,深圳市排名第二,广州市排名第八,可见,广东省一线城市的医疗卫生服务水平在全国也是领先的;山西省也太原市、运城市等4个城市位列50强,排名最靠前的是位居第4名的太原市。再次,位列前50强城市中,拥有3个城市的省份有:江西省、陕西省、山东省;拥有2个城市的省份有:四川省、浙江省、河南省、甘肃省;拥有1个城市的省市有:新疆维吾尔自治区、安徽省、云南省、贵州省、海南省、河北省、黑龙江省、内蒙古自治区、青海省以及北

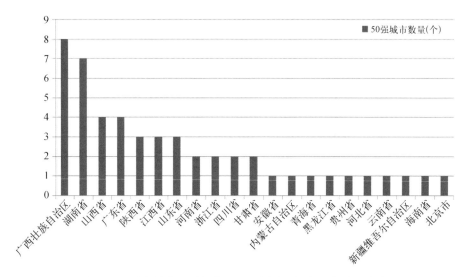

图 8-5 城市健康生活评价 50 强城市的省、市及自治区分布

京市。另外,天津、辽宁、上海、江苏、福建、吉林、湖北、重庆、西藏自治区、宁夏回族自治区共 10 个省、市及自治区未在前 50 强城市中占有名额。最后,50 强城市的地区分布,如表 8-6 所示。

表 8-6 城市健康生活评价 50 强城市的地区分布

地区分类	主要省、市及自治区	代 表 城 市	平均得分(分)
东部	广东省、北京市、海南省、山东省、河北省、浙江省	东莞、深圳、北京、海口、济南、秦皇岛、金华等 12 个城市	52.19
中部	山西省、黑龙江省、江西省、湖南省、河南省、安徽省	太原、怀化、鹤岗、阳泉、南昌、开封、淮北等 18 个城市	46.26
西部	四川省、贵州省、云南省、陕西省、甘肃省、新疆维吾尔自治区、广西壮族自治区、内蒙古自治区、青海省	乌鲁木齐、成都、昆明、贵港、贵阳、嘉峪关、咸阳、西宁、乌海等 20 个城市	46.01

从区域角度来看,医疗卫生服务水平排名 50 强的城市中,位于东部地区的城市有 12 个,占总数的 24%,这 12 个城市的医疗卫生服务水平平均得分为 52.19 分,高于 50 强城市的平均得分,其中东莞市、深圳市、北京市位列 50 强城市排名前三名。位于中部地区的城市有 18 个,占总数的 36%,平均得分为 46.26 分,与平均成绩只相差 1.32 分。位于西部地区的城市分别有 20 个,占总数的 40%,平均得分为 46.01 分,与中部地区相差 0.25 分,与平均分相差 1.57 分。可见,东部地区医疗卫生服务水平较高,优于中、西部地区,但城市所占份额并不多;中、西部地区之间没有太大差距。综上所述,东部地区区城市间的医疗卫生服务水平尚具有较大协调发展空间,中、西部地区城市所占份额较大,医疗服务水平均低于平均医疗卫生服务水平,整体发展潜力明显。

其余城市评价结果如表 8-5 所示,从第 51 名的广安市至第 289 名的拉萨市,其得分情况呈现缓慢的下降趋势,不同城市的医疗卫生服务发展水平差距不大,平均得分 37.31 分。从总体的评价结果来看,289 个地级以上城市健康生活的平均得分为 39.09 分,高于平均的城市有 137 个,低于平均分的城市有 157 个,各约占一半。然而仅有 9 个城市的医疗卫生服务综合得分达到 50 以上,只有前三名达到 60 分以上。综合来看,我国城市医疗卫生服务的整体表现较弱,具有较大的提升和改进的空间。

8.5.2　城市健康生活医疗卫生服务的省、市及自治区分析

为了了解不同省、市及自治区的医疗卫生的水平,将同一省、市及自治区各城市医疗卫生指数综合得分相加求平均值来反映各个省、市及自治区的医疗卫生服务水平,各地区医疗卫生指数综合得分及排名如表8-7所示。

表 8-7　我国 31 个省、市及自治区城市健康生活医疗卫生服务评价平均得分及排名

序　号	省、市及自治区	平均得分(分)
1	北京市	61.19
2	新疆维吾尔自治区	43.99
3	湖南省	43.31
4	海南省	42.53
5	广西壮族自治区	42.37
6	山西省	42.10
7	广东省	41.94
8	上海市	41.69
9	江西省	40.61
10	山东省	40.30
11	河北省	40.21
12	四川省	40.10
13	青海省	40.08
14	陕西省	40.01
15	河南省	39.40
16	天津市	39.07
17	贵州省	38.83
18	浙江省	38.71
19	安徽省	38.45
20	云南省	38.11
21	吉林省	37.89
22	福建省	37.87
23	甘肃省	37.57
24	黑龙江省	37.35
25	湖北省	37.05
26	内蒙古自治区	36.61
27	宁夏回族自治区	35.69
28	江苏省	35.01
29	辽宁省	32.16
30	重庆市	30.58
31	西藏自治区	25.33

医疗卫生指数得分排名前五的省市分别为北京市、新疆维吾尔自治区、湖南省、海南省、广西壮族自治区,得分分别 61.19 分、43.99 分、43.31 分、42.53 分、42.37 分。排名靠后的地区有,辽宁省、重庆市、西藏自治区,得分分别为 32.16 分、30.58 分、25.33 分。其中,北京与新疆维吾尔自治区相差 17.2 分,与西藏自治区相差 35.68 分。可见地区之间医疗卫生水平存在相当大差距。

为了更加清楚地分析各个城市的医疗卫生水平,将表的评价结果画成柱状图,如图 8-6 所示。

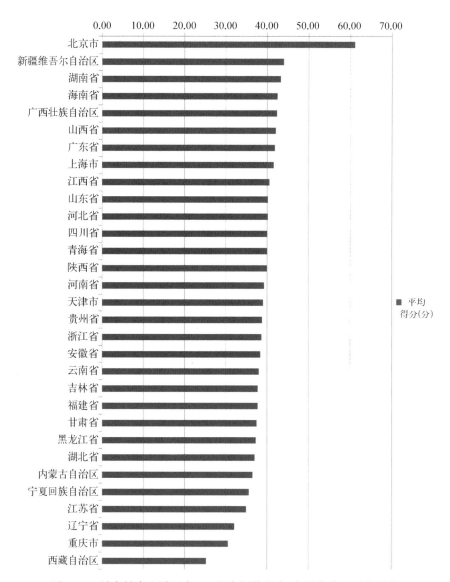

图 8-6　城市健康生活医疗卫生服务评价的省、市及自治区平均得分

有 23 个地区集中在 20~40 分,约占总地区数的 74%,7 个地区在 40~60 分,只有北京市高于 60 分,总体来看,北京在医疗卫生服务方面处于全国领跑的地位,医疗卫生服务水平整体偏低,省、市及自治区间差距相对较小。

8.5.3 城市健康生活医疗卫生服务的区域分析

按照各个省、市及自治区所处的区域,本部分将我国31个省、市及自治区划分为了3个大区域,分别为东部、中部、西部地区。东部地区包括北京、天津、河北、辽宁、上海、江苏、浙江、福建、山东、广东和海南11个省市;中部地区包括8个省级行政区,分别是山西、吉林、黑龙江、安徽、江西、河南、湖北、湖南;西部地区包括12个省、市及自治区,分别是四川、重庆、贵州、云南、西藏自治区、陕西、甘肃、青海、宁夏回族自治区、新疆维吾尔自治区、广西壮族自治区、内蒙古自治区。同样,根据这31个省、市及自治区的所属区域,计算各个区域健康生活医疗卫生服务指数的平均得分,并进行排序,3大区域健康生活医疗卫生服务指数平均得分及排名,如表8-8所示。

表 8-8　我国东、中、西部地区城市健康生活医疗卫生评价平均得分及排名

排　名	区　域	省、市及自治区	组合得分(分)	平均得分(分)
1	东部地区	北京市	61.19	40.97
		天津市	39.07	
		河北省	40.21	
		辽宁省	32.16	
		上海市	41.69	
		江苏省	35.01	
		浙江省	38.71	
		福建省	37.87	
		山东省	40.30	
		广东省	41.94	
		海南省	42.53	
2	中部地区	山西省	42.10	39.52
		吉林省	37.89	
		黑龙江省	37.35	
		安徽省	38.45	
		江西省	40.61	
		河南省	39.40	
		湖北省	37.05	
		湖南省	43.31	
3	西部地区	四川省	40.10	37.44
		重庆市	30.58	
		贵州省	38.83	
		云南省	38.11	
		西藏自治区	25.33	
		陕西省	40.01	
		甘肃省	37.57	
		青海省	40.08	
		宁夏回族自治区	35.69	
		新疆维吾尔自治区	43.99	
		广西壮族自治区	42.37	
		内蒙古自治区	36.61	
平均值				39.31

为了更加清楚地分析各个城市的医疗卫生水平,将表的评价结果画成柱状图,如图 8-7 所示。

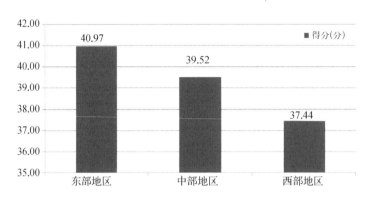

图 8-7　我国东、中、西部地区城市健康生活医疗卫生服务评价平均得分情况

由上分析可知,医疗卫生区域平均得分为: 39.31 分,3 大区域排名由高到低依次是东部、中部、西部,其得分依次为 40.97 分、39.52 分、37.44 分。根据评价结果,我国三大区域间的医疗卫生服务水平没有太大差距。东部地区略优于中部地区,中部地区优于西部地区。然而平均成绩最高的东部地区也没有达到 50 分,由此来看,我国医疗卫生服务水平尚有较大提升空间。

8.6　城市健康生活医疗卫生服务评价深度分析

8.6.1　指标深度分析

(1) 医疗资源二级指标均值分析

综合以上医疗卫生服务评价结果,我国整体医疗卫生服务水平偏低,且不同省市、区域之间存在明显发展不平衡情况,经济发达省市明显优于一般省市,发达省市之间也有明显差距,东部地区优于中、西部地区。因此,有必要对医疗服务指标进行深度分析,进一步对我国医疗卫生服务进行客观评价。这里对原始医疗卫生服务数据进行标准化处理,选取各项二级指标标准化后的数据求得平均值,即二级指标的均值,如图 8-8 所示。

由图 8-8 可见,医疗资源二级指标中,每千人拥有的医院床位数均值为 32.84 分,领先于其他指标;其次是每万人拥有医院数,均值为 32.24 分,与每千人拥有医院床位数均值只差 0.60 分;随着我国医疗卫生改革不断深化,通过政策创新和相应的制度安排,确保了医改的顺利实施,医疗卫生服务水平不断发展完善,医院数与医院床位数随之增加,医疗资源规模明显扩张。均值位列第三是每千人拥有执政医生,为 26.19 分,第四是每千人拥有的卫生技术人员,均值为 25.31 分,可见,在目前医疗资源中,硬件设施在一定规模上优于软件设施,执政医师与卫生技术人员属于医疗人才,人才的培养相对来说较为缓慢,因此,在增加医

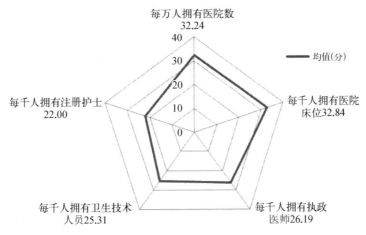

图 8-8 医疗卫生服务二级指标均值

院数、床位数等医疗资源投入的同时,应更加注重医生以及技师人员等决定性医疗资源的培养和投入。最后是每千人拥有注册护士,均值为 22.00 分,在医疗资源中处于明显的劣势,由于每千人拥有的注册护士权重较高,因此,对医疗卫生得分具有较大影响。另外,我国医疗资源总体均值较低,医疗资源各级指标均有巨大发展和改进空间。

(2)医疗投入二级指标均值分析

医疗投入二级指标,即医疗卫生事业经费占财政支出的比重,均值为 57.15 分,遥遥领先于其他医疗资源二级指标均值。医疗卫生改革以来,我国财政部门通过调整支出结构,加大了对医疗卫生的投入,国家财政支持建成了全民的医疗保障制度、医药制度、公共卫生服务均等化体系、基层医疗卫生服务体系以及支持推进公立医院的改革。相比其他医疗投入,政府财政支出占据主要领导地位,为整体医疗卫生服务水平的提高做出重大贡献,并仍具有继续支持医疗卫生事业发展的需要和潜力。

(3)医疗卫生服务一级指标均值分析

医疗卫生服务一级指标数据来自二级指标标准化后乘以其各权重的得分加总,在此基础上计算其平均得分。结果如图 8-9 所示。

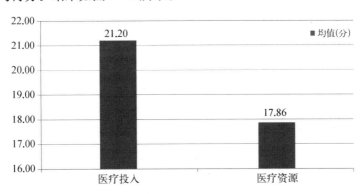

图 8-9 医疗卫生服务一级指标均值

医疗卫生服务水平主要体现在医疗资源与医疗投入两个方面,从平均水平来看,医疗资源均值为 17.86 分,医疗投入均值为 21.20 分,可见,虽然医疗卫生改革效果显著,然而我国医疗卫生服务整体水平仍然偏低,医疗经费不足,医疗投入的"初次分配""再分配"不同省、市及自治区、地区以及城乡之间仍然存在不平等不均衡情况,医疗资源中,卫生人力资源总量勉强,整体人员素质不高,医疗机构垄断制度不合理、资源配置不均衡、管理相对滞后等问题制约了医疗卫生一级指标平均水平的提高。另外,资源医疗投入相对来说明显高于医疗资源,且医疗资源权重为 0.629 远高于医疗投入权重 0.371,对医疗卫生服务综合得分具有较大影响。由各级指标均值分析来看,我国医疗卫生事业处于蓬勃发展阶段,仍需要不断改进和完善。

8.6.2　地区差距分析

根据二八定律,为了分析医疗卫生服务各级指标的地区差距,先将 289 个省、市及自治区的各指标得分从低到高排序,然后计算前 20% 省、市及自治区(即前 58 个省市)的该指标总值占该指标 289 个省、市及自治区总值的百分比,得到该指标的。该系数越大,则说明地区差距越小,系数越小则反之。医疗卫生服务各级指标的地区差距系数结果如表 8-9 所示。

表 8-9　城市健康生活各一级指标及综合指数的地区差距系数

一级指标	差距系数(%)	二级指标	差距系数(%)
医疗资源	21.81	每万人拥有医院数	21.70
		每千人拥有医院床位	22.23
		每千人拥有执政医师	23.16
		每千人拥有卫生技术人员	21.16
		每千人拥有注册护士	20.24
医疗投入	17.50	卫生事业经费占财政支出的比重	17.50

由表 8-9 可以看出,医疗资源二级指标中,每万人拥有医院数、每千人拥有医院床位、每千人拥有执政医师、每千人拥有卫生技术人员、每千人拥有注册护士 5 个指标存在一定地区差距,但差距系数差别不大。其中,每千人拥有执政医师差距系数最大,为 23.16,说明每千人拥有的执政医师地区差距最小,人们健康均等化意识越发明显,医疗卫生骨干人员的分配相对来说最为均衡。其次,每万人拥有医院数、每千人拥有卫生技术人员差距系数分别为 21.70、22.23、21.16,结合每万人拥有医院数、每千人拥有医院床位均值较高,可见,相对于医疗卫生其他指标而言,其发展处于一般中等水平。再次,每千人拥有注册护士差距系数最小,为 20.24,说明医疗资源中,每千人拥有注册护士地区差距最大,结合其最低的均值,说明我国注册护士数量不足,分布亦不均衡。医疗投入二级指标的卫生事业经费占财政支出的比重的差距系数为 17.50,明显低于其他二级指标差距系数,然而其均值 57.15 远远高于其他指标均值,说明我国医疗卫生事业经费支出相对较高,其使用出现过度集中、分布不均衡等情况。

医疗卫生服务一级指标中,医疗资源、医疗投入差距系数分别为21.81、17.50,可见其存在明显地区差距,且差距系数差别较大,医疗资源地区差距小于医疗投入地区差距,结合医疗资源权重0.629,医疗投入权重0.371,对医疗卫生服务总体得分有一定影响。综上所述,我国医疗卫生服务发展空间巨大,整体供需不平衡、医疗资源以及医疗投入总量不足、分布不均衡、医疗制度有待进一步完善。

8.6.3　城市健康生活评价后50城市分析

与医疗卫生服务评价50强城市相对应,医疗卫生服务水平得分较低的后50个城市是从第240名的汕尾市至排名第289名的拉萨市,其平均得分为31.55分,其中,有32个城市的得分高于平均水平,18个城市的得分低于平均水平,整体得分依然呈缓慢下降趋势,相差最大的为抚顺市与乌兰察布市,也仅差1.67分,其他城市平均相差0.34分。可见,医疗卫生服务水平较为落后的城市,基本处在平衡的水平上。另外,各省份50强城市中的所占份额也各有不同,如图8-10所示。

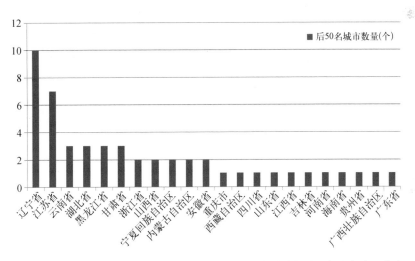

图8-10　城市健康生活医疗卫生服务评价后50名城市的省、市及自治区分布

排名后50名的城市中,辽宁省有大连市、葫芦岛市、阜新市等10个城市名额,是健康生活医疗卫生排名后50中入选城市最多的省、市及自治区,且锦州市位于第288名;江苏省有泰州市、盐城市、扬州市等7个城市名额,在后50城市数量中所占名额仅次于辽宁省,且铁岭市位于第287名,连云港市位于第286名。其次,黑龙江省、湖北省、甘肃省、云南省分别占有3个城市名额;内蒙古自治区、宁夏回族自治区、山西省、安徽省、浙江省分别占2个名额,其中,内蒙古自治区的乌兰察布市位列第285名;再次,广西壮族自治区、海南省、河南省、吉林省、江西省、山东省、四川省、西藏自治区、重庆市、贵州省分别占有1个城市名额,其中,西藏自治区的拉萨市排名第289位。另外,北京、天津、河北、上海、福建、湖南、陕西、青海、新疆维吾尔自治区共9个省、市及自治区未在排名后50城市中占有名额。最后,为了进

一步分析排名后 50 城市的地区分布状况,将评价结果制成表格列出,如表 8－10 所示。

表 8－10　城市健康生活医疗卫生服务评价后 50 名城市的地区分布

地区分类	主要省、市及自治区	代 表 城 市	平均得分(分)
东部	广东省、浙江省、江苏省、辽宁省、海南省、山东省	汕尾、嘉兴、盐城、大连、三亚、青岛等 22 个城市	31.67
中部	江西省、吉林省、湖北省、河南省、安徽省、黑龙江省、山西省	新余、松原、马鞍山、朔州、七台河、鄂州、信阳等 13 个城市	32.49
西部	广西壮族自治区、云南省、甘肃省、贵州省、内蒙古自治区、重庆市、四川省、宁夏回族自治区、西藏自治区	崇左、临沧、陇南、普洱、通辽、重庆、雅安、中卫、拉萨等 15 个城市	30.56

　　从区域角度观察,医疗卫生服务水平排名后 50 的城市中,位于东部地区的城市有 22 个,占总数的 44%,这 22 个城市的医疗卫生服务水平平均得分为 31.67 分,低于中部地区高于西部地区;位于中部地区的城市有 13 个,占总数的 26%,平均得分为 32.49 分,高于东、西部地区,与 50 强城市中东部、中部地区医疗卫生服务规模与质量相比,东、中部地区区域内医疗卫生服务水平呈现不平衡;其次,位于西部地区的城市分别有 15 个,占总数的 30%,平均得分为 30.56 分,依然是最低得分。可见,医疗卫生服务评价后 50 城市中,东、中部地区城市所占份额较多,但平均水平依然优于西部地区。因此,从健康生活医疗卫生服务水平的地区分布来看,东、中地区应加强区域内的协调发展,西部地区整体发展水平较为落后。

9

城市健康生活指数综合评价

9.1 城市健康生活指数综合排名及分析

根据城市健康生活评价指标体系,从经济保障、公共服务、环境健康、文化健康和医疗卫生这 5 方面对 2013 年除三沙市以外的 289 座地级及以上建制市的健康生活情况进行综合评价,将上述城市按评价结果排名进行分组评价,并按所属省、市及自治区、地区进行省际、区域间分析。各指标权重采用专家会议法确定,邀请了相关领域的 20 多名专家,第一轮打分后将权重均值反馈后进行第二轮打分,如此经过三轮后权重趋于稳定。具体结果如表 9-1 所示。

表 9-1 城市健康生活评价指标体系及权重设置

一级指标	权重	二级指标	权重	三 级 指 标	权重
A 经济保障	0.220	A1 经济基础	0.543	A1-1 人均 GDP	0.250
				A1-2 人均可支配收入	0.410
				A1-3 人均储蓄年末余额	0.340
		A2 生活消费	0.457	A2-1 人均住房面积	0.280
				A2-2 人均生活用水量	0.170
				A2-3 人均生活用电量	0.130
				A2-4 人均煤气用量	0.090
				A2-5 人均液化石油气家庭用量	0.100
				A2-6 人均社会消费零售总额	0.230
B 公共服务	0.150	B1 社会保障	0.471	B1-1 城市养老保险覆盖率	0.335
				B1-2 城市医疗保险覆盖率	0.393
				B1-3 城市失业保险覆盖率	0.272
		B2 社会稳定	0.286	B2-1 城市登记失业率	0.260
				B2-2 社会救济补助比重	0.420
				B2-3 在岗人均平均工资	0.320
		B3 基础设施	0.243	B3-1 人均拥有铺装道路面积	0.190
				B3-2 城市维护建设资金占 GDP 比重	0.220
				B3-3 常住人口城镇化率	0.150
				B3-4 每万人拥有公共汽车辆	0.200
				B3-5 每万人拥有地铁里程	0.120
				B3-6 每万人拥有建成区面积	0.120

续　表

一级指标	权重	二级指标	权重	三 级 指 标	权重
C 环境健康	0.183	C1 城市生态环境质量	0.557	C1-1 建成区绿化覆盖率	0.475
				C1-2 每万人园林绿地面积	0.525
		C2 城市污染治理状况	0.443	C2-1 工业固体废物处置利用率	0.208
				C2-2 城市污水处理率	0.112
				C2-3 生活垃圾处理率	0.293
				C2-4 二氧化硫浓度	0.152
				C2-5 工业粉尘浓度	0.235
D 文化健康	0.100	D1 文化投入	0.371	D1-1 人均科技经费支出	0.540
				D1-2 人均教育经费	0.460
		D2 教育水平	0.350	D2-1 每万人拥有大学生人数	1.000
		D3 文化设施	0.279	D3-1 人均公共图书馆藏书	0.280
				D3-2 每万人拥有剧场与影院数	0.300
				D3-3 每万人拥有国际互联网用户数	0.420
E 医疗卫生	0.347	E1 医疗资源	0.629	E1-1 每万人拥有医院数	0.225
				E1-2 每千人拥有医院床位	0.275
				E1-3 每千人拥有执政医师	0.175
				E1-4 每千人拥有卫生技术人员	0.125
				E1-5 每千人拥有注册护士	0.200
		E2 医疗投入	0.371	E2-1 卫生事业经费占财政支出的比重	1.000

　　根据 289 个地级以上城市的健康生活指数综合得分及排名,将其分为健康生活评价 50 强城市及其他城市,具体情况如表 9-2 及表 9-3 所示。

表 9-2　城市健康生活指数 50 强城市的得分及排名

总排名	城　市	所属省、市及自治区	经济保障（分）	公共服务（分）	环境健康（分）	文化健康（分）	医疗卫生（分）	综合（分）
1	深圳市	广东省	82.51	64.17	82.66	60.12	66.44	98.56
2	东莞市	广东省	64.41	62.57	77.07	32.09	69.30	88.90
3	北京市	北京市	45.98	44.17	66.55	32.54	61.19	73.37
4	广州市	广东省	52.39	38.17	69.24	20.07	51.25	67.22
5	鄂尔多斯市	内蒙古自治区	58.44	28.31	79.02	36.00	37.76	64.59
6	珠海市	广东省	42.92	38.12	76.12	23.98	41.40	61.92
7	杭州市	浙江省	41.39	36.87	62.19	22.11	49.04	61.66
8	上海市	上海市	45.37	39.42	60.96	28.77	41.69	60.47
9	厦门市	福建省	41.54	39.38	64.58	19.53	40.66	58.19
10	宁波市	浙江省	44.11	37.84	57.93	25.03	39.63	58.04
11	苏州市	江苏省	43.96	32.67	62.79	20.82	41.79	57.64
12	太原市	山西省	28.00	31.34	57.24	13.58	56.63	57.61
13	佛山市	广东省	45.98	31.72	58.58	22.00	41.90	57.28

续　表

总排名	城　市	所属省、市及自治区	经济保障（分）	公共服务（分）	环境健康（分）	文化健康（分）	医疗卫生（分）	综合（分）
14	中山市	广东省	40.04	39.48	56.47	21.42	41.98	56.99
15	乌鲁木齐市	新疆维吾尔自治区	27.07	25.68	59.01	26.66	51.98	56.74
16	昆明市	云南省	35.40	28.73	56.94	18.64	49.13	56.46
17	济南市	山东省	34.33	29.15	59.53	11.50	49.75	55.97
18	长沙市	湖南省	39.96	24.59	58.38	22.77	45.28	55.78
19	无锡市	江苏省	42.29	29.67	63.65	22.32	39.46	55.77
20	武汉市	湖北省	36.68	30.80	61.57	21.05	42.89	55.58
21	惠州市	广东省	34.76	34.76	63.92	17.59	41.08	55.04
22	柳州市	广西壮族自治区	29.81	27.20	61.61	24.54	45.47	54.80
23	东营市	山东省	37.48	25.12	65.21	21.34	41.81	54.79
24	海口市	海南省	24.98	24.66	57.44	10.64	55.15	54.52
25	成都市	四川省	28.57	25.28	61.62	13.94	49.40	54.22
26	南京市	江苏省	36.52	31.08	61.31	16.93	41.03	53.94
27	大庆市	黑龙江省	36.30	25.39	65.16	13.98	42.09	53.44
28	银川市	宁夏回族自治区	29.91	25.07	65.26	22.37	42.27	53.17
29	烟台市	山东省	33.17	27.56	64.79	19.43	40.37	53.07
30	秦皇岛市	河北省	20.24	29.50	64.15	14.03	48.27	53.00
31	福州市	福建省	41.17	28.56	62.49	14.76	37.77	52.85
32	嘉峪关市	甘肃省	27.54	28.42	57.98	13.35	47.43	52.79
33	贵阳市	贵州省	26.83	25.76	60.95	12.78	47.66	52.66
34	威海市	山东省	33.92	30.33	68.76	22.31	35.01	52.60
35	江门市	广东省	28.18	43.43	63.23	11.94	37.08	52.21
36	桂林市	广西壮族自治区	26.74	25.07	58.33	22.73	44.87	52.15
37	大连市	辽宁省	37.36	32.72	61.26	23.42	33.98	52.08
38	衡水市	河北省	21.95	20.73	56.43	44.18	42.70	51.92
39	克拉玛依市	新疆维吾尔自治区	30.69	35.34	61.62	22.77	36.00	51.90
40	西安市	陕西省	26.76	26.66	60.68	17.71	44.23	51.89
41	温州市	浙江省	40.70	26.51	61.57	15.06	36.89	51.66
42	天津市	天津市	34.32	29.48	58.50	17.28	39.07	51.43
43	株洲市	湖南省	31.19	26.13	60.19	10.27	43.79	51.38
44	晋城市	山西省	27.75	31.34	51.10	27.70	41.30	51.32
45	肇庆市	广东省	28.53	30.04	55.44	41.09	35.10	51.31
46	南昌市	江西省	28.84	21.87	61.59	11.84	45.30	51.09
47	常州市	江苏省	35.72	29.21	61.41	17.73	36.31	51.08
48	怀化市	湖南省	22.46	18.19	51.12	25.94	50.00	50.91
49	滨州市	山东省	24.15	23.19	70.70	18.83	40.24	50.79
50	呼和浩特市	内蒙古自治区	36.12	25.20	58.95	13.16	39.47	50.52
平均得分			36.31	31.33	62.46	21.61	44.41	56.67

表 9-3 城市健康生活指数其他城市的综合得分及排名

总排名	城　市	所属省、市及自治区	经济保障（分）	公共服务（分）	环境健康（分）	文化健康（分）	医疗卫生（分）	综合（分）
51	沈阳市	辽宁省	31.09	28.54	62.73	16.09	37.71	50.41
52	南宁市	广西壮族自治区	27.18	24.84	61.31	12.04	43.22	50.27
53	潍坊市	山东省	25.07	21.54	62.06	22.83	41.91	50.24
54	金华市	浙江省	29.92	21.36	59.00	13.68	43.61	50.14
55	淄博市	山东省	28.83	25.35	61.14	12.74	41.39	49.99
56	合肥市	安徽省	32.53	26.54	65.42	17.61	35.16	49.89
57	攀枝花市	四川省	25.49	25.24	53.56	18.04	44.61	49.89
58	绍兴市	浙江省	34.72	26.48	60.05	11.71	38.01	49.72
59	泉州市	福建省	36.19	24.49	62.49	15.51	35.73	49.68
60	青岛市	山东省	33.42	28.08	63.82	19.52	33.47	49.61
61	兰州市	甘肃省	26.78	24.24	47.95	14.44	46.77	49.24
62	乌海市	内蒙古自治区	25.34	23.77	59.03	12.18	43.59	49.23
63	九江市	江西省	25.75	25.15	61.13	10.81	42.26	49.23
64	南通市	江苏省	31.23	27.16	61.87	15.90	36.28	49.18
65	嘉兴市	浙江省	34.29	27.05	62.23	16.30	34.40	49.18
66	临沂市	山东省	24.37	24.17	62.63	11.27	42.50	49.17
67	郴州市	湖南省	23.18	21.80	54.87	18.00	45.30	49.10
68	常德市	湖南省	18.51	22.51	60.85	11.31	46.77	48.97
69	运城市	山西省	18.28	18.38	52.63	13.22	51.57	48.84
70	济宁市	山东省	25.05	20.93	59.33	13.16	43.75	48.80
71	唐山市	河北省	26.33	22.87	56.70	18.84	41.43	48.80
72	阳泉市	山西省	22.82	26.49	50.03	15.44	45.67	48.79
73	咸阳市	陕西省	21.60	20.74	55.83	14.26	46.73	48.74
74	包头市	内蒙古自治区	34.41	25.01	57.78	16.80	36.20	48.73
75	沧州市	河北省	26.52	24.46	53.95	30.25	37.77	48.67
76	石家庄市	河北省	26.55	23.37	50.07	23.59	42.12	48.64
77	泰安市	山东省	22.85	22.59	61.82	12.25	42.93	48.59
78	承德市	河北省	20.54	24.17	55.66	20.72	42.81	48.33
79	湖州市	浙江省	30.33	23.29	65.11	9.19	37.65	48.33
80	三明市	福建省	27.94	25.24	59.51	18.58	37.28	48.28
81	十堰市	湖北省	26.57	25.20	57.37	16.85	39.31	48.16
82	开封市	河南省	20.24	21.22	51.06	23.29	45.06	48.10
83	德州市	山东省	26.57	21.62	65.70	12.20	38.68	48.08
84	铜陵市	安徽省	27.90	25.88	61.78	14.47	36.63	47.92
85	镇江市	江苏省	32.07	24.50	63.86	16.50	33.42	47.89
86	铜川市	陕西省	20.22	25.04	59.60	9.96	43.44	47.84
87	呼伦贝尔市	内蒙古自治区	24.34	23.80	54.66	14.14	42.53	47.80
88	舟山市	浙江省	32.40	23.46	59.65	11.51	37.05	47.79

总排名	城　市	所属省、市及自治区	经济保障（分）	公共服务（分）	环境健康（分）	文化健康（分）	医疗卫生（分）	综合（分）
89	盘锦市	辽宁省	31.21	30.05	58.08	11.32	35.27	47.75
90	丽水市	浙江省	26.55	22.04	60.73	13.92	39.35	47.69
91	长春市	吉林省	27.06	26.13	55.40	14.91	39.15	47.67
92	岳阳市	湖南省	25.30	22.97	60.38	10.43	40.70	47.60
93	吉林市	吉林省	24.69	22.85	55.28	12.50	42.56	47.55
94	玉林市	广西壮族自治区	19.47	18.35	57.91	17.12	44.51	47.43
95	湘潭市	湖南省	24.95	24.04	59.37	11.67	40.06	47.42
96	邢台市	河北省	19.30	26.92	57.42	18.46	40.13	47.31
97	平顶山市	河南省	21.61	23.84	55.67	15.97	41.93	47.31
98	郑州市	河南省	24.65	21.93	54.93	9.70	43.46	47.23
99	北海市	广西壮族自治区	23.49	18.10	59.16	17.37	41.44	47.23
100	濮阳市	河南省	20.03	21.77	58.49	19.78	40.86	47.12
101	周口市	河南省	16.46	19.78	58.52	21.60	42.92	47.05
102	西宁市	青海省	23.17	20.75	56.79	7.43	44.24	46.99
103	随州市	湖北省	20.88	20.08	59.21	15.73	41.83	46.93
104	湛江市	广东省	21.81	22.27	53.55	12.27	43.83	46.86
105	宣城市	安徽省	15.99	21.92	70.65	6.23	41.44	46.81
106	淮北市	安徽省	18.75	23.12	61.80	6.85	43.08	46.79
107	许昌市	河南省	27.99	22.01	54.01	24.15	36.37	46.79
108	菏泽市	山东省	16.74	20.42	59.23	12.24	44.74	46.78
109	营口市	辽宁省	25.58	25.04	58.96	17.28	36.28	46.76
110	通化市	吉林省	23.38	25.92	59.87	15.27	37.22	46.72
111	哈尔滨市	黑龙江省	25.29	25.85	57.67	13.32	37.85	46.72
112	吉安市	江西省	17.38	19.68	61.92	8.86	44.51	46.70
113	上饶市	江西省	23.35	18.10	57.09	7.20	44.65	46.65
114	新乡市	河南省	21.53	21.26	57.62	19.19	39.86	46.61
115	黄石市	湖北省	25.08	27.66	54.17	12.55	38.68	46.60
116	榆林市	陕西省	24.15	21.77	54.23	23.93	38.04	46.56
117	漳州市	福建省	28.29	24.40	59.50	11.92	36.04	46.44
118	德阳市	四川省	22.40	25.11	57.49	15.24	38.59	46.43
119	龙岩市	福建省	26.97	21.07	59.78	14.25	37.24	46.37
120	娄底市	湖南省	21.35	23.41	56.66	19.82	38.60	46.33
121	莱芜市	山东省	21.46	26.12	62.11	12.28	37.12	46.21
122	保定市	河北省	24.83	25.19	53.63	12.19	39.48	46.18
123	鹤岗市	黑龙江省	17.60	21.03	54.75	8.14	46.05	46.14
124	安庆市	安徽省	22.35	19.68	61.02	11.60	40.14	46.09
125	滁州市	安徽省	21.62	23.24	59.75	9.57	40.02	46.06
126	三门峡市	河南省	21.14	21.54	48.25	35.15	37.62	46.03

续 表

总排名	城　市	所属省、市及自治区	经济保障（分）	公共服务（分）	环境健康（分）	文化健康（分）	医疗卫生（分）	综合（分）
127	绵阳市	四川省	21.38	21.83	58.17	20.76	37.66	45.99
128	长治市	山西省	24.47	24.11	49.38	21.49	38.54	45.96
129	景德镇市	江西省	24.47	25.90	65.68	7.10	35.16	45.91
130	衡阳市	湖南省	25.07	21.20	54.82	11.11	40.14	45.72
131	马鞍山市	安徽省	28.83	26.49	59.65	12.21	33.14	45.71
132	台州市	浙江省	32.06	22.41	60.97	11.38	32.90	45.65
133	蚌埠市	安徽省	21.53	22.94	56.66	10.07	40.56	45.63
134	石嘴山市	宁夏回族自治区	22.03	22.96	51.24	10.52	42.35	45.54
135	临汾市	山西省	20.40	21.95	49.89	12.37	43.53	45.47
136	韶关市	广东省	24.03	22.94	56.94	15.86	36.79	45.43
137	汉中市	陕西省	19.86	21.47	55.51	7.95	42.95	45.43
138	鹰潭市	江西省	22.50	19.61	59.92	11.53	39.22	45.41
139	聊城市	山东省	19.54	18.09	62.69	9.88	40.65	45.32
140	邯郸市	河北省	21.34	23.80	61.30	16.57	35.31	45.26
141	汕头市	广东省	18.27	22.84	55.72	14.04	40.62	45.22
142	玉溪市	云南省	25.03	20.32	46.01	12.59	42.88	45.18
143	宝鸡市	陕西省	22.36	22.98	57.65	9.84	38.62	45.07
144	洛阳市	河南省	23.94	22.05	52.47	17.81	37.77	45.03
145	辽源市	吉林省	23.89	20.18	59.81	10.73	37.71	44.99
146	宜昌市	湖北省	23.00	23.65	55.68	13.73	37.35	44.97
147	钦州市	广西壮族自治区	16.29	17.41	52.73	8.27	46.90	44.94
148	芜湖市	安徽省	24.09	23.79	61.63	17.15	32.86	44.93
149	黄山市	安徽省	21.82	21.97	61.26	12.78	36.37	44.85
150	自贡市	四川省	17.06	21.08	58.28	8.54	41.85	44.75
151	永州市	湖南省	14.40	19.38	54.93	8.93	45.36	44.73
152	云浮市	广东省	20.40	23.37	42.53	31.01	38.43	44.72
153	遵义市	贵州省	21.82	18.06	56.81	13.20	39.73	44.71
154	辽阳市	辽宁省	23.42	26.09	58.81	10.98	34.92	44.67
155	张家口市	河北省	21.05	31.23	52.76	12.01	36.12	44.67
156	茂名市	广东省	18.19	21.41	55.57	19.88	38.32	44.65
157	广元市	四川省	14.81	20.04	57.45	13.83	41.88	44.63
158	松原市	吉林省	23.41	22.85	62.61	13.63	33.75	44.61
159	萍乡市	江西省	19.56	23.14	57.06	9.06	39.58	44.58
160	丽江市	云南省	22.27	20.04	68.14	16.31	32.22	44.55
161	邵阳市	湖南省	17.06	22.91	54.83	8.50	42.06	44.51
162	日照市	山东省	21.31	20.19	64.25	12.94	35.29	44.45
163	双鸭山市	黑龙江省	18.67	20.79	58.93	9.39	39.82	44.38
164	驻马店市	河南省	16.49	20.30	58.22	15.94	39.29	44.36

续 表

总排名	城 市	所属省、市及自治区	经济保障（分）	公共服务（分）	环境健康（分）	文化健康（分）	医疗卫生（分）	综合（分）
165	衢州市	浙江省	21.73	22.40	58.50	9.88	37.28	44.29
166	河源市	广东省	23.64	26.80	51.86	16.82	34.78	44.26
167	南平市	福建省	19.29	20.47	58.58	8.71	39.58	44.16
168	鹤壁市	河南省	17.34	21.45	60.00	16.99	36.73	44.14
169	漯河市	河南省	15.55	19.48	60.56	10.29	40.54	44.12
170	延安市	陕西省	20.80	21.78	57.09	16.20	36.24	44.12
171	潮州市	广东省	17.24	21.37	57.72	19.68	36.85	44.10
172	赣州市	江西省	23.16	22.65	52.03	9.31	39.03	44.08
173	贵港市	广西壮族自治区	13.87	18.31	47.12	9.93	47.85	44.02
174	大同市	山西省	19.78	23.75	54.32	10.16	38.90	44.02
175	泰州市	江苏省	24.82	23.83	58.11	11.97	33.69	43.91
176	鸡西市	黑龙江省	17.97	27.61	56.17	6.06	38.37	43.90
177	梧州市	广西壮族自治区	21.08	18.65	53.77	12.10	39.83	43.84
178	广安市	四川省	14.86	19.24	54.46	10.66	43.00	43.82
179	金昌市	甘肃省	22.59	24.70	47.94	9.92	39.43	43.81
180	扬州市	江苏省	25.76	21.26	61.42	14.11	31.97	43.79
181	廊坊市	河北省	24.79	23.68	49.91	14.55	36.23	43.75
182	黑河市	黑龙江省	17.14	19.76	58.37	12.74	38.92	43.72
183	乐山市	四川省	18.90	21.30	52.18	11.80	40.25	43.69
184	本溪市	辽宁省	23.26	28.77	56.50	12.84	32.13	43.66
185	朔州市	山西省	20.12	18.92	59.50	24.83	33.01	43.62
186	安阳市	河南省	19.79	20.07	50.99	14.29	39.91	43.62
187	泸州市	四川省	18.52	21.80	54.81	12.81	38.44	43.54
188	莆田市	福建省	19.44	18.32	60.24	7.69	38.80	43.51
189	贺州市	广西壮族自治区	13.66	17.35	57.22	4.77	44.56	43.47
190	乌兰察布市	内蒙古自治区	24.94	21.08	69.22	17.01	27.20	43.35
191	张家界市	湖南省	14.50	18.96	47.55	6.96	46.65	43.34
192	焦作市	河南省	19.21	21.70	53.06	13.96	37.97	43.27
193	益阳市	湖南省	15.05	22.14	55.92	9.07	40.28	43.24
194	资阳市	四川省	15.39	19.34	54.06	8.56	42.36	43.23
195	宜宾市	四川省	18.43	17.92	55.57	14.83	38.54	43.17
196	宜春市	江西省	14.93	20.61	61.21	4.17	40.14	43.14
197	酒泉市	甘肃省	19.97	17.35	55.04	13.09	38.64	43.09
198	荆门市	湖北省	19.21	21.94	59.02	12.88	35.20	43.08
199	达州市	四川省	17.92	18.42	60.79	5.69	39.12	43.07
200	新余市	江西省	20.70	19.92	64.03	10.24	33.96	43.06
201	佳木斯市	黑龙江省	18.36	20.85	58.41	9.21	37.50	43.01
202	晋中市	山西省	21.34	23.53	47.08	7.57	40.21	43.00

总排名	城　市	所属省、市及自治区	经济保障（分）	公共服务（分）	环境健康（分）	文化健康（分）	医疗卫生（分）	综合（分）
203	黄冈市	湖北省	19.63	20.45	48.13	15.99	39.28	43.00
204	抚州市	江西省	15.23	18.45	57.08	3.21	42.85	42.99
205	徐州市	江苏省	21.09	21.63	60.55	13.03	33.37	42.96
206	淮南市	安徽省	18.18	21.99	56.69	6.04	38.76	42.95
207	牡丹江市	黑龙江省	19.54	21.02	57.10	9.07	37.14	42.87
208	河池市	广西壮族自治区	16.99	18.17	46.77	11.09	43.61	42.81
209	白银市	甘肃省	20.02	22.60	50.33	12.93	37.45	42.67
210	阳江市	广东省	19.73	20.65	58.63	9.89	35.67	42.57
211	枣庄市	山东省	18.50	21.05	60.12	9.62	35.42	42.50
212	海东市	青海省	22.65	17.85	50.34	18.92	35.92	42.49
213	来宾市	广西壮族自治区	15.17	17.09	53.65	8.22	42.18	42.40
214	百色市	广西壮族自治区	20.64	14.34	50.91	22.48	36.96	42.37
215	四平市	吉林省	22.02	19.01	42.42	16.38	39.76	42.34
216	亳州市	安徽省	14.78	19.93	57.39	4.25	40.34	42.21
217	白山市	吉林省	20.70	22.55	51.49	8.45	37.17	42.21
218	吕梁市	山西省	19.82	20.17	51.06	27.25	32.60	42.16
219	南充市	四川省	15.51	19.98	52.97	8.56	40.28	42.13
220	清远市	广东省	18.32	22.10	49.81	9.05	39.01	42.11
221	盐城市	江苏省	19.98	20.07	54.30	16.67	34.34	42.01
222	锦州市	辽宁省	26.37	28.12	59.49	12.79	26.10	41.97
223	商丘市	河南省	13.96	17.98	56.20	9.73	39.86	41.94
224	鞍山市	辽宁省	25.22	27.66	51.89	11.18	30.76	41.94
225	梅州市	广东省	17.33	22.94	56.14	11.91	34.92	41.88
226	汕尾市	广东省	17.98	20.31	57.30	14.15	34.54	41.87
227	宁德市	福建省	19.44	19.35	59.03	9.43	35.01	41.87
228	重庆市	重庆市	21.92	22.84	61.15	11.05	30.58	41.87
229	阜阳市	安徽省	14.84	20.98	53.39	6.34	40.21	41.87
230	连云港市	江苏省	25.50	23.45	58.70	18.58	26.94	41.86
231	丹东市	辽宁省	21.95	25.53	58.41	10.04	30.80	41.84
232	三亚市	海南省	25.41	24.59	54.73	13.13	29.91	41.80
233	曲靖市	云南省	23.36	17.72	53.42	10.40	35.61	41.76
234	忻州市	山西省	17.98	18.95	45.11	11.15	41.11	41.65
235	抚顺市	辽宁省	21.54	32.75	55.10	8.95	28.87	41.54
236	阜新市	辽宁省	20.94	24.79	56.21	8.54	32.52	41.53
237	防城港市	广西壮族自治区	18.15	20.08	52.96	6.86	38.05	41.45
238	池州市	安徽省	17.64	15.83	57.37	8.00	37.95	41.44
239	渭南市	陕西省	19.48	19.79	50.29	9.31	37.79	41.42
240	七台河市	黑龙江省	17.52	24.92	59.58	8.02	32.70	41.40

续　表

总排名	城　市	所属省、市及自治区	经济保障（分）	公共服务（分）	环境健康（分）	文化健康（分）	医疗卫生（分）	综合（分）
241	巴彦淖尔市	内蒙古自治区	16.12	20.32	56.02	12.25	35.69	41.36
242	揭阳市	广东省	15.81	19.45	47.01	8.08	41.40	41.24
243	内江市	四川省	15.46	18.06	52.60	2.80	41.43	41.20
244	吴忠市	宁夏回族自治区	17.45	18.84	57.17	10.02	35.57	41.19
245	南阳市	河南省	17.54	19.56	49.79	13.86	37.08	41.14
246	咸宁市	湖北省	16.78	18.83	55.43	11.73	36.02	41.13
247	眉山市	四川省	17.44	15.38	56.77	7.36	38.13	41.13
248	伊春市	黑龙江省	18.02	23.93	60.76	8.75	31.51	41.08
249	安康市	陕西省	15.85	20.04	58.12	6.83	35.60	40.73
250	遂宁市	四川省	14.32	13.21	55.64	8.59	39.92	40.64
251	宿州市	安徽省	14.41	16.44	52.33	3.75	41.29	40.56
252	宿迁市	江苏省	13.86	19.53	55.51	14.29	34.88	40.39
253	齐齐哈尔市	黑龙江省	18.36	23.98	49.75	7.17	35.08	40.27
254	荆州市	湖北省	17.53	18.81	45.17	10.32	38.84	40.23
255	毕节市	贵州省	12.69	15.62	49.89	9.41	40.93	40.14
256	朝阳市	辽宁省	19.06	23.79	50.94	13.44	31.89	40.12
257	赤峰市	内蒙古自治区	15.58	20.13	53.00	10.40	35.50	40.10
258	拉萨市	西藏自治区	29.74	25.30	46.46	19.55	25.33	40.07
259	鄂州市	湖北省	17.56	22.08	56.61	7.60	32.66	39.99
260	白城市	吉林省	19.41	20.62	46.50	10.68	35.79	39.99
261	铁岭市	辽宁省	22.49	17.33	65.74	13.37	26.27	39.98
262	淮安市	江苏省	18.54	19.59	56.45	11.55	31.62	39.77
263	普洱市	云南省	15.58	18.09	54.28	18.68	32.30	39.68
264	襄阳市	湖北省	17.48	20.39	56.33	10.48	32.03	39.68
265	葫芦岛市	辽宁省	18.69	23.25	54.13	5.11	32.76	39.65
266	张掖市	甘肃省	14.32	19.55	49.04	12.26	36.57	39.59
267	六安市	安徽省	14.36	18.30	53.88	5.19	37.33	39.59
268	商洛市	陕西省	19.66	20.11	44.98	7.98	36.46	39.48
269	保山市	云南省	13.74	18.37	49.65	6.44	38.50	39.30
270	昭通市	云南省	12.62	17.90	41.98	9.84	41.45	39.23
271	信阳市	河南省	15.48	17.27	58.50	8.80	32.55	38.88
272	武威市	甘肃省	12.66	18.59	50.41	7.66	37.26	38.81
273	巴中市	四川省	12.07	16.44	52.80	9.18	36.73	38.67
274	临沧市	云南省	14.53	16.98	55.20	11.96	32.76	38.45
275	通辽市	内蒙古自治区	15.94	20.21	52.44	11.74	31.55	38.33
276	中卫市	宁夏回族自治区	15.21	20.40	59.76	9.14	29.20	38.19
277	天水市	甘肃省	13.06	19.50	45.10	10.00	36.95	38.18
278	安顺市	贵州省	14.10	20.40	44.88	7.84	36.04	37.81

续　表

总排名	城　市	所属省、市及自治区	经济保障（分）	公共服务（分）	环境健康（分）	文化健康（分）	医疗卫生（分）	综合（分）
279	铜仁市	贵州省	15.07	20.14	35.88	13.19	36.44	37.11
280	崇左市	广西壮族自治区	14.27	18.00	48.19	8.26	33.77	36.96
281	孝感市	湖北省	14.90	19.58	51.48	8.45	30.51	36.63
282	平凉市	甘肃省	13.95	16.89	40.04	7.40	37.68	36.63
283	雅安市	四川省	16.66	18.12	54.41	6.22	29.53	36.54
284	六盘水市	贵州省	19.97	15.44	39.10	16.19	32.20	36.40
285	固原市	宁夏回族自治区	13.72	20.05	52.95	9.85	29.05	36.25
286	定西市	甘肃省	10.26	20.14	50.05	14.75	30.27	36.13
287	庆阳市	甘肃省	15.63	19.80	42.40	11.73	29.98	35.14
288	绥化市	黑龙江省	13.11	16.66	51.85	3.84	31.15	35.11
289	陇南市	甘肃省	10.39	17.93	30.90	6.13	32.45	31.07
平均得分			20.79	21.67	55.64	12.53	37.97	44.02

　　从表9-2来看，排名前50的城市的健康生活指数综合得分为56.67分，而仅15个城市的健康生活指数超过平均得分。从具体排名来看，排名前五位的城市分别为深圳市、东莞市、北京市、广州市和鄂尔多斯市，其得分依次为98.56分、88.90分、73.37分、67.22分、64.59分。健康生活水平较高的城市相互之间存在的差距较大，如深圳市与东莞市之间的得分相差9.66分，而东莞与北京存在15.53分的差距，存在较显著的断层。而从第六名的珠海市开始至第五十名的呼和浩特市的得分分布相对均匀。可见健康生活水平较高的50个城市中同样呈现出不均衡的分布，高水平较少且与靠后城市间存在差距。比较不同指标的得分，可以看到环境健康的得分均值最高，达到62.46分，其次为医疗卫生，得分均值为44.41分，而经济保障、公共服务的得分均值分别为36.31分和31.33分，约为环境健康得分

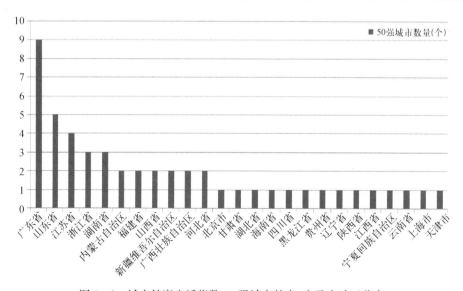

图9-1　城市健康生活指数50强城市的省、市及自治区分布

均值的一半。50 强城市在文化健康上表现最弱,其均值仅为 21.61 分。

从图 9-1 可见,广东省有深圳、东莞、广州等 9 个位列 50 强的城市,数量上遥遥领先,且排名最靠前的深圳市位居第一,其次为山东省,有济南市、东营市、烟台市等 5 个位列 50 强的城市,排名最靠前的是济南市,位居第 18 名,再次是拥有 4 个位居 50 强城市的江苏省,排名最靠前的是排名 12 的苏州市,而浙江省和湖南省均占 3 个名额,内蒙古自治区、福建省、山西省、新疆维吾尔自治区、广西壮族自治区、河北省均占 2 个名额。其他省市包括北京、上海、天津、甘肃、湖北、海南、四川、黑龙江、贵州、辽宁、陕西、江西、宁夏回族自治区、云南 14 个省市,各占一个名额。而重庆、吉林、安徽、青海、河南、西藏自治区 6 个地区未在前 50 强城市中占有名额。

如表 9-4 和图 9-2 所示,从区域角度观察,在城市健康发展指数综合排名前 50 位的城市中,位于东部地区的城市有 30 个,占总数的 60%,这 30 个城市的健康生活指数平均得分为 58.46 分,高于前 50 位城市的平均得分。位于中、西部地区的城市分别有 8 个和 12 个,占总数的 40%,位于这两个区域的城市的健康生活指数平均得分分别为 53.45 分和 54.32 分,均低于前 50 位城市的平均得分。其中,深圳的健康生活综合得分位居东部地区首位,长沙的健康生活综合得分位居中部地区首位,鄂尔多斯的健康生活指数则位居西部地区首位。另外,东部地区的健康生活 50 强城市的分布较为集中,主要聚集在 3 大经济圈即"珠江三角洲经济圈""长江三角洲经济圈"和"环渤海湾经济圈",健康生活的发展程度与经济水平紧密相关。然而位于中部、西部的 50 强城市则分布较为分散,且并未呈现出与经济发达程度的密切关系,如排名第 5 的鄂尔多斯市,排名第 35 的嘉峪关市等,而相对较为发达的重庆市、哈尔滨市等均未进入 50 强。总的来说,东部地区的城市在保障城市居民的健康生活上较有成效,而健康生活水平较高的中西部城市在数量及质量上均落后于东部地区。

表 9-4　城市健康生活指数 50 强城市的地区分布

地区分类	主要省、市及自治区	代 表 城 市	平均得分(分)
东部	广东省、北京市、浙江省、上海市、福建省、江苏省、海南省、天津市、河北省	深圳、东莞、北京、广州、珠海、杭州、上海、厦门、苏州、宁波等 30 个城市	58.46
中部	山西省、黑龙江省、江西省、湖北省、湖南省	长沙、武汉、大庆、株洲、晋城、南昌、怀化、太原 8 个城市	53.45
西部	四川省、贵州省、云南省、陕西省、甘肃省、宁夏回族自治区、新疆维吾尔自治区、广西壮族自治区、内蒙古自治区	鄂尔多斯、乌鲁木齐、昆明、柳州、银川、嘉峪关、贵阳等 12 个城市	54.32

从表 9-3 来看,从第 51 名的沈阳市至第 289 名的陇南市,排名相邻的城市的差距较小,综合得分情况呈现缓慢的下降趋势,且 239 个城市中有 124 个城市的综合得分高于平均值,可见这些城市的地区差异性较小。从各指标的得分均值来看,与 50 强城市相同,环境健康的得分均值依然最高,降幅为 10.9%;其次为医疗卫生,得分均值下降了 14.5%。但是与 50 强城市的经济保障的得分均值高于公共服务的情况不同,其他城市的公共服务得分高于经济保障,且经济保障的得分均值相对 50 强城市下降了 42.7%,公共服务的得分均值的降

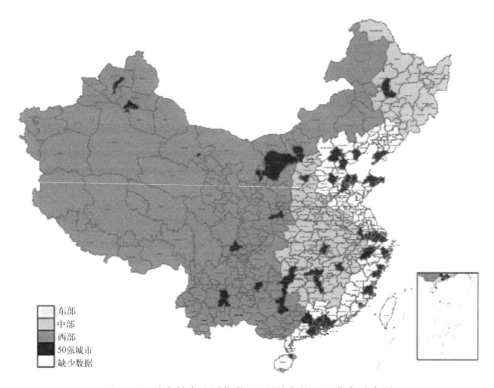

图 9-2　城市健康生活指数 50 强城市的地区分布示意图

幅也达到了 30.8％,可见 50 强城市在经济保障和公共服务方面具有较大的领先优势。其他城市的文化健康的得分均值在 5 大指标中同样最低,降幅达到了 42.0％,文化健康也是影响其他城市整体得分情况的重要因素。

从总体的评价结果来看,289 个地级以上城市健康生活指数的平均得分为 46.21 分,仅有 54 个城市的健康生活指数综合得分达到 50 以上,近一半的地级以上城市得分分布在 20～40 分。健康生活指数综合得分高于平均得分的地级以上城市共有 121 个,约占所有地级以上城市数量的 2/5。这表明,我国城市健康生活的整体表现较弱,提升和改进的空间较大。此外,健康生活水平较高的城市相互之间存在的差距较大,如深圳市与东莞市之间的得分相差 9.66 分,而东莞与北京存在 15.53 分的差距,存在较显著的断层。而健康生活处于一般水平的城市,相互之间的差距则相对较小。由此可见,我国城市健康生活水平存在两极分化,健康生活水平较高的城市与健康生活水平较低的城市差距悬殊,处于平均分以下的城市的健康生活发展还存在很大的发展空间。

9.2　城市健康生活综合指数评价的省、市及自治区分析

在城市健康生活评价 50 强城市中,区域分布的不平衡,显示出东强西弱的格局。为了比较不同区域间城市健康生活的整体情况,以 289 个地级以上城市所在省、市及自治区

为地区划分依据,对来自31个省、市及自治区的289个城市的健康生活指数进行省、市及自治区比较。为了解不同省、市及自治区的城市健康生活的平均水平,将同一省、市及自治区各城市的健康生活指数综合得分相加求平均来反映各个省市的城市健康生活水平,各地区健康生活指数综合得分及排名如表9-5所示。

表9-5 我国31个省、市及自治区城市健康生活指数综合得分及排名

排名	省、市及自治区	经济保障(分)	公共服务(分)	环境健康(分)	文化健康(分)	医疗卫生(分)	综合(分)
1	北京市	45.98	44.17	66.55	32.54	61.19	73.37
2	上海市	45.37	39.42	60.96	28.77	41.69	60.47
3	新疆维吾尔自治区	28.88	30.51	60.31	24.72	43.99	54.32
4	广东省	31.07	30.90	59.31	20.62	41.94	53.06
5	天津市	34.32	29.48	58.50	17.28	39.07	51.43
6	浙江省	33.47	26.34	60.72	14.52	38.71	50.38
7	山东省	26.28	23.85	63.17	14.96	40.30	49.23
8	海南省	25.19	24.63	56.09	11.88	42.53	48.16
9	福建省	28.92	24.59	60.69	13.38	37.57	47.93
10	河北省	23.04	25.08	55.63	20.49	40.21	47.87
11	湖南省	22.54	22.17	56.14	13.44	43.46	47.62
12	内蒙古自治区	27.91	23.09	60.01	15.97	36.61	47.11
13	江苏省	28.56	24.90	59.99	16.19	35.01	46.94
14	山西省	21.89	23.54	51.58	16.80	42.10	46.59
15	江西省	21.44	21.37	59.89	8.48	40.61	45.71
16	广西壮族自治区	19.77	19.50	54.40	13.27	42.37	45.30
17	陕西省	21.07	22.04	55.40	12.40	40.01	45.13
18	河南省	19.59	20.78	55.20	17.09	39.40	44.87
19	青海省	22.91	19.30	53.57	13.17	40.08	44.74
20	安徽省	20.60	21.82	59.42	9.51	38.45	44.58
21	吉林省	23.07	22.51	54.17	12.82	37.89	44.51
22	辽宁省	24.87	26.74	57.73	12.52	32.16	43.85
23	湖北省	21.28	22.46	55.01	13.11	37.05	43.83
24	四川省	18.07	19.88	55.76	10.97	40.10	43.71
25	黑龙江省	19.82	22.65	57.38	9.14	37.35	43.50
26	云南省	20.32	19.77	53.20	13.11	38.11	43.08
27	宁夏回族自治区	19.66	21.46	57.27	12.38	35.69	42.87
28	重庆市	21.92	22.84	61.15	11.05	30.58	41.87
29	贵州省	18.41	19.24	47.92	12.10	38.83	41.47
30	甘肃省	17.26	20.81	47.26	11.14	37.57	40.60
31	西藏自治区	29.74	25.30	46.46	19.55	25.33	40.07
平均得分		25.27	24.55	56.80	15.27	39.22	47.23

　　为了更加清楚地分析各个城市的健康生活水平,将各地区的综合得分画成条形图,如图9-3所示。

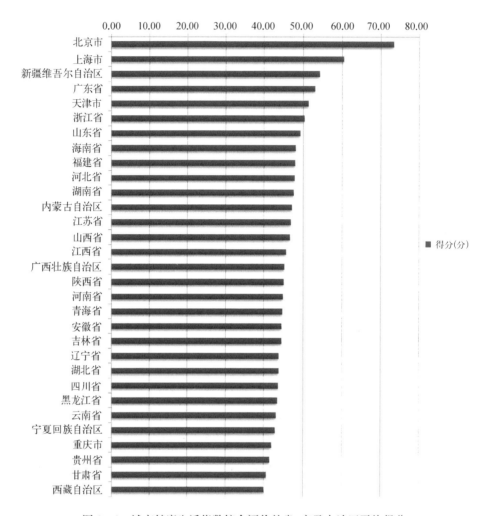

图 9-3　城市健康生活指数综合评价的省、市及自治区平均得分

　　根据图9-3的评价结果,前10个省、市及自治区排名由高到低依次是北京市、上海市、新疆维吾尔自治区、广东省、天津市、浙江省、山东省、海南省、福建省、河北省。这31个省、市及自治区健康生活水平得分的平均值为47.23分,超过平均值的省、市及自治区共有11个。其中北京市的得分为73.37分,以绝对优势高居健康生活排名的第一位,遥遥领先于其他省、市及自治区。尽管广东省中深圳市、广州市等较多城市位居50强之列,但是从省际的平均水平来看,新疆维吾尔自治区排在第三位,高于广东省。东部地区中辽宁省表现较弱,中部地区中湖南省相对优先,西部地区中新疆维吾尔自治区表现最为突出。而排在最末的两个省、市及自治区为甘肃省和贵州省,它们的得分分别为40.07分、40.6分。除了北京、上海外,其他省市的得分呈现平缓的递减趋势,领先优势不大。

9.3　城市健康生活综合指数评价的区域分析

　　按照各省市所处的区域,本部分将我国31个省、市及自治区划分为3大区域,分别为东部、中部和西部地区。同样,根据这31个省、市及自治区的所属区域,计算各个区域健康生活指数的平均得分,并进行排序,3大区域健康生活指数平均得分及排名如表9-6所示。

表9-6　我国东、中、西部地区城市健康生活指数评价平均得分及排名

排　名	区　域	地　区	组合得分(分)	平均得分(分)
1	东部	北京市	73.37	52.06
		天津市	51.43	
		河北省	47.87	
		上海市	60.47	
		江苏省	46.94	
		浙江省	50.32	
		福建省	47.93	
		山东省	49.23	
		广东省	53.06	
		辽宁省	43.85	
		海南省	48.16	
2	中部	山西省	46.63	45.16
		安徽省	44.58	
		江西省	45.71	
		河南省	44.87	
		湖北省	43.83	
		吉林省	44.51	
		黑龙江省	43.50	
		湖南省	47.62	
3	西部	内蒙古自治区	47.11	44.19
		广西壮族自治区	45.30	
		重庆市	41.87	
		四川省	43.71	
		贵州省	41.47	
		云南省	43.08	
		西藏自治区	40.07	
		陕西省	45.13	
		甘肃省	40.60	
		青海省	44.74	
		宁夏回族自治区	42.87	
		新疆维吾尔自治区	54.32	
平均值				47.13

同样,为了更加清楚地分析4个区域健康生活的情况,将表9-7的评价排名结果画成柱状图,如图9-4所示。

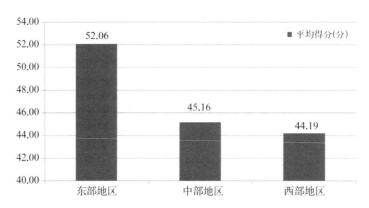

图9-4　我国东、中、西部地区城市健康生活指数评价平均得分情况

根据评价结果,3大区域排名由高到低依次是东部、中部、西部,其得分依次为52.06分、45.16分、44.19分。4大区域健康生活得分的平均值为46.64分。东部地区的健康生活发展情况显著优于中部及西部地区,而中部及西部地区的发展差距不大,长远来看,在健康生活的建设上具有较大的提升空间与后发潜力。

9.4　城市健康生活综合指数评价的深度分析

9.4.1　指标深度分析

综合经济保障指数、公共服务指数、环境健康指数、文化健康指数及医疗卫生服务指数的评价结果,我国城市健康生活水平偏低,不仅仅地域层面发展不平衡,健康生活不同层面的发展也出现不平衡,经济保障和文化健康指数远低于医疗卫生、公共服务和环境健康指数,这对于健康生活的整体发展是很不利的。如健康生活综合指数排名第4的广州,经济保障、公共服务、环境健康与医疗卫生均排名前10,而文化健康指数排名为27;太原的健康生活综合指数排名第6,而文化健康指数排名为105,经济保障排名为52,环境健康排名为137;鄂尔多斯综合排名为第7,医疗卫生指数排名为41,公共服务指标排名为53;上海综合排名为10,其他指数排名均靠前,而环境健康指数排名则为70。因此,可以看到我国健康生活指数综合排名靠前的城市在不同指标方面得分不均衡,存在着明显的"短板",这是限制城市健康生活发展的重要因素。

全国平均水平如图9-5所示,健康生活综合指数均值为46.21分,相对而言,环境健康指数和医疗卫生指数均值较高,而经济保障指数、公共服务指数和文化健康指数均值均偏低。由于经济保障指数从人均视角关注城市居民的经济生活,而非经济总量。经济保障指数均值为28.45分,体现出我国城市居民的经济基础及消费能力尚处于较低的水平。随着我国城市化的迅速扩张,相配套的公共基础设施的建设跟不上其发展的速度,落后的公共服务难以满足城市居民日益增长的需求,公共服务平均得分处于较低的水平。而文化健康指数为 23.46 分,在 5 个指标得分中处于明显的劣势。文化健康是健康生活的重要组成部分,也是城市居民形成对城市的认同感与归属感的情感基础。但是目前大部分的城市化建设更多是追求现代化便利生活,文化建设更多是作为公共基础建设的附属品进行,而不是作为健康生活的必需品。

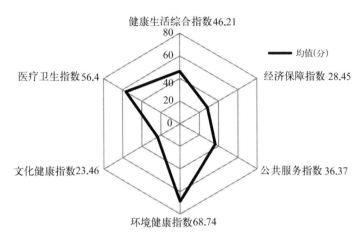

图 9-5　全国城市健康生活指数及各分项指数均值

我国城市的环境健康指数为 68.74 分,表现最为突出。尽管我国整体环境问题较为严峻,但是环境保护意识的加强及关注热度使得城市建设越加重视人居环境的绿化和保护。其次,医疗卫生指数为 56.4 分,也是评价建设生活中所占比重最大的一个指标。尽管从均值的比较而言,医疗卫生指数的表现较好,但是从总量来看不尽如人意。医疗卫生作为保障城市居民健康最重要的部分,理应得到高度重视。而城市往往被视为医疗卫生服务最为完善的地区,然而依然达不到较高的水平,也是影响着健康生活综合指标总量偏低的重要原因。

9.4.2　地区差异分析

根据二八定律,为了分析 5 个一级指标的地区差距,先将 289 个城市的各指标得分按照从低到高进行排序,然后通过计算前 20% 城市的该指标得分总值占该指标汇总值的百分比,得到该指标的地区差距系数(表 9-7)。该系数越大,则说明地区差距越小,越小则反之。

表 9-7　城市健康生活各一级指标及综合指数的地区差距系数

评价目标	差距系数(%)	一级指标	差距系数(%)
健康生活综合指数	17.10	经济保障	12.66
		公共服务	15.09
		环境健康	16.92
		文化健康	10.23
		医疗卫生	16.44

从表 9-7 中可以看到在经济保障、公共服务、环境健康、文化健康及医疗卫生这 5 个指标的差异系数存在较大的差别。其中,环境健康的差距系数最大,达到 16.92%,说明环境健康的地区差距较小,结合其较高的平均分,也可以得见维护环境健康已成为城市建设的共识。其次为医疗卫生的差异系数,也达到了较高的水平,为 16.44%,说明我国医疗卫生服务的地区差异相对也较小。公共服务的差异系数为 15.09%,虽低于环境健康与医疗卫生的差异系数,但是与经济保障及文化健康拉开了差距。其中,经济保障的差异系数为 12.66%,文化健康的差异系数为 10.23%。可见,这两个指标的地区差异均较大。由于各地区经济发展呈现明显的区域差异,欠发达地区的城市居民在经济保障上处于弱势,这导致经济保障的区域差异也较为显著。文化健康的显著地区差异其实可以体现出城市建设对于文化健康的重视度不够,尚未形成将文化建设项目普遍地纳入城市发展规划的共识,实际上文化方面的建设往往属于"靠后站"的项目。

尽管文化健康的差异系数较大,但是由于其权重相对较小,对于综合指数的差异系数影响也较小。同时,也看到健康生活综合指数的差异系数高于各个指标的差异系数,体现出了一些城市在经济保障、公共服务、环境健康、文化健康及医疗卫生方面各有长短,并非在各个指标上均获得较高得分,如上文分析中的广州、太原、鄂尔多斯等城市,从而使得综合指数的总体水平趋于均匀,从而使得健康生活综合指数的地区差异较小。

9.4.3　城市健康生活综合评价后 50 城市分析

与健康生活评价 50 强城市相对应,健康生活指数得分较低的后 50 个城市是从第 240 名的七台河市至排名第 289 名的陇南市等,其平均得分为 39.03 分,其中,有 31 个城市的得分高于平均水平,19 个城市的得分低于平均水平。除了排名最后的陇南市与绥化市之间存在 4.04 分的差距,其他城市得分区分度不大,甚至仅仅是细微的差别。可见,健康生活发展较为落后的城市,基本处在相似的低水平上。

健康生活评价后 50 名城市的省际分布如图 9-6 所示。在排名位于后 50 位的城市中,有张掖、武威、天水等 7 个城市辖属甘肃省,包括位居 289 名的陇南市。其次是四川省和湖北省,辖属城市均为 5 个,前者排名最靠后的是位居 283 名的雅安市,后者则是位居 281 名的孝感市。黑龙江省、贵州省和云南省各占 4 个名额,内蒙古自治区、宁夏回族自治区和辽宁省各占 3 个名额,安徽省、河南省、陕西省均占 2 个名额,而广东省、广西壮族自治区、西藏自治区和吉林省则各占 1 个名额。其中除了北京、上海、天津、重庆等直辖市外,浙江、山东、新疆维吾尔自治区、海南、山西、福建、河北、青海、湖南、江西等省、市及自治区未有辖属城市在健康生活评价中落在后 50 名。另外,还看到广东省、江苏省、辽宁省的辖属城市同时出现了位居前 50 强和后 50 名的情况,可见省域内也存在健康生活发展不协调的现象。

与前 50 强城市的地区分布相比,后 50 名城市的地区分布恰好相反。在健康生活发展较为落后的后 50 名城市中,有 30 个城市位于西部,占总数的 60%,14 个城市位于中部,占总数的 28%,而有 6 个城市位于东部,占总数的 12%。同时,位于东部地区的 6 个城市的平均得分为

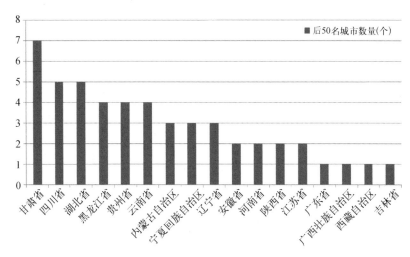

图 9-6 城市健康生活综合评价后 50 名城市的省、市及自治区分布

40.19 分,依然高于中部地区的 40.03 分和西部地区的 38.37 分(表 9-8)。可见,中西部地区城市居民的健康生活的发展情况不容乐观,中西部的城市建设对于"以人为本"理念的重视程度不够,城市居民的生活质量与东部地区存在较大的差距,尚达不到健康生活的概念。由此可见,中西部地区的差距,不仅体现在经济发展上,城市居民生活质量的地域差异同样显著。

表 9-8 城市健康生活综合指数后 50 名城市的地区分布

地区分类	主要省、市及自治区	城　　　市	平均得分(分)
东部	广东省、江苏省、辽宁省	揭阳、宿迁、朝阳、铁岭、葫芦岛、淮安 6 个城市	40.19
中部	黑龙江省、河南省、湖北省、安徽省、吉林省	七台河、南阳、咸宁、伊春、宿州、齐齐哈尔、荆州、鄂州、白城、襄阳、六安、信阳、孝感等 14 个城市	40.03
西部	四川省、贵州省、云南省、陕西省、甘肃省、宁夏回族自治区、广西壮族自治区、内蒙古自治区	巴彦淖尔、内江、吴忠、眉山、安康、遂宁、毕节、赤峰、拉萨、普洱、张掖、商洛等 30 个城市	38.37

9.5 环保重点城市健康生活综合评价

从 2013 年开始,中国统计年鉴在环境统计部分公布了环保重点城市的统计数据,提供了包括大气污染的许多数据,这样就弥补了全国地级以上城市健康生活评价中大气污染数据缺失的不足,因此,本节以 2014 年中国统计年鉴中的 74 个环保重点城市为评价对象,在环境评价部分增加了空气质量指标,作为城市健康生活评价的组成部分。

9.5.1 空气质量对居民健康生活的影响

空气对于人类的生存乃至健康来说是至关重要的。一个成年人,每天呼吸 2 万多次,吸入空气 20 公斤左右,比一天摄入的食物和水分多 10 倍多。而现代医学也表明,呼吸自然新鲜的空气能促进血液循环,增强免疫能力,有益于人体神经系统功能,提高工作效率,反之则将导致头晕乏力、精神不振等症状,受到污染的空气更是对人体健康产生威胁,引发各种人体疾病。

　　然而多年来我国以煤炭为主的能源结构以及粗放式的发展方式使得环境污染日益严重,其中,以大气污染最为广泛。特别是,近年来大范围的雾霾天气更是引起公众热议,成为当前环境热点问题。随着城市化和工业化的不断推进,我国大气污染的类型已发生了深刻变化。传统的大气污染问题,如二氧化硫、总悬浮颗粒(TSP)和可吸入颗粒物(PM10)等污染物的排放,尚未得到解决,而以细颗粒物(PM2.5)、氮氧化物(NOx)、挥发性有机物(VOCs)、氨氮(NH₃)为代表的污染物的形势又日益严峻。其中,可吸入颗粒物已经成为影响城市空气质量的首要污染物。而且由于我国城市群的大气污染呈现出从煤烟型污染向机动车尾气型过渡的特征,污染源和污染物更为复杂,出现了煤烟型和机动车尾气型污染共存的大气复合污染,呈现出多污染物共存、多污染源叠加、多尺度关联、多过程耦合、多介质影响的特征。虽然人们对大气污染问题越发关注,但是由于复杂多变的污染形势,给大气污染的治理带来了重重的困难,我国的空气质量并未得到显著的改善。

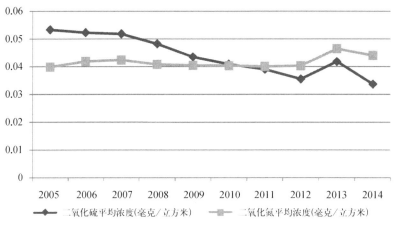

图 9-7　2005～2014 年主要城市二氧化硫和二氧化氮年平均浓度

数据来源:《中国统计年鉴》(2014、2015 年)

　　从图 9-7 可以看到,2005～2014 年,我国主要城市的二氧化硫平均浓度逐渐下降,低于二类环境空气功能区(居住区、商业交通居民混合区、文化区、工业区和农村地区)年均浓度最高标准限值即 0.06 毫克/立方米,但二氧化氮的浓度并未改善,在 10 年期间基本均高于二类区年均浓度最高标准限值即 0.04 毫克/立方米。而图 9-8 显示近年我国可吸入颗粒物的浓度有所上升,而且可以看到每年均显著高于二类区的年均浓度限值即 0.07 毫克/立方米。有关研究表明,中国 PM10 和二氧化硫浓度约为欧美发达国家

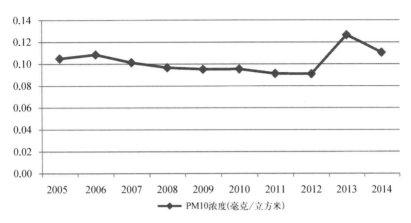

图 9-8　2005～2014 年我国可吸入颗粒物(PM10)年平均浓度

数据来源:《中国环境统计年鉴》(2014、2015 年)

的 4～6 倍,二氧化氮浓度也接近或高于发达国家,而 PM2.5 浓度已是全球最高的区域
之一。

目前,以可吸入颗粒物和可入肺颗粒物为主要构成的雾霾污染已经对市居民的日常生
活和健康造成了严重威胁。据世界卫生组织估计,每年有 200 多万人因吸入室内和室外空
气污染中的细小微粒而死亡。美国癌症协会研究发现空气中的细颗粒物每升高 0.01 毫克/
立方米,总死亡率、肺心病死亡率、癌症死亡率的危险性分别增加 4%、6% 和 8%。据统计,
我国至少 30% 的国土、近 8 亿人口承受着不同程度雾霾的困扰,而京津冀地区、长三角和珠
三角地区大气雾霾污染尤其严重。环境保护部监测结果显示,2014 年京津冀地区 PM2.5
年平均浓度为 93 微克/立方米,并且重污染过程频发,重度及以上污染天数比例为 17%。大
气雾霾污染造成了十分严重的大众健康危害和经济损失。《2010 年全球疾病负担评估》认
为 2010 年室外空气污染在中国造成约 120 万人过早死亡和 2 500 万健康生命年损失。然
而,我国对细颗粒物的连续监测工作在近几年才得以开展,缺乏细颗粒物与居民健康危害的
前瞻性队列研究结果。

此外,雾霾对我国的经济发展也造成了一定的影响。一方面,雾霾已经成为中国吸引外
商投资、国外人才以及游客的重要障碍。据在日本影响力较大的媒体《产经新闻》报道,空气
污染可能导致日本对华投资成本增加,为避免风险,日企会加快向东南亚国家迁移的速度。
《中国入境旅游发展年度报告 2015》显示 2014 年接待入境游客和入境过夜游客分别同比下
降 0.45% 和 0.11%。入境游客对空气质量的敏感程度远大于国内游客,而大范围持续的雾
霾天气无疑对入境游客满意度产生直接影响。另一方面,雾霾给我国的社会经济带来了直
接的负效应。中国每年因空气污染造成的经济损失约为 1.2% 的 GDP。对于交通运输业,
由于空气混浊,能见度低,交通事故发生的概率比平时高出几倍甚至几十倍,城市交通受阻、
航班延误、停开的现象屡见不鲜,造成经济运行效率低下,阻碍全社会的有序运行。受到直
接影响的还有旅游业,由于雾霾天气导致景区能见度降低,对游客的吸引力明显下降。因

此,对于部分以旅游业为支柱产业之一的城市来说,雾霾对经济的影响基本是纯负面的。对于农户来说,连续的雾霾天气使农作物生长减慢,收成减少,农产品价格上涨,农户利益受到损失。另外,因大气污染引发的居民健康危机,也将使劳动力市场产生明显折损,导致社会人力资源成本提高,增加经济社会运行成本。

可见,以雾霾为主要表现形式的大气污染无论是对城市居民的健康还是城市的健康发展都造成严重的影响,因此,雾霾指标应是评价城市居民健康生活的重要指标之一。由于缺少地级城市及以上建制市关于空气质量相关指标的完整数据,因此,下文将以 74 个环保重点城市作为评价对象,比较分析空气质量对各城市健康生活综合指数及排名的影响。

9.5.2　评价对象与评价指标

随着经济社会的快速发展,以煤炭为主的能源消耗大幅攀升,机动车保有量急剧增加,经济发达地区 NOx 和 VOCs 排放量显著增长,臭氧(O_3)和 PM2.5 污染加剧,在 PM10 和 TSP 污染依然严重的情况下,京津冀、长江三角洲、珠江三角洲等区域 PM2.5 和 O_3 污染加重,灰霾现象频繁发生,能见度降低。而以往的《环境空气质量标准》污染物监测项目偏少、限值偏低,已不能完全适应我国空气质量管理的需要,因此,2012 年我国颁布了新的空气质量标准即《环境空气质量标准》(GB 3095—2012)来监测大气质量。而京津冀、长三角、珠三角等重点区域及直辖市、省会城市和计划单列市共 74 个城市作为新标准第一阶段监测实施城市,于 2013 年开始根据新标准开展空气质量的监测。其中,新的空气质量标准中将细颗粒物(PM 2.5)作为评价指标之一,而 PM2.5 也是这 74 个城市首要污染物。因此,将 74 个新标准第一阶段监测实施城市作为评价对象,能够更加客观地分析雾霾等大气污染对于居民健康生活的影响。

基于相关文献的研究及数据的可得性,选取可吸入颗粒物(PM10)年平均浓度(微克/立方米)、细颗粒物(PM2.5)年平均浓度(微克/立方米)和空气质量达到及好于二级天数的年占比(％)作为影响居民健康的空气质量指标,数据主要来自《中国环境统计年鉴》(2014)。

可吸入颗粒物是指空气动力学当量直径小于等于 10 微米的颗粒物,又称为 PM10。可吸入颗粒物对人体健康的严重影响在于可以被人体吸入,并沉积在呼吸道、肺泡等部位从而引发各种呼吸道疾病。颗粒物的直径越小,进入呼吸道的部位越深。10 微米直径的颗粒物通常沉积在上呼吸道,5 微米直径的可进入呼吸道的深部,2 微米以下的可 100％深入到细支气管和肺泡。

细颗粒物是指空气动力学当量直径小于等于 2.5 微米的颗粒物,又称为 PM2.5。它能较长时间悬浮于空气中,对空气质量和能见度等有很大的影响。与较粗的大气颗粒物相比,PM2.5 粒径小,面积大,活性强,易附带有毒、有害物质,且在大气中的停留时间长、输送距离远,因而对人体健康和大气环境质量的影响更大,2 微米以下的可深入到细支气管和肺泡,直接影响肺的通气功能,使机体容易处在缺氧状态。

多项长期流行病学观察研究发现,城市居民的发病率和死亡率与大气颗粒物浓度和颗粒物尺寸密切相关,尺寸较小的颗粒物引起的较高死亡率增大。1982~1989年,通过对全美120万人的长期人群流行病学研究,美国癌症协会发现大气中细颗粒物(PM2.5)浓度与全因死亡率、心肺源性死亡率和肺癌死亡率存在正相关性,前者每增加10微克/立方米,导致的后三者分别增加4%、6%和8%。近期的一些研究显示细颗粒物暴露对心肺之外的系统可能也存在不利影响,如加快成人糖尿病和神经系统疾病病程进展及影响儿童神经发育。2009年,美国国家环保署(United States Environment Protection Agency,EPA)组织专家对已有的大气颗粒物短期暴露研究数据进行分析,发现室外大气中PM2.5对于人体危害较PM10更大,前者的浓度每增加10微克/立方米,短期暴露导致的全因死亡率增加0.12%~0.84%;而后者浓度每增加10微克/立方米所导致的全因死亡率增加0.29%~1.21%。从以往的各项研究可见,城市居民的健康受到了大气污染的威胁,其中以尺寸较小的大气颗粒物尤甚。

空气质量达到及好于二级即空气质量达到国家质量二级标准,是指空气污染指数小于等于100。空气污染指数是根据环境空气质量标准和各项污染物对人体健康和生态环境的影响来确定污染指数的分级及相应的污染物浓度值。我国目前采用的空气污染指数(API)分为5个等级,API值小于等于50,说明空气质量为优,相当于国家空气质量一级标准,符合自然保护区、风景名胜区和其他需要特殊保护地区的空气质量要求;API值大于50且小于等于100,表明空气质量良好,相当于达到国家质量二级标准,符合居住区、商业交通居民混合区、文化区、工业区和农村地区的空气质量标准;API值大于100且小于等于200,表明空气质量为轻度污染,相当于国家空气质量三级标准;API值大于200表明空气质量差,称之为中度污染,为国家空气质量四级标准;API大于300表明空气质量极差,已严重污染。因此,空气质量达到及好于二级天数的全年比重是一个对城市空气质量评价的综合指标。

9.5.3 环保重点城市健康生活评价指标体系

鉴于地级城市关于雾霾指标的数据缺失,因此,下文将以74个执行了新环境空气质量标准的环保重点城市作为评价对象,选取可吸入颗粒物(PM10)年平均浓度(微克/立方米)、细颗粒物(PM2.5)年平均浓度(微克/立方米)和空气质量达到及好于二级天数占全年比重(%)作为健康生活指标体系中衡量空气质量的重要指标,并基于专家意见重新赋予权重。在计算空气污染得分时,由于相对于PM10,PM2.5对人体健康危害更大,而空气质量达到及好于二级的天数是对空气质量的综合评价,因此,对PM10、PM2.5和空气质量达到及好于二级的天数分别赋予0.130、250、0.400的权重,由此得到新的健康生活指标体系,如表9-9所示。

表9-9　74个新标准第一阶段监测实施城市的健康生活指标体系

一级指标	权重	二级指标	权重	三 级 指 标	权重
A 经济保障	0.220	A1 经济基础	0.543	A1-1 人均GDP	0.250
				A1-2 人均可支配收入	0.410
				A1-3 人均储蓄年末余额	0.340
		A2 生活消费	0.457	A2-1 人均住房面积	0.280
				A2-2 人均生活用水量	0.170
				A2-3 人均生活用电量	0.130
				A2-4 人均煤气用量	0.090
				A2-5 人均液化石油气家庭用量	0.100
				A2-6 人均社会消费零售总额	0.230
B 公共服务	0.150	B1 社会保障	0.471	B1-1 城市养老保险覆盖率	0.335
				B1-2 城市医疗保险覆盖率	0.393
				B1-3 城市失业保险覆盖率	0.272
		B2 社会稳定	0.286	B2-1 城市登记失业率	0.260
				B2-2 社会救济补助比重	0.420
				B2-3 在岗人均平均工资	0.320
		B3 基础设施	0.243	B3-1 人均拥有铺装道路面积	0.190
				B3-2 城市维护建设资金占GDP比重	0.220
				B3-3 常住人口城镇化率	0.150
				B3-4 每万人拥有公共汽车辆	0.200
				B3-5 每万人拥有地铁里程	0.120
				B3-6 每万人拥有建成区面积	0.120
C 环境健康	0.183	C1 城市生态环境质量	0.557	C1-1 建成区绿化覆盖率	0.100
				C1-2 每万人园林绿地面积	0.120
				C1-3 细颗粒物(PM2.5)年平均浓度	0.250
				C1-4 细颗粒物(PM10)年平均浓度	0.130
				C1-5 空气质量达到及好于二级的天数	0.400
		C2 城市污染治理状况	0.443	C2-1 工业固体废物处置利用率	0.208
				C2-2 城市污水处理率	0.112
				C2-3 生活垃圾处理率	0.293
				C2-4 二氧化硫排放量	0.152
				C2-5 工业粉尘去除率	0.235
D 文化健康	0.100	D1 文化投入	0.371	D1-1 人均科技经费支出	0.540
				D1-2 人均教育经费	0.460
		D2 教育水平	0.350	D2-1 每万人拥有大学生人数	1.000
		D3 文化设施	0.279	D3-1 人均公共图书馆藏书	0.280
				D3-2 每万人拥有剧场与影院数	0.300
				D3-3 每万人拥有国际互联网用户数	0.420

一级指标	权重	二级指标	权重	三　级　指　标	权重
E 医疗卫生	0.347	E1 医疗资源	0.629	E1-1 每万人拥有医院数	0.225
				E1-2 每千人拥有医院床位	0.275
				E1-3 每千人拥有执政医师	0.175
				E1-4 每千人拥有卫生技术人员	0.125
				E1-5 每千人拥有注册护士	0.200
		E2 医疗投入	0.371	E2-1 卫生事业经费占财政支出的比重	1.000

9.5.4　环保重点城市健康生活评价结果

与原 289 个地级城市的健康生活指标评价体系相比,这 74 个环保重点城市的健康生活评价体系在环境健康评价中新增了 PM10 年平均浓度、PM2.5 年平均浓度和空气质量达到及好于二级天数占全年比重这 3 个指标,因此,74 个环保重点城市的环境健康得分与排名有了较大的变化,如表 9-10 所示。

表 9-10　74 个环保重点城市包含空气质量评价的环境健康得分及排名

城　市	所属省、市及自治区	最终环境健康得分(分)	排　名
深圳市	广东省	93.21	1
珠海市	广东省	91.96	2
厦门市	福建省	90.40	3
福州市	福建省	89.23	4
惠州市	广东省	88.95	5
舟山市	浙江省	87.53	6
海口市	海南省	84.39	7
广州市	广东省	84.19	8
丽水市	浙江省	84.09	9
东莞市	广东省	83.40	10
昆明市	云南省	83.31	11
大连市	辽宁省	83.17	12
江门市	广东省	83.03	13
台州市	浙江省	82.88	14
南宁市	广西壮族自治区	82.09	15
银川市	宁夏回族自治区	81.84	16
宁波市	浙江省	81.68	17
青岛市	山东省	81.60	18
贵阳市	贵州省	81.18	19
温州市	浙江省	81.11	20
佛山市	广东省	80.85	21
上海市	上海市	80.41	22

城　市	所属省、市及自治区	最终环境健康得分(分)	排　名
拉萨市	西藏自治区	80.16	23
中山市	广东省	79.40	24
衢州市	浙江省	78.92	25
绍兴市	浙江省	78.48	26
扬州市	江苏省	78.39	27
南通市	江苏省	78.31	28
嘉兴市	浙江省	77.94	29
南昌市	江西省	77.75	30
杭州市	浙江省	77.73	31
常州市	江苏省	77.46	32
张家口市	河北省	77.31	33
镇江市	江苏省	77.09	34
湖州市	浙江省	76.81	35
无锡市	江苏省	76.55	36
沈阳市	辽宁省	76.54	37
重庆市	重庆市	76.43	38
连云港市	江苏省	76.38	39
苏州市	江苏省	76.21	40
金华市	浙江省	75.88	41
哈尔滨市	黑龙江省	75.77	42
泰州市	江苏省	75.39	43
徐州市	江苏省	75.32	44
盐城市	江苏省	74.82	45
秦皇岛市	河北省	74.70	46
长沙市	湖南省	74.43	47
合肥市	安徽省	74.34	48
长春市	吉林省	74.12	49
肇庆市	广东省	73.80	50
淮安市	江苏省	73.72	51
承德市	河北省	73.68	52
北京市	北京市	73.45	53
西宁市	青海省	73.06	54
南京市	江苏省	73.04	55
呼和浩特市	内蒙古自治区	72.45	56
宿迁市	江苏省	72.27	57
武汉市	湖北省	71.73	58
乌鲁木齐市	新疆维吾尔自治区	70.96	59
成都市	四川省	69.67	60
天津市	天津市	68.85	61

城 市	所属省、市及自治区	最终环境健康得分(分)	排 名
西安市	陕西省	68.78	62
太原市	山西省	67.80	63
兰州市	甘肃省	64.14	64
沧州市	河北省	63.48	65
郑州市	河南省	63.15	66
济南市	山东省	62.39	67
唐山市	河北省	60.89	68
衡水市	河北省	56.34	69
廊坊市	河北省	56.21	70
邯郸市	河北省	55.71	71
保定市	河北省	54.49	72
邢台市	河北省	51.37	73
石家庄市	河北省	44.56	74

从表9-10可以看到,排名前10的城市中有5个城市来自广东省,其中深圳市和珠海市分别位于第一名和第二名。相比较之下,河北省的环境问题十分严重,排名后10位的城市中有8个城市属于河北省。而环境健康与经济发展并不冲突,环境健康得分较高的城市,如深圳市、广州市、厦门市,属于经济发达的城市,而经济不太发达的城市,如邢台市、衡水市、邯郸市等城市环境健康得分偏低。

为了分析新增空气质量指标对健康生活综合指数的影响,将根据原健康生活指标体系计算这74个环保重点城市的健康生活原得分及排名,并与根据新的健康生活指标体系计算所得的最终得分及排名进行比较,如表9-11所示。

表9-11 基于新旧评价体系的74个环保重点城市健康生活综合得分及排名

城 市	所属省、市及自治区	原指标体系(分)	原排名	现指标体系(分)	最终排名	名次变化
深圳市	广东省	99.10	1	99.10	1	0
东莞市	广东省	87.78	2	86.92	2	0
北京市	北京市	74.85	3	74.36	3	0
广州市	广东省	68.31	4	69.44	4	0
杭州市	浙江省	63.33	5	64.70	5	0
珠海市	广东省	62.94	6	63.89	6	0
上海市	上海市	60.84	7	63.05	7	0
厦门市	福建省	58.71	9	62.06	8	+1
宁波市	浙江省	58.52	12	61.58	9	+3
佛山市	广东省	58.55	11	61.33	10	+1
海口市	海南省	56.62	19	60.95	11	+8
中山市	广东省	57.73	14	60.73	12	+2

续　表

城　市	所属省、市及自治区	原指标体系 （分）	原排名	现指标体系 （分）	最终排名	名次变化
惠州市	广东省	57.10	17	60.38	13	+4
苏州市	江苏省	58.61	10	59.60	14	-4
太原市	山西省	59.03	8	59.42	15	-7
福州市	福建省	54.90	23	58.43	16	+7
昆明市	云南省	54.89	24	58.40	17	+7
长沙市	湖南省	56.79	18	58.40	18	0
无锡市	江苏省	57.11	16	57.94	19	-3
武汉市	湖北省	57.36	15	57.69	20	-5
济南市	山东省	58.05	13	57.00	21	-8
银川市	宁夏回族自治区	54.92	22	56.39	22	0
秦皇岛市	河北省	56.34	20	56.32	23	-3
江门市	广东省	54.09	27	56.25	24	+3
南京市	江苏省	55.53	21	56.19	25	-4
南昌市	江西省	54.34	26	55.77	26	0
大连市	辽宁省	53.22	32	55.77	27	+5
肇庆市	广东省	53.67	30	55.67	28	+2
温州市	浙江省	53.19	33	55.41	29	+4
乌鲁木齐市	新疆维吾尔自治区	53.75	29	55.05	30	-1
南宁市	广西壮族自治区	52.28	37	54.73	31	+6
西安市	陕西省	54.68	25	54.61	32	-7
贵阳市	贵州省	52.38	36	54.59	33	+3
呼和浩特市	内蒙古自治区	52.98	34	53.95	34	0
承德市	河北省	52.05	39	53.82	35	+4
常州市	江苏省	52.11	38	53.62	36	+2
金华市	浙江省	51.86	41	53.61	37	+4
绍兴市	浙江省	51.60	44	53.60	38	+6
兰州市	甘肃省	51.71	43	53.42	39	+4
成都市	四川省	53.33	31	53.26	40	-9
天津市	天津市	52.42	35	52.92	41	-6
沈阳市	辽宁省	51.77	42	52.76	42	0
舟山市	浙江省	48.70	58	52.67	43	+15
丽水市	浙江省	49.31	55	52.36	44	+11
南通市	江苏省	50.76	49	52.33	45	+4
衡水市	河北省	53.99	28	52.32	46	-18
长春市	吉林省	49.84	54	52.15	47	+7
合肥市	安徽省	51.95	40	51.91	48	-8
青岛市	山东省	50.03	52	51.77	49	+3
嘉兴市	浙江省	50.41	50	51.72	50	0
沧州市	河北省	51.23	47	51.36	51	-4

城　市	所属省、市及自治区	原指标体系（分）	原排名	现指标体系（分）	最终排名	名次变化
湖州市	浙江省	50.10	51	50.59	52	－1
哈尔滨市	黑龙江省	48.51	59	50.53	53	＋6
唐山市	河北省	51.24	46	50.37	54	－8
台州市	浙江省	47.66	61	50.27	55	＋6
拉萨市	西藏自治区	44.97	69	50.16	56	＋13
张家口市	河北省	47.17	62	50.13	57	＋5
镇江市	江苏省	49.14	56	50.06	58	－2
西宁市	青海省	47.78	60	49.33	59	＋1
郑州市	河南省	48.92	57	48.90	60	－3
衢州市	浙江省	46.15	65	48.57	61	＋4
邢台市	河北省	51.30	45	48.36	62	－17
保定市	河北省	49.90	53	48.25	63	－10
石家庄市	河北省	51.09	48	47.99	64	－16
泰州市	江苏省	46.00	67	47.87	65	＋2
重庆市	重庆市	46.15	66	47.46	66	0
扬州市	江苏省	45.36	68	47.04	67	＋1
盐城市	江苏省	44.20	71	46.71	68	＋3
徐州市	江苏省	44.87	70	46.17	69	＋1
连云港市	江苏省	43.96	72	45.86	70	＋2
廊坊市	河北省	46.32	64	45.81	71	－7
宿迁市	江苏省	42.85	73	44.62	72	＋1
邯郸市	河北省	47.01	63	43.77	73	－10
淮安市	江苏省	41.61	74	43.45	74	0

注：＋表示排名上升；－表示排名下降

　　从表9－11可以看到，由于不同城市空气质量的差异，这些城市健康生活综合指数的最终排名情况受到了影响。但排名前五的城市依然为深圳市、东莞市、北京市、广州市和杭州市，未发生名次变化。尽管北京环境得分偏低，排名仅为第53名，但是由于北京市在经济保障、公共服务、文化健康及医疗卫生方面的得分较高，最终排名受到环境健康得分的影响较小，因此与原排名保持一致。而最终排名分别为第5名和第7名的杭州市和上海市在环境健康得分也偏低，其排名分别为第31和22名。可见，环境问题已经成为这些城市发展健康生活的短板。最终排名在后五位的城市有连云港市、廊坊市、宿迁市、邯郸市和淮安市。其中，排名变化较大的是廊坊市和邯郸市，分别下降了7和10个名次，从而落在了后五名的城市中。由此可见，由于严重的空气污染问题，拖累了这两个城市居民健康生活的发展进程。

　　比较原排名与最终排名，可以看到在74个环保重点城市中，有15个城市的名次未变，有36个城市的名次上升，平均上升4.47个名次，名次下降的城市则有23个，平均下降7.00个名次。在名次上升的所有城市中，名次上升幅度最大的是舟山市，从第58名上升至第43

名,其次为拉萨市、丽水市和海口市,分别上升了 13、11 和 8 个名次。而在所有名次下降的城市中,衡水市下降幅度较大,从第 28 名降至第 46 名,而后是邢台市、石家庄市和保定市,分别下降了 17、16 和 10 个名次。而衡水市、邢台市、石家庄市、保定市均属于京津冀城地区,另外,同属于京津冀地区的唐山市、邯郸市、廊坊市、天津市、沧州市和秦皇岛市均因较低的环境健康得分而名次下降。其周边地区(包括山西、山东、内蒙古自治区和河南)城市,如济南市、太原市等也因严重的空气污染问题使得最终排名下降。由此可见,京津冀及周边地区的大气污染形势依然严峻,对居民的健康生活造成了严重的影响。

10

省、市及自治区城市健康生活指数综合评价

10.1 省、市及自治区城市健康生活指数综合评价

前几章及上一节关于省、市及自治区的评价其实反映的是辖内各城市的平均水平,而不是该地区健康生活评价的综合水平。因此,为了解不同省、市及自治区健康生活的发展情况,从经济保障、公共服务、环境健康、文化健康、医疗卫生及人口发展几个方面,构建省、市及自治区健康生活评价指标体系。该体系共由 6 个一级指标、14 个二级指标及 47 个三级指标构成。各指标权重采用专家会议法确定,邀请了相关领域的 20 多名专家,第一轮打分后将权重均值反馈后进行第二轮打分,如此经过三轮后权重趋于稳定。具体权重设置,见表 10 - 1。

表 10 - 1 城市健康生活综合评价指标体系及权重设置

一级指标	权重	二级指标	权重	三 级 指 标	权重
A 经济保障	0.2	A1 经济基础	0.56	A1 - 1 人均 GDP	0.23
				A1 - 2 人均可支配收入	0.41
				A1 - 3 人均储蓄年末余额	0.37
		A2 生活消费	0.44	A2 - 1 人均住房面积	0.18
				A2 - 2 人均生活用水量	0.13
				A2 - 3 人均生活用电量	0.1
				A2 - 4 人均煤气用量	0.08
				A2 - 5 人均液化石油气家庭用量	0.08
				A2 - 6 人均社会消费零售总额	0.17
				A2 - 7 恩格尔系数	0.27
B 公共服务	0.13	B1 社会保障	0.38	B1 - 1 城市养老保险覆盖率	0.33
				B1 - 2 城市医疗保险覆盖率	0.39
				B1 - 3 城市失业保险覆盖率	0.28
		B2 社会稳定	0.32	B2 - 1 城市登记失业率	0.24
				B2 - 2 社会救济补助比重	0.46
				B2 - 3 在岗人均平均工资	0.3

续　表

一级指标	权重	二级指标	权重	三级指标	权重
B公共服务	0.13	B3 基础设施	0.3	B3－1 人均拥有铺装道路面积	0.19
				B3－2 城市维护建设资金占 GDP 比重	0.22
				B3－3 常住人口城镇化率	0.14
				B3－4 每万人拥有公共汽车辆	0.22
				B3－5 每万人拥有地铁里程	0.11
				B3－6 每万人拥有建成区面积	0.11
C环境健康	0.17	C1 城市生态环境质量	0.53	C1－1 建成区绿化覆盖率	0.5
				C1－2 每万人园林绿地面积	0.5
		C2 城市污染治理状况	0.47	C2－1 工业固体废物处置利用率	0.19
				C2－2 城市污水处理率	0.13
				C2－3 生活垃圾处理率	0.27
				C2－4 二氧化硫浓度	0.16
				C2－5 工业粉尘浓度	0.25
D文化健康	0.09	D1 文化投入	0.3	D1－1 人均科技经费支出	0.53
				D1－2 人均教育经费	0.47
		D2 教育水平	0.38	D2－1 平均教育年限	0.48
				D2－2 每万人拥有大学生人数	0.52
		D3 文化设施	0.32	D3－1 人均公共图书馆藏书	0.28
				D3－2 每万人拥有剧场与影院数	0.3
				D3－3 每万人拥有国际互联网用户数	0.42
E人口发展	0.08	E1 人口信息	0.46	E1－1 人均预期寿命	0.56
				E1－2 总抚养比	0.44
		E2 人口健康	0.54	E2－1 孕妇死亡率	0.4
				E2－2 传染病发病率	0.6
F医疗卫生	0.33	F1 医疗资源	0.67	F1－1 每万人拥有医院数	0.23
				F1－2 每千人拥有医院床位	0.24
				F1－3 每千人拥有执政医师	0.24
				F1－4 每千人拥有卫生技术人员	0.14
				F1－5 每千人拥有注册护士	0.15
		F2 医疗投入	0.33	F2－1 人均医疗保健支出	0.55
				F2－2 卫生事业经费占财政支出的比重	0.45

　　根据表 10－1 中健康生活综合评价指标体系及权重设置,计算各地区健康生活各个一级指标的得分及综合指数得分,并根据综合指数得分得到其排名情况(表 10－2)。

表 10 - 2　我国 31 个省、市及自治区城市健康生活指数综合得分及排名

排　名	省、市及自治区	经济保障（分）	公共服务（分）	环境健康（分）	文化健康（分）	人口发展（分）	医疗卫生（分）	综合（分）
1	北京市	90.37	86.87	80.72	97.57	96.75	73.76	99.18
2	上海市	85.07	67.87	60.75	79.45	94.94	55.75	81.23
3	天津市	65.43	54.82	68.73	65.48	94.32	50.87	73.00
4	浙江省	58.46	44.37	76.73	50.19	92.80	53.98	71.30
5	江苏省	56.19	43.05	77.99	46.22	93.70	48.54	68.16
6	山东省	44.32	39.05	83.43	38.31	91.52	52.35	66.79
7	广东省	55.14	50.44	79.46	47.15	83.49	43.79	66.54
8	辽宁省	53.18	48.16	68.36	44.34	91.53	49.35	66.31
9	内蒙古自治区	47.68	37.47	76.52	38.30	84.22	52.21	65.23
10	陕西省	37.97	41.05	72.53	43.10	87.22	54.02	64.31
11	吉林省	42.17	37.56	67.26	39.60	90.44	53.92	63.51
12	宁夏回族自治区	40.71	37.36	80.90	37.44	82.21	50.10	63.39
13	重庆市	41.18	45.47	84.72	37.14	81.30	45.29	63.30
14	山西省	39.30	37.44	70.51	39.61	83.22	54.61	63.25
15	黑龙江省	39.99	38.20	70.15	37.37	89.94	51.11	62.23
16	新疆维吾尔自治区	35.53	38.64	67.68	46.72	60.11	56.69	61.77
17	福建省	45.69	36.10	77.39	41.58	83.83	44.69	61.73
18	海南省	36.02	37.97	82.49	44.93	79.95	45.48	61.27
19	河北省	36.76	35.38	72.37	32.65	87.40	48.57	59.76
20	湖北省	38.90	38.46	70.49	40.37	85.09	46.03	59.75
21	四川省	36.97	33.62	68.21	31.65	83.05	49.75	58.77
22	安徽省	33.97	36.57	75.26	33.70	84.42	43.54	57.57
23	河南省	33.42	32.40	67.60	31.72	81.81	47.84	56.74
24	青海省	37.55	34.92	64.16	32.20	65.33	48.17	56.22
25	湖南省	35.78	33.05	67.72	31.61	81.13	44.98	56.06
26	江西省	32.83	31.61	77.45	35.40	84.43	38.70	55.03
27	广西壮族自治区	32.68	33.32	69.25	31.86	77.98	43.29	54.76
28	甘肃省	29.92	34.18	64.91	32.35	84.31	43.56	54.06
29	云南省	28.62	33.25	67.24	29.66	81.22	43.66	53.65
30	贵州省	26.65	26.18	64.71	30.74	76.41	44.47	51.69
31	西藏自治区	29.57	29.63	51.41	46.47	60.84	36.92	47.07
平均得分		43.48	40.47	71.84	42.41	83.71	48.90	62.70

　　从评价结果来看,31 个地区健康生活综合指数的平均得分为 62.70 分,其中 12 个地区的得分分布在 50~60 分,有 14 个地区的得分分布在 60~70 分。健康生活综合得分高于平均得分的地区共有 14 个,约占所有地区的一半。从排名来看,排名前五位的地区分别为北京、上海、天津、浙江和江苏,其得分依次为 99.18 分、81.23 分、73.00 分、71.30 分、68.16分。健康生活得分最低的 5 个地区依次是广西壮族自治区、甘肃、云南、贵州和西藏自治区。这 5 个城市的得分别为 54.76 分、54.06 分、53.65 分、51.69 分和 47.07 分。根据评价结果

显示,健康生活得分最高的北京和得分最低的西藏自治区得分差距高达 52.11 分。此外,健康生活水平较高的城市相互之间存在的差距较大,如北京与上海之间出现了较大的断层,出现 17.95 分的差距,而健康生活处于一般水平的城市,相互之间的差距则相对较小。由此可见,我国地区健康生活水平存在两极分化,健康生活水平较高的城市与健康生活水平较低的城市差距悬殊,处于平均分以下的城市的健康生活发展还存在很大的发展空间。

分地区来看,大部分东部地区健康生活综合指数得分较高,排名较靠前,如排名前五名的地区均为东部地区。根据东、中、西部的地区划分,可得到 3 大区域健康生活综合指数的平均得分,如图 10-1。可见,东部地区显著高于其他地区的健康生活发展水平,而中、西地区差距不大。

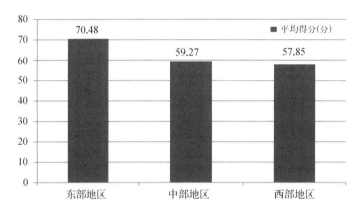

图 10-1　东、中、西部地区城市健康生活综合指数平均得分情况

从这一节的评价来看,可了解不同省市地区的健康生活综合指数得分及排名,但是对各个方面即经济保障、公共服务、环境健康、文化健康、医疗卫生及人口发展的情况不甚了解,难以判断各个地区的"短板"在何处,因此,以下内容将展开对这几个方面的具体评价与分析。

10.2　城市健康生活经济保障指数评价

根据经济保障评价指标体系及权重设置(表 10-3),我们计算了 31 个地区的经济保障指数得分及排名,如表 10-4 所示。

表 10-3　经济保障评价指标体系及权重设置

二级指标	权重	三级指标	权重
A1 经济基础	0.56	A1-1 人均 GDP	0.23
		A1-2 人均可支配收入	0.41
		A1-3 人均储蓄年末余额	0.37

二级指标	权　重	三级指标	权　重
A2 生活消费	0.44	A2-1 人均住房面积	0.18
		A2-2 人均生活用水量	0.13
		A2-3 人均生活用电量	0.10
		A2-4 人均煤气用量	0.08
		A2-5 人均液化石油气家庭用量	0.08
		A2-6 人均社会消费零售总额	0.17
		A2-7 恩格尔系数	0.27

表 10-4　我国 31 个省、市及自治区城市经济保障指数得分及排名

排　名	省、市及自治区	得　分（分）
1	北京市	90.37
2	上海市	85.07
3	天津市	65.43
4	浙江省	58.46
5	江苏省	56.19
6	广东省	55.14
7	辽宁省	53.18
8	内蒙古自治区	47.68
9	福建省	45.69
10	山东省	44.32
11	吉林省	42.17
12	重庆市	41.18
13	宁夏回族自治区	40.71
14	黑龙江省	39.99
15	山西省	39.30
16	湖北省	38.90
17	陕西省	37.97
18	青海省	37.55
19	四川省	36.97
20	河北省	36.76
21	海南省	36.02
22	湖南省	35.78
23	新疆维吾尔自治区	35.53
24	安徽省	33.97
25	河南省	33.42
26	江西省	32.83
27	广西壮族自治区	32.68
28	甘肃省	29.92
29	西藏自治区	29.57
30	云南省	28.62
31	贵州省	26.65
平均得分		43.48

从表 10-4 可以看到,经济保障指数得分排名前五的省市为北京、上海、天津、浙江和江苏,其得分分别为 90.37 分、85.07 分、65.43 分、58.46 分和 56.19 分,其中上海与天津得分的差距为 19.64 分,可见,北京与上海在经济保障方面远远领先其他地区。排名靠后的地区有西藏自治区、云南和贵州,分别为 29.57 分、28.62 分和 26.65 分,其中北京的得分与排名最后的贵州得分相差了 63.73 分。而经济保障指数的地区平均得分为 43.48 分,仅 10 个地区超过平均值。为了更好地体现健康生活评价中经济保障指数得分情况,将得分情况分为几个不同的范围,如图 10-2 所示。

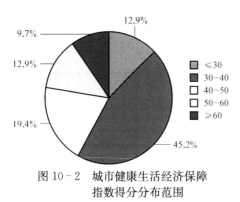

图 10-2 城市健康生活经济保障指数得分分布范围

可以看到,58.1%地区的经济保障得分低于 40 分,高于 60 分的地区仅 3 个。可见,除了经济较发达的几个东部地区,从整体上来看,经济保障指数的平均水平较低,大多地区的经济保障水平集中在中低水平。

10.3 城市健康生活公共服务指数评价

根据公共服务评价指标体系及权重设置(表 10-5),可计算 31 个地区的公共服务得分及排名,如表 10-6 所示。

表 10-5 公共服务评价指标体系及权重设置

二级指标	权重	三级指标	权重
B1 社会保障	0.38	B1-1 城市养老保险覆盖率	0.33
		B1-2 城市医疗保险覆盖率	0.39
		B1-3 城市失业保险覆盖率	0.28
B2 社会稳定	0.32	B2-1 城市登记失业率	0.24
		B2-2 社会救济补助比重	0.46
		B2-3 在岗人均平均工资	0.30
B3 基础设施	0.30	B3-1 人均拥有铺装道路面积	0.19
		B3-2 城市维护建设资金占 GDP 比重	0.22
		B3-3 常住人口城镇化率	0.14
		B3-4 每万人拥有公共汽车辆	0.22
		B3-5 每万人拥有地铁里程	0.11
		B3-6 每万人拥有建成区面积	0.11

表 10-6 各地区公共服务指数得分及排名

排名	省、市及自治区	得分(分)
1	北京市	86.87
2	上海市	67.87

排　名	省、市及自治区	得　分(分)
3	天津市	54.82
4	广东省	50.44
5	辽宁省	48.16
6	重庆市	45.47
7	浙江省	44.37
8	江苏省	43.05
9	陕西省	41.05
10	山东省	39.05
11	新疆维吾尔自治区	38.64
12	湖北省	38.46
13	黑龙江省	38.20
14	海南省	37.97
15	吉林省	37.56
16	内蒙古自治区	37.47
17	山西省	37.44
18	宁夏回族自治区	37.36
19	安徽省	36.57
20	福建省	36.10
21	河北省	35.38
22	青海省	34.92
23	甘肃省	34.18
24	四川省	33.62
25	广西壮族自治区	33.32
26	云南省	33.25
27	湖南省	33.05
28	河南省	32.40
29	江西省	31.61
30	西藏自治区	29.63
31	贵州省	26.18
平均得分		40.47

从表10-6可以看到,公共服务指数得分排名前五的省市为北京、上海、天津、广东和辽宁,其得分分别为86.87分、67.87分、54.82分、50.44分和48.16分,北京与上海得分的差距高达19分,其次,上海与天津的差距也达到13.06分。可见,北京在公共服务方面领先,排名靠前的地区得分差距较大。排名靠后的地区有江西、西藏自治区和贵州,分别为31.61分、29.63分和26.18分,其中北京的得分与排名最后的贵州得分相差了60.70分。而公共服务指数的地区平均得分为40.47分,仅9个地区超过平均值。另外,可以看到健康生活综

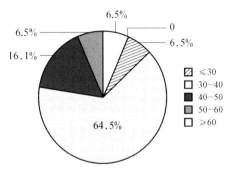

图 10-3 城市健康生活公共服务
指数得分分布范围

合指数排名第九的内蒙古自治区在公共服务方面有所欠缺,仅排 16 位,得分为 37.47 分。

为了进一步深入公共服务的得分情况,将各地区的公共服务得分划分为几个不同的范围,如图 10-3 所示。

可以看到,近 80% 地区的公共服务指数得分集中 30~50 分,高于 60 分与低于 30 分的地区仅 4 个。总的来说,北京在公共服务方面远远超过其他地区,排名靠前的地区差距略大,大多数地区的公共服务水平集中在中间阶段。

10.4 城市健康生活环境健康指数评价

根据环境健康评价指标体系及权重设置(表 10-7),各地区的环境健康指数得分及排名如表 10-8 所示。

表 10-7 环境健康评价指标体系及权重设置

二级指标	权重	三级指标	权重
C1 城市生态环境质量	0.53	C1-1 建成区绿化覆盖率	0.50
		C1-2 每万人园林绿地面积	0.50
C2 城市污染治理状况	0.47	C2-1 工业固体废物处置利用率	0.19
		C2-2 城市污水处理率	0.13
		C2-3 生活垃圾处理率	0.27
		C2-4 二氧化硫浓度	0.16
		C2-5 工业粉尘浓度	0.25

表 10-8 我国 31 个省、市及自治区城市环境健康指数得分及排名

排 名	省、市及自治区	得 分(分)
1	重庆市	84.72
2	山东省	83.43
3	海南省	82.49
4	宁夏回族自治区	80.90
5	北京市	80.72
6	广东省	79.46
7	江苏省	77.99
8	江西省	77.45
9	福建省	77.39

续　表

排　名	省、市及自治区	得　分(分)
10	浙江省	76.73
11	内蒙古自治区	76.52
12	安徽省	75.26
13	陕西省	72.53
14	河北省	72.37
15	山西省	70.51
16	湖北省	70.49
17	黑龙江省	70.15
18	广西壮族自治区	69.25
19	天津市	68.73
20	辽宁省	68.36
21	四川省	68.21
22	湖南省	67.72
23	新疆维吾尔自治区	67.68
24	河南省	67.60
25	吉林省	67.26
26	云南省	67.24
27	甘肃省	64.91
28	贵州省	64.71
29	青海省	64.16
30	上海市	60.75
31	西藏自治区	51.41
平均得分		71.84

　　表格 10-8 可以看到,环境健康指数得分排名前五的省市为重庆、山东、海南、宁夏回族自治区和北京,其得分分别为 84.72 分、83.43 分、82.49 分、80.90 分和 80.72 分。排名靠后的地区有青海、上海和西藏自治区,分别为 64.16 分、60.75 分和 51.41 分。其中,重庆与排名最后的西藏自治区得分相差了 33.31 分,而健康生活指数综合评价中排名第二的上海,其环境健康指数排名为 30 分。整体来看,环境健康指数的地区平均得分为 71.84 分,近半数地区超过平均值。与经济保障和公共服务得分情况相比,环境健康指数得分平均较高,且更为均衡,差距更小。具体的得分范围情况正如图 10-4 所示。

　　从图 10-4 可见,54.8％地区的环境健康指数得分集中在 60～70 分,低于 60 分的地区仅上海和西藏自治区。不同地区间环境健康指标得分差距

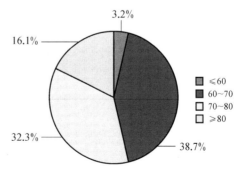

图 10-4　城市健康生活环境健康
　　　　　指数得分分布范围

较小,且在较高的水平,大部分地区得分均在 60 分以上。各地区环境健康指数得分较为均匀,未出现较大的断层情况。

10.5　城市健康生活文化健康指数评价

根据文化健康评价指标体系及权重设置(表10-9),各地区的文化健康指数得分及排名如表10-10所示。

表 10-9　文化健康评价指标体系及权重设置

二级指标	权重	三级指标	权重
D1 文化投入	0.30	D1-1 人均科技经费支出	0.53
		D1-2 人均教育经费	0.47
D2 教育水平	0.38	D2-1 平均教育年限	0.48
		D2-2 每万人拥有大学生人数	0.52
D3 文化设施	0.32	D3-1 人均公共图书馆藏书	0.28
		D3-2 每万人拥有剧场与影院数	0.30
		D3-3 万人拥有国际互联网用户数	0.42

表 10-10　我国 31 个省、市及自治区城市文化健康指数得分及排名

排　名	省、市及自治区	得　分(分)
1	北京市	97.57
2	上海市	79.45
3	天津市	65.48
4	浙江省	50.19
5	广东省	47.15
6	新疆维吾尔自治区	46.72
7	西藏自治区	46.47
8	江苏省	46.22
9	海南省	44.93
10	辽宁省	44.34
11	陕西省	43.10
12	福建省	41.58
13	湖北省	40.37
14	山西省	39.61
15	吉林省	39.60
16	山东省	38.31
17	内蒙古自治区	38.30
18	宁夏回族自治区	37.44
19	黑龙江省	37.37

排　　名	省、市及自治区	得　分(分)
20	重庆市	37.14
21	江西省	35.40
22	安徽省	33.70
23	河北省	32.65
24	甘肃省	32.35
25	青海省	32.20
26	广西壮族自治区	31.86
27	河南省	31.72
28	四川省	31.65
29	湖南省	31.61
30	贵州省	30.74
31	云南省	29.66
平均得分		42.41

从表 10-11 可以看到,文化健康指数得分排名前五的省市为北京、上海、天津、浙江和广东,其得分分别为 97.57 分、79.45 分、65.48 分、50.19 分和 47.15 分,排名靠前的这几个地区得分差距较大。排名靠后的地区有湖南、贵州和云南,分别为 31.61 分、30.74 分和 29.66 分,其中北京的得分与排名最后的云南得分相差了 67.91 分。健康生活综合指数得分排名第 6 的山东在文化健康指标上的得分仅为 38.31 分,排名第 16,同样,综合排名为第 9 的内蒙古自治区在文化健康指标上表现也较弱,排名为 17。总体来看,文化健康指数的地区平均得分为 42.41 分,仅 11 个地区超过平均值。

从图 10-5 中,可以看到,低于 50 的地区占全部的 87.10%,而 54.84% 地区集中在 30～40 分,可见文化健康指数大多处于较低的水平。总体来看,文化健康指数的总体水平同样偏低,北京在文化健康方面远远领先于其他地区,排名靠前的地区和靠后的地区在文化健康水平上存在较显著的断层现象。

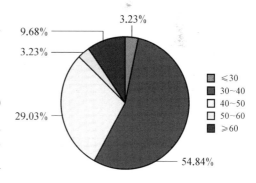

图 10-5　城市健康生活文化健康
指数得分分布情况

10.6　城市健康生活医疗卫生指数评价

根据医疗卫生指标体系及权重设置(表 10-11),各地区的文化健康指数得分及排名如表 10-12 所示。

表 10 - 11 医疗卫生评价指标体系及权重设置

二级指标	权重	三级指标	权重
E1 医疗资源	0.8	E1-1 每万人拥有医院数	0.2
		E1-2 每千人拥有医院床位	0.2
		E1-3 每千人拥有执政医师	0.3
		E1-4 每千人拥有卫生技术人员	0.15
		E1-5 每千人拥有注册护士	0.15
E2 医疗投入	0.2	E2-1 人均医疗保健支出	0.6
		E2-2 卫生事业经费占财政支出的比重	0.4

表 10 - 12 我国 31 个省、市及自治区城市医疗卫生指数得分及排名

排 名	省、市及自治区	得 分(分)
1	北京市	73.76
2	新疆维吾尔自治区	56.69
3	上海市	55.75
4	山西省	54.61
5	陕西省	54.02
6	浙江省	53.98
7	吉林省	53.92
8	山东省	52.35
9	内蒙古自治区	52.21
10	黑龙江省	51.11
11	天津市	50.87
12	宁夏回族自治区	50.10
13	四川省	49.75
14	辽宁省	49.35
15	河北省	48.57
16	江苏省	48.54
17	青海省	48.17
18	河南省	47.84
19	湖北省	46.03
20	海南省	45.48
21	重庆市	45.29
22	湖南省	44.98
23	福建省	44.69
24	贵州省	44.47
25	广东省	43.79
26	云南省	43.66
27	甘肃省	43.56
28	安徽省	43.54
29	广西壮族自治区	43.29
30	江西省	38.70
31	西藏自治区	36.92
平均得分		48.90

从表 10 - 12 可见,医疗卫生指数得分排名前五的省、市及自治区为北京、新疆维吾尔自治区、山西、上海和浙江,其得分分别为 73.76 分、56.69 分、55.75 分、54.61 分和 54.02 分。排名靠后的地区有广西壮族自治区、江西和西藏自治区,分别为 43.29 分、38.70 分和 36.92 分。其中,北京与新疆维吾尔自治区的得分差距为 17.07 分,北京与排名最后的西藏自治区得分相差了 36.84 分。可见,北京在医疗卫生上的表现显著好于其他地区,而健康生活综合指数得分排名第三的天津在医疗卫生指数上的得分为 50.87 分,排名为 11,综合排名为第六的江苏在医疗卫生方面同样表现较弱,排在内蒙古自治区、宁夏回族自治区等西部地区后面,仅为 16 名。总体来看,医疗卫生指数的地区平均得分为 48.90 分,约一半地区超过平均值。各地区得分的范围分布情况如图 10 - 6 所示。

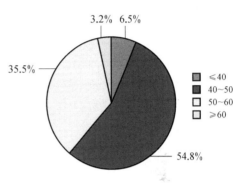

图 10 - 6　城市健康生活医疗卫生指数得分分布情况

图 10 - 6 中可以看到,有 17 个地区集中在 40～50 分,11 个地区在 50～60 分,相对来说,医疗卫生指数大多处于中等水平。总体来看,除了北京在医疗卫生方面处于领先地位,医疗卫生的地区差距相对较小。

10.7　城市健康生活人口发展指数评价

根据人口发展指标体系及权重设置(表 10 - 13),各地区的人口发展指数得分及排名如表 10 - 14 所示。

表 10 - 13　人口发展评价指标体系及权重设置

二 级 指 标	权　重	三 级 指 标	权　重
F1 人口信息	0.46	F1 - 1 人均预期寿命	0.56
		F1 - 2 总抚养比	0.44
F2 人口健康	0.54	F2 - 1 孕妇死亡率	0.40
		F2 - 2 传染病发病率	0.60

表 10 - 14　我国 31 个省、市及自治区城市人口发展指数得分及排名

排　　名	省、市及自治区	得　　分(分)
1	北京市	96.75
2	上海市	94.94
3	天津市	94.32
4	江苏省	93.70
5	浙江省	92.80
6	辽宁省	91.53
7	山东省	91.52

续　表

排　名	省、市及自治区	得　分(分)
8	吉林省	90.44
9	黑龙江省	89.94
10	河北省	87.40
11	陕西省	87.22
12	湖北省	85.09
13	江西省	84.43
14	安徽省	84.42
15	甘肃省	84.31
16	内蒙古自治区	84.22
17	福建省	83.83
18	广东省	83.49
19	山西省	83.22
20	四川省	83.05
21	宁夏回族自治区	82.21
22	河南省	81.81
23	重庆市	81.30
24	云南省	81.22
25	湖南省	81.13
26	海南省	79.95
27	广西壮族自治区	77.98
28	贵州省	76.41
29	青海省	65.33
30	西藏自治区	60.84
31	新疆维吾尔自治区	60.11
平均得分		83.71

表 10-14 可以看到,人口发展指数得分排名前五的省市为北京、上海、天津、江苏和浙江,其得分分别为 96.75 分、94.94 分、94.32 分、93.70 分和 92.80 分。排名靠后的地区有青海、西藏自治区和新疆维吾尔自治区,分别为 65.33 分、60.84 分和 60.11 分。其中,贵州与青海得分差距较大,相差 11.08 分,出现断层现象。另外,广东在健康生活综合指数得分较高,排名为第七,然而人口发展指标得分为 83.49 分,排名仅为 18,同样在健康生活综合评价中排名为第九的内蒙古自治区的人口发展指标得分排名为第 16 名。对于这两个地区来说,人口发展方面是其发展健康生活的"短板"。总体来看,人口发展指数的地区平均得分为 67.31 分,有 17 个地区超过平均值,整体处于较高的水平。各地区得分的范围分布情况如图 10-7 所示。

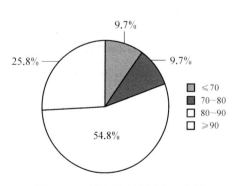

图 10-7　城市健康生活人口发展指数得分分布情况

9.7%
9.7%
25.8%
54.8%

☐ ≤70
■ 70~80
☐ 80~90
☐ ≥90

　　如图 10-7 所示,80.6％地区的得分超过 80 分,其中有 17 个 4 地区集中在 80～90 分,8 个地区的得分超过 90 分,相对来说,人口发展指数大多处于较高的水平。总体来看,各地区在人口发展方面的差距不大,大多地区在人口发展相关指标上的表现均较好。

11

我国城市健康生活
建设经验——政府视角

11.1　上海市精心构建医改社会支持系统

　　针对三甲医院日门急诊量破万已成常态,医务人员超负荷工作压力巨大,医患沟通不善极易诱发矛盾的现状,上海市卫生和计划生育委员会探索创新社会治理模式,以推进医务社工和医院志愿者工作为抓手,积极构建文明和谐的医患关系,自 2000 年起,在中国大陆地区实现了"五个第一":在上海市东方医院成立了第一家医务社会工作部;建立了第一个省级医务社工学术组织——上海市医学会医务社会工作学分会;制定了第一份推动医务社工人才队伍建设的政府文件;编印了第一本《医院志愿者岗前实务培训手册》;编印了第一本《医院志愿者手语培训手册》。

　　经过十多年的探索实践,医务社工和医院志愿者已经成为"医护服务的好帮手、病人就医的引导员、患者心灵的抚慰者、就医矛盾的疏导人、医患关系的润滑剂"。截至 2014 年底,上海市已有 152 家单位试点开展医务社会工作,已有医务志愿者 52 600 余名,志愿者已为近 800 万人患者提供导医、交流、探视、心理舒缓等服务。据 2014 年第三方组织开展的调查报告认为,通过医务社会工作力量能促进患者配合医护人员诊疗的占 75%,能缓解医患关系的占 50%以上。

　　因此,上海"加强医务社工和医院志愿者队伍建设,精心构建医改社会支持系统"荣获 2014 年度全国十大医改新举措,这是上海连续第六年入选该 10 大举措。

11.1.1　积极引入社会力量参与医改

　　动员社会力量参与支持医改是深化医改的重要环节,也是亟待突破的瓶颈之一。2014年,上海加大创新社会治理模式,组织发动社会力量参与医疗卫生服务,积极推进医务社工和医院志愿者队伍建设,探索建立具有中国特色的医务社工和医院志愿者工作模式。

　　上海市东方医院 2000 年成立了第一家医务社会工作部,建立了第一个省级医务社工学术组织——上海市医学会医务社会工作学分会,制定了第一份推动医务社工人才队伍建设的政府文件,编印第一本《医院志愿者岗前实务培训手册》,编印第一本《医院志愿者手语培训手册》。经过十多年的探索实践,医务社工和医院志愿者已经成为医护服务的好帮手、病人就医的引导员、患者心灵的抚慰者、就医矛盾的疏导人、医患关系的润滑剂。上海已初步构建了医务社工、志愿者和医务人员三方携手,实务、教研、培训、宣传四位一体,政府、医院、高校、社团多方合力推动的工作模式。

11.1.2 制度创新为基础,注重顶层设计

上海坚持制度创新,注重顶层设计,引入市场要素,围绕"三个突出",创造条件为医疗服务行业注入新鲜"血液"。

一是突出制度化。原市卫生局、市民政局、市教委、市人力资源和社会保障局联合下发了全国第一份有关医务社工工作的文件《关于印发〈关于推进医务社会工作人才队伍建设的实施意见(试行)〉的通知》,在政府层面对医务社工的岗位设置、人员配置、工作职责、培养模式给予明确规定,要求综合性医院按照每300~500张床位配备1名专职医务社工,专科医院按照100~300张床位配备1名,到2015年全部实现持证上岗,并将医务社工开展情况纳入各级各类医院等级评审标准。同时,上海在后世博阶段,积极推进医院志愿者服务,制定下发全面推进医院志愿者服务工作的意见,逐步建立了医院志愿者招募、管理、服务、评估、激励等制度规范。

二是突出专业化。在配备、招募医务社工时,既由医护人员经过培训转型成为医务社工,又从社会招募高校社工专业毕业生。在志愿者招募中,广泛吸引社会各界爱心人士和大学生加入,并加强培训,保证其专业素养。

三是突出团队化。市卫生计生委将医务社工和医院志愿者定位为社会支持力量的"鸟之两翼、车之两轮",两者相辅相成,缺一不可。两支队伍注重团队协作,既有分工,又有配合,共同在医患之间搭建沟通桥梁。

11.1.3 狠抓环节建设促成效

在积极推动医务社工和志愿者服务工作中,牢牢抓住"三个环节"。

一是建基地,积累可复制、可推广的经验。由市卫生计生委统一部署,设点布局。截至2014年,全市已有152家单位试点开展医务社会工作,覆盖17个区县。3家单位荣获全国社会工作示范单位,8家单位获得上海市社会工作示范单位。已有35家单位创建成为上海市志愿者服务基地,占全市88家志愿者服务基地的40%,全市有医院志愿者5万余名,为近800万人患者提供导医、交流、探视、心理舒缓等服务,增强了医疗管理服务的亲和力。

二是抓培训,提升社会工作队伍整体素养。市卫生计生委统筹管理教育资源,实行重点工作报备制度,推行科研发展计划,以课题带动社会工作实务和专业发展。目前,医务社工培训已被列为上海市紧缺人才项目培训,已有652名医务社工接受培训。市卫生计生委、市文明办、市残联联合编写全国首本《上海市医院志愿者(窗口人员)手语培训手册》,已举办6期手语培训,并将配套视频上传到上海市志愿者网,将在35个市级志愿者服务基地率先为

听障人士提供手语服务。

三是树典型,增强卫生计生影响力和带动力。积极培育医务社工和医院志愿者服务品牌,在完成"规定动作"的基础上,因地制宜,创造性地开展"自选动作",培育形成了东方医院的同病种志愿者、儿童医学中心的"无哭声计划"、龙华医院的"天使爱美丽"、市六医院的糖尿病无缝志愿服务、儿科医院的"我们的甜橙树"脑瘫儿童关爱行动、华山医院的"喜乐之家"血透室志愿服务、儿童医院的"阳光爱心小屋"等在上海具有影响力的志愿者服务品牌。2015 年 3 月 2 日,中共中央政治局委员、上海市委书记韩正和市长杨雄接见了 2012~2013 年度上海市杰出志愿者、志愿服务先进集体和优秀个人代表,全市 5 位医院志愿者荣获上海市十大杰出志愿者称号,3 家医疗卫生单位当选上海市优秀志愿者服务基地,3 个医疗卫生志愿者项目入选上海市优秀志愿者服务品牌。

11.1.4　建设成效的社会评价

上海在构建医改社会支持系统方面的探索得到了国家有关部门和市领导的支持和肯定,也受到了患者和家属的普遍欢迎。据 2014 年上海市社工事务所组织开展的第三方调查报告,认为通过医务社会工作力量能促进患者配合医护人员诊疗的占 75%,能缓解医患关系的占 50% 以上。另据上海医药卫生行风建设促进会、复旦大学公共卫生学院开展的上海市公立医疗机构服务质量病人满意度第三方测评显示,门诊病人满意度为 89.58%,住院病人满意度为 96.08%。

注:11.1 内容是根据记者王彤在《中国卫生》(2015 年第 1 期)上撰写的报道"上海:精心构建医改社会支持系统",以及《文汇报》《新民晚报》《中国社工时报》等报刊的报道或转载资料整理而成。

11.2　上海市开创了慢性病健康管理新模式

11.2.1　背景介绍

根据《上海市老年人口和老龄事业监测统计调查制度》统计,截至 2015 年 12 月 31 日,上海全市户籍人口 1 442.97 万人,其中 60 岁及以上老年人口 435.95 万人,占总人口的 30.2%,65 岁及以上老年人口 283.38 万人,占总人口的 19.6%。按照联合国通用标准,一个国家 60 岁及以上的人口占总人口的比率达到 10%,或者 65 岁及以上人口的比率达到 7% 的时候,标志着这个国家进入"老龄化"阶段。由此可见,上海市这两项指标都远远超过了国际上公认的人口老龄化的"红线",也都远远高于全国的平均水平(国家统计局数据显示,2015 年,我国 60 岁以上人口达到 2.2 亿,占比 16.1%,65 岁及以上人口 13 755 万人,占总人口的 10.1%),这充分说明上海早就县域全国其他地方提前步入老龄化社会,未富先老。根据预测,到 2020 年,上海市户籍老年人口将超过 530 万,老龄化程度将达到 36%。而据统计,上海市 435.95 万老年人中几乎有一半人患有慢性病,慢病正逐渐威胁着上海人的健康,并且发病年龄日趋年轻化。慢性病不但给患者及其家庭带来痛苦,而且医药费上涨,给个人和社会造成难以承受的经济负担。

早在 20 世纪 60 年代,美国的保险业提出健康管理的概念,用来应对医疗费用疯狂上涨带来的负担。通过健康管理,医生采用健康评价的手段来指导患者自我保健,有效降低并发症发生率,控制病情进展,大大降低了医疗费用,为保险公司控制了风险,为社会降低了医疗负担和经济负担。

近几年来我国的多项政策显示,国家正以慢病人群为切入口,借助互联网等工具推进分级诊疗,并通过家庭医生签约服务等形式,规范健康大数据,以提升公共卫生与健康管理水平。在家庭医生服务制度建设方面,上海早就先行先试,早在 2011 年上海就启动了家庭医生服务制度。2015 年,上海的"家庭医生制"又有新创新,2015 年 2 月 25 日上海市发改委公布了《上海市 2015 年深化医药卫生体制改革工作要点》,根据《要点》,上海市 2015 年重点推进分级诊疗制度建设,做实家庭医生签约服务,优先满足 60 岁以上老年人、慢性病居民的签约需求,探索居民与"1+1+1"医疗机构组合签约,开创了慢性病健康管理的新模式。

11.2.2　上海市慢性病健康管理的具体做法

(1) 实行家庭医生签约服务制度

优先满足 60 岁以上老年人、慢性病居民的签约需求,探索居民与"1+1+1"医疗机构组合签约。"1+1+1"是指(一家社区医院＋一家二级医院＋一家三级医院)就医模式和分级诊疗制度,当市民患病后,先在签约的家庭医生那里就诊,如病情较为严重,再到由市民自己选择的二级医院或三级医院去就诊,或者由家庭医生通过绿色通道转至二级或三级医院,让专家确诊并对症治疗。市民签约家庭医生后,不仅身体健康将得到定期评估,转诊上级医院还会得到预约优先等倾斜政策,医保费用的使用管理也将逐步交由家庭医生负责。

(2) 加强家庭医生对签约居民的健康管理

在家庭医生签约基础上,以电子健康档案为基础,加强对签约居民的健康管理,定期对签约居民进行健康评估,根据评估结果,对签约居民按健康人群、高危人群、患病人群和疾病恢复期人群进行分类管理,掌握居民的主要健康需求,开展健康教育,分析健康问题,并提出个性化的干预方案。

(3) 建立家庭医生制度下的有序诊疗秩序

赋予家庭医生一定的卫生资源,通过签约居民优先就诊、畅通双向转诊、慢病患者"长处方"、确保转诊后延续治疗性用药、医保和价格优惠等政策,引导签约居民优先利用家庭医生诊疗服务,逐步实现定点就诊、社区首诊。市民签约后,针对目前慢性病患者只能最多开 2 周药物的现状将有改观,家庭医生可以根据实际情况,一次开 4 周及以上"长处方",并可延续上级医院用药医嘱,在家庭医生处获得基本药物以外的药品。

(4) 加大医保对家庭医生制度的支撑力度

探索建立以签约服务为基础的医保费用管理评估机制,加强家庭医生管理签约居民医保费用的责任。

(5)完善二、三级医院支持基层社区的工作机制

二、三级医院通过预留一定数量专家号、指定部门或专人对接家庭医生转诊服务、为转诊患者建立绿色转诊通道等措施,加大对基层医疗机构的支持力度。

上海是全国率先开展家庭医生制度改革的地区,官方统计数据显示,目前,全市 17 个区(县)245 家社区卫生服务中心,共有近 4 000 名家庭医生为 936 万名常住市民提供健康管理服务。签约家庭医生的市民占常住人口的 48％、户籍人口的 55％。

11.2.3　上海市慢性病健康管理模式的特点

(1)"家庭医生＋助理"的团队模式

2013 年,上海市出台了《关于本市全面推广家庭医生制度的指导意见》,正式在全市范围内推广家庭医生制度。在城乡各社区,基本公共卫生服务主要由全科医生团队负责完成,即以家庭医生为主体,结合若干公卫医师、护士组成的全科团队,分地区包干提供服务。在改革的过程中,服务面临着方方面面的问题,其中最突出的问题是全科医师人力资源的不足。而在人力不足的情况下,服务中衍生出的大量文秘性工作(如签约、预约、数据录入等)又占用着医务人员有限的精力,不可避免地造成服务质量的下降。为了解决人力资源不足的困境,上海部分区县开始试点,结合社区实际情况,借鉴国内外先进经验,适时引入家庭医生助理制度,聘用专职或兼职家庭医生助理,使之承担起全科医师日常大量的文秘性工作,为全科医师减负,使全科医师能够将有限的精力投入到社区医疗卫生服务中去。具体做法是:在每个家庭医生团队,为每位家庭医生配备 1～2 名家庭医生助理,或者为 1 个团队(2～3 名家庭医生)配备 1 名家庭医生助理,此外再配备护士、公卫人员、社会工作者等。助理的职责是负责团队与服务社区的联系与协调,辅助全科医生完成家医服务协议的签订、居民健康档案的建立、慢性病管理、健康服务的组织以及居民健康数据的收集、整理与上报等工作;完成社区卫生服务团队队长交办的临时性工作任务。

研究表明,实施了家庭医生助理制度后,专职助理服务模式降低了基本公共卫生服务的成本,提高了基本公共卫生服务的直接效益和间接效益。专职助理有效减少了医生的负担,使居民与医生的沟通更便捷。医务人员普遍认为助理起到了重要作用,能够积极完成每月工作,由于专职的家庭医生助理存在,医生与居民的沟通更加便捷,居民满意度的提高。

(2)"1＋1＋1"医疗机构组合

在 2015 年 6 月上海出台了《关于进一步推进本市社区卫生服务综合改革与发展的指导意见》及 8 个配套文件,启动了以家庭医生制度为基础的新一轮社区卫生服务综合改革,推行"1＋1＋1"(一家社区卫生服务中心、一家区级医院、一家市级医院)医疗机构组合签约,实现了分级诊疗。目前,首批 65 家试点社区已签约居民 19.79 万人,占社区卫生服务中心 60 岁以上老人的 12.83％。已签约居民年内门诊在"1＋1＋1"签约医疗机构组合内就诊占78.55％,在签约社区卫生服务中心就诊 60.8％。

（3）开展"长处方""延伸处方"政策

在社区卫生服务中心就诊的患者主要是老年慢性病人,需要长期服药,以往每次处方只能开1～2周慢性病药物,所以每隔1～2周就要来配1次药,患者觉得很麻烦,医生增加了工作压力,而且对于社区卫生服务中心基本药物目录外的药,患者需要到大医院排队才能配到,患者有怨言。2015年,在"1＋1＋1"医疗机构组合签约政策出台后,促进分级诊疗的同时,对签约居民同时开启"长处方""延伸处方"政策。长处方惠及部分慢性病患者,对诊断明确、病情稳定、需要长期服药的签约患者,家庭医生可1次开1～2个月的药量,节省了患者来回奔波往返的时间和成本,也减少了医生就诊量,减轻了工作压力,有助于提高服务效率,提升服务质量,提高患者满意度。延伸处方则建立起药品联动机制,对转诊的患者,如果确实需要长期用药,家庭医生可根据上级医院医嘱,开具相同药品,且社区卫生中心实行零差价,药品可配送至社区卫生服务中心或患者家中,居民门诊均次自付费用平均可减少约7.03元。龙柏社区卫生服务中心的统计数据显示,从时间上单次看病节省60分钟以上,让患者不挤大医院,有助于分级诊疗的实施;从经济上单次看病节省30元左右,有利于减轻患者的经济负担。

（4）依托信息化平台的技术支撑,推进健康大数据在深化医改、居民健康管理中的应用

1）建立了社区卫生综合管理平台,实现全面预算管理、卫生服务监管、绩效考核、薪酬核定等功能。

2）建立了分级诊疗平台,实现签约信息与市、区及医疗机构、医保的同步,支撑预约转诊、处方延伸、药品物流配送等。

3）建立了家庭医生管理医保费用平台,使家庭医生及时完整地掌握签约居民在二、三级医院就诊记录、处方信息和费用信息。

4）利用大数据开展社区诊断,基于大数据系统,开展主要慢性病高危人群筛查,形成连续、动态、个性化的健康管理模式。

目前上海市基本实现了社区平台与市、区两级卫生综合监管平台健康医疗信息数据的上传、下推功能对接。

上海市在慢性病健康管理中尽管做了不少努力,但依然面临着以下问题:慢性病随访任务繁重,人力资源相对不足,助理加入团队只是缓兵之计,关键还是要大量培养家庭医生;社区居民对开展慢性病自我管理的重要性认识不足,需要进一步做好健康教育工作;慢性病管理中忽视了对慢性病高危人群的管理,更多的关注了患者,而对于亚健康人群、健康人群的健康管理才是有效遏制慢性病发病率上升的途径。

11.3 北京市推进区域医疗联合体系建设

在总结朝阳区、平谷区试点经验,借鉴国际国内先进做法的基础上,经过认真研究和广泛征求意见,2013年11月26日,北京市卫生局、北京市发展和改革委员会、北京市人力资源

和社会保障局、北京市中医药管理局印发了《北京市区域医疗联合体系建设试点指导意见》（以下简称《指导意见》），着手在全市全面推进区域医疗联合体（以下简称"医联体"）建设。

按照《指导意见》规定，医联体是指，在辖区规划区域内，以体现公立医院性质、职能为基础，以医疗服务业务的密切合作为导向，以利益共同分享、责任共同分担、事业共同发展、技术共同提高、居民共同参与为目标，按照医疗机构分布情况和群众就医需求，有规划地建立的跨行政隶属关系、跨资产所属关系，层级清晰，布局合理，各级各类医疗机构密切协作的新型医疗服务保障体系。《指导意见》对医联体建设的总体目标、基本原则、工作进度安排、工作步骤、部门职责和工作要求作出具体规定。

11.3.1　医联体的工作目标

医联体建设的总体目标是，推进建立大医院带社区的服务模式和医疗、康复、护理有序衔接的服务体系，更好地发挥三级医院专业技术优势及区域医疗中心的带头作用，加强社区医疗卫生机构能力建设，鼓励康复和护理机构发展，构建分级医疗、急慢分治、双向转诊的诊疗模式，促进分工协作，合理利用资源，方便群众就医，使基层医疗机构社区居民首诊率不断上升，核心医院或三级医院的社区居民首诊率逐年下降，实现首诊在社区、预约在社区、慢病用药在社区、康复在社区。

从 2013～2016 年末，在北京市区域内，全面探索城区医联体服务模式和郊区医联体服务模式。《指导意见》以 2016 年底达到辖区居民全覆盖为目标，将推进工作划分为试点探索、扩大推进和巩固稳定 3 个工作阶段。2013 年 11 月至 2014 年 6 月为试点探索阶段，六城区每个区实现 2 个医联体的签约并运行，其他郊区县实现 1 个医联体签约并运行。2014 年 7 月至 2015 年 6 月，城六区每个区实现 3 个以上的医联体签约并运行，其他郊区县按区域规划再增加 1～2 个医联体签约并运行。2015 年 7 月至 2016 年 12 月，对有医联体签约空间的区县可继续增加辖区内医联体签约单位，争取达到辖区居民全覆盖，最终医联体总数约达到 50 个左右。

（1）试点探索阶段（2013 年 11 月至 2014 年 6 月）

1）目标：东城区、西城区、朝阳区、海淀区、丰台区、石景山区 6 城区，每个区实现 2 个医联体的签约并运行。其他郊区县实现 1 个医联体签约并运行。

2）任务：按基本原则成立本辖区试点医联体，探索辖区内开展医联体工作的基本路径，发现运行中的问题，为在本区域内推进医联体工作摸索经验。

（2）扩大推进阶段（2014 年 7 月至 2015 年 6 月）

1）目标：东城区、西城区、朝阳区、海淀区、丰台区、石景山区 6 城区，按设置规划进行推进，每个区实现 3 个以上的医联体签约并运行。其他郊区县按区域规划再增加 1～2 个医联体签约并运行。

2）任务：根据本区内试点经验，进一步推进本区的医联体签约工作，优化服务流程，有效解决运行中的困难和问题，使更多的居民享受到顺畅的医联体保障和服务。

（3）巩固稳定阶段（2015年7月至2016年12月）

1）目标：按照本辖区内医联体设置规划，对有医联体签约空间的区县可继续增加辖区内医联体签约单位，争取达到辖区居民全覆盖。

2）任务：巩固已经签约的医联体运行机制，继续研究解决医联体运行中的困难和问题，优化医联体服务的基本流程。

11.3.2　医联体的工作步骤

医联体的3个工作步骤为：制订规划计划、选定核心医院、签约开展服务。

（1）制订计划

各区县卫生局应根据辖区内医疗机构分布现状，研究建立辖区内医联体的分布及数量，制订建立医联体的工作计划目标。并将医联体设置规划向辖区内各级医疗机构进行公布。

（2）医联体建立

各三级医院及各区域医疗中心应根据所在辖区卫生局公布的医联体设置规划，结合机构所处区域，向所在辖区卫生局提出承担医联体核心医院的申请及基本构想等，由各区县卫生局根据情况，采取公开竞争方式或指定方式选定核心医院。各医联体应明确管理部门，确定人员等，并制定简便易行的管理章程或工作制度，明确职责分工，提高工作效率。

（3）正式签约

在区县卫生局划定的每个医联体的服务区域内，一般确定三级医院或区域医疗中心为每个医联体的核心医院，相关三级、二级及一级医院（社区卫生服务中心）为合作医院。经各方协商后，签约正式成为医联体。

11.3.3　医联体的职责分工

《指导意见》明确了各部门、各区县在推进建设医联体工作中的职责分工。市卫生局主要负责全市开展医联体建立的领导和指导工作；市发改委负责指导全市医联体落实价格政策规定，规范医联体内各机构加强价格管理工作；市人社局负责指导全市医联体落实医保要求，完善医保有关政策，引导参保人到社区就医，引导医疗机构有序向患者提供连续的医疗服务。各区县负责辖区内医联体的设置规划、组建及运行质量监督、指导和协调。

（1）市卫生局

1）主要负责指导全市开展医联体建立的领导和指导工作。

2）协调市级层面有关委办局协助解决医联体的困难和问题。

3）组织工作经验交流，推进全市医联体整体工作。

4）研究完善康复护理体系建设，调动医联体内各医疗机构接转长期住院病人或疑难病人的积极性。

（2）市发改委

1）主要负责指导全市医联体落实价格政策规定，规范医联体内各机构加强价格管理工作。

2）配合康复护理体系建设，研究相关价格政策。

（3）市人社局

1）主要负责指导全市医联体落实医保要求，引导医疗机构有序向患者提供连续的医疗服务。

2）完善医保有关政策，引导参保人员到社区就医。

（4）各区县卫生局

1）负责辖区内医联体的设置规划、组建及运行质量的监督。

2）协调解决辖区内医联体运行中遇到的新情况、新问题。

3）及时向市卫生局医联体工作办公室汇报有关工作情况。

4）组织工作经验交流，推进本区县医联体整体工作。

5）负责协调构建医联体体系内各医疗机构协作机制，平衡利益关系，调动体系内医院工作积极性。

（5）医联体

医联体内成员单位划分为"核心医院"和"合作医院"。

1）核心医院：① 建立全科医学科或会诊中心等管理部门，负责与合作医院有效对接及辖区病人的接、转诊等管理工作。② 组织制定体系内各项工作制度，完善双向转诊、重点专科对口扶持、区域信息联网、绿色通道等工作机制。③ 探索统筹协调体系内各医疗机构床位的使用和管理。有效做好医务人员的上下交流和出诊工作。可根据情况建立一体化管理机制，确保医疗服务顺畅高效。④ 做好工作信息、数据收集、汇总等其他工作，及时向辖区主管部门报送。⑤ 各医联体内三级医院或区域医疗中心医务人员到社区服务的时间可视为支援社区和卫生支农的工作时间。

2）合作医院：① 按职能分工做好体系内相应的医疗工作。② 积极协助核心医院开展医联体的各项工作。③ 主动完成本单位在医联体中承担的相应职能。④ 研究医联体工作中各类问题的解决办法。

3）医疗管理：医联体内各成员单位可保持独立的医疗业务管理，也可以采取统一的医疗质量控制和患者安全管理控制标准等，各成员单位原则上应承担相应的医疗责任。

11.3.4 医联体的特点

医联体是在总结试点经验、借鉴先进经验的基础上，根据医改方向，结合北京市实际情况，在指导思想上具有 5 个鲜明特点。

一是强调要将医联体作为一项重要制度安排来定位。医联体建设意味着医疗机构关系模式的重大变革，是对医疗服务格局和秩序的重大调整，对于解决看病难问题有根本性的意义,符合卫生事业发展规律,符合国际发展趋势,是一项极其重要的医疗制度安排。

二是突出了区域概念。市医联体建设以区域为界限,对辖区内居民实行全覆盖,努力满足其基本医疗卫生服务需求,方便其看病就医,提高其健康水平。这与目前一些公立医院以壮大资源、扩大市场为目标的跨地域的联合方式是根本不同的。

三是以分工协作机制为核心。医联体的核心和实质在于分工协作机制,强调明确不同层次、不同类别医疗机构分工,大医院为社区卫生服务机构逐步让出服务空间,促进资源纵向流动,加强社区卫生服务机构和康复护理机构能力建设,医联体作为一个整体提供协调连贯、有序衔接的服务,从而实现优化配置资源、合理利用资源,最大程度保障辖区居民健康权益的最终目标。

四是突出政府主导原则。医联体建设具有明显的公共利益导向,超越了个别医疗机构的利益,要处理复杂的协调问题、外部性问题,必须坚持政府主导的作用。这是医联体建设的内在要求。

五是采取医者先行、持续改进的发展路径。医联体建设需要各个部门给予政策支持,但是这项工作没有先例又极其复杂,短期内难以制定出具体的政策内容。卫生部门坚持一贯的医者先行理念,坚信方向,坚定目标,全面推进医联体建设,在工作中发现问题和困难,以实践加深认识、促成共识,形成倒逼机制,促进相关部门完善管理、治理、补偿、运行、监管等配套政策,不断完善医联体的支撑政策体系。

辖区居民、社区卫生服务机构、大医院、政府四赢的局面。辖区居民将可以就近得到更高质量、更经济合理、更协调连贯的医疗服务,社区卫生服务机构能力将得到明显提高、功能得到充分发挥,大医院可以将主要精力用于诊治疑难重症、开展医学科研和人才培养,政府财政资金和医保资金将可以得到更加优化配置和合理使用,更好地发挥政府作用。

注:11.3 内容是根据北京卫生信息网、北京市卫生和计划生育委员会官方网站相关新闻报道及公开文件整理而成。

11.4 杭州市全面推进"医养护一体化"服务模式

2015 年 12 月 16 日,杭州市市委宣传部、市文明办在杭州日报上公布了"2015 年杭州市精神文明建设十件大事"。经过市民投票和综合评定,"医养护一体化服务"成功入选十件大事,被赞为"医养护成一体化、为民惠民得民心"。12 月初,市委宣传部、市文明办对 2015 年全市重要的精神文明建设工作进行盘点,梳理出了具有一定影响的 20 项重要工作,作为年度杭州市精神文明建设 10 件大事候选项目在杭州网、杭州网微信公众号等媒体上公布,请市民参与评选。最终有总计超过 25 万人参加了网络、微信投票。

"医养护一体化服务"的成功入选,说明医养护签约服务确确实实给居民带来了好处,也说明杭州市探索分级诊疗模式取得了初步成效。

11.4.1　"医养护一体化服务"模式介绍

(1)"医养护一体化服务"模式的功能

杭州市推进"医养护一体化服务"过程中,江干区率先成立了医养护一体化服务管理中心。该服务模式主要有两大功能实现:

一是居家医疗功能。江干区医养护一体化服务管理中心建立了社区医养护服务联系小组,并在台湾专家的指导下,制定了详细的管理制度和运作流程:医养护管理中心负责接收居民的居家医疗需求申请,并派专人上门评估,接着派单给社区卫生服务中心完成居家医疗服务,最后由管理中心完成各项服务的监督和满意度测评。提供的居家医疗服务主要有以下内容。

1)居家护理。是让被照顾者在家中即可解决技术性护理问题,如提供或更换鼻胃管、尿管、气切管等,进行管路护理、伤口清洁等。

2)居家康复。依据被照顾者失能状况与功能需求,由康复师上门提供服务或至社区站点、小区定点场所接受康复训练服务,同时提供居家无障碍环境的修缮评估、设计指导。

3)居家营养。针对被照顾者的身体状况和饮食习惯制定营养与饮食计划,执行相关的营养教育和饮食指导。

4)居家药事。提供被照顾着用药评估与咨询,监督药物治疗的合理性,提供服药安全指导。

二是出院准备功能。目前已在江干区人民医院正式启动出院准备计划实施工作。主要内容是:责任护士会对每个住院病人进行筛查和评估,对于需要回社区进行护理或康复治疗的出院患者,医院会转介医养护管理中心,进一步安排居家医疗服务。今后,该区还将与区域内的邵逸夫医院、市红会医院等三甲医院进行合作推广,为更多的社区老人提供及时的、连续的、优质的居家医疗服务。

(2)"医养护一体化服务模式"的具体内容

2014年5月30日,杭州市人民政府颁发了《杭州市人民政府办公厅关于推进医养护一体化智慧医疗服务的实施意见》(杭政办〔2014〕8号文件),明确了医养护一体化智慧医疗的服务定位与服务基础,创新建设医养护一体化服务模式,内容如下。

1)建立基层医疗机构全科医生签约服务模式:家庭型医养护一体化智慧医疗服务由基层医疗机构的全科医生与居民签订一定期限的服务协议,建立相对稳定的契约服务,积极引导居民到签约全科医生处首诊,逐步建立疾病分诊机制,让签约居民享受"社区首诊、双向转诊、康复回社区"的分级诊疗服务。家庭型医养护一体化智慧医疗服务由市统一基本服务包和各机构个性化服务包组成。主要包括以下内容:① 国家基本公共卫生服务。② 基本医疗服务,包括全科诊疗、家庭病床、双向转诊等服务。③ 健康管理服务(通过杭州市居民健康互动平台实现)。④ 特需服务,根据签约居民个性化有偿服务的需求,各地可结合实际增加服务项目。

2）建立居家养老服务照料中心与医疗机构合作模式：通过流程与环境改造,将社区养老服务照料中心作为医疗机构的延伸服务点开展日托型医养护一体化服务。街道、社区应该对辖区内老人进行调查,针对有需要的老人,通过家庭及个人购买服务的形式提供服务。

3）探索医疗机构与养老、护理机构合作新模式：通过新设、协议、引进、转型、增设等形式积极推动医养护融合发展,促进医疗卫生资源进入养老、护理机构。支持有条件的养老、护理机构设置医疗服务点。

4）拓展和优化智慧医疗服务内涵：立足市民需求,以杭州市市民卡为载体,实现医养护一体化服务一卡通,围绕全科医生签约服务、双向转诊、优质医疗资源共享等医改重点工作,完善市、区(县、市)两级卫生信息平台建设。构建医养护一体化智慧医疗服务数据库,归集从出生到死亡的健康信息(婚检、孕前优生检测、孕期保健、产时和出生信息、儿童保健、中小学生健康体检、健康体检、慢病管理和老年人健康管理等)及医疗业务相关数据(包括各级医疗机构诊疗、住院、检查、120急救等)。鼓励和支持健康管理机构提供专业化、规范化和个性化的智慧医疗健康服务。

11.4.2 "医养护一体化服务"实施情况

2015年上半年,杭州市政府组织市卫生和计划生育委员会等有关部门负责人,分两组对杭州8个城区贯彻落实《杭州市医养护一体化智慧医疗服务促进办法》情况进行了现场调研督导。从调研情况看,各区对此项工作给予了重视,均成立由分管区长(主任)为组长的工作领导小组,多部门配合,政策支持、经费保障、人员配置、硬件落实等各项措施基本到位,签约服务工作初见成效。据统计,从文件颁发截至2014年底,杭州市区签约居民总数为538 664人,其中60岁以上签约230 559人。社区门急诊6 173 349人,其中签约对象就诊1 596 276人,签约对象转诊235 826人,签约医生上门服务77 853次,开设家庭病床288张。从各区情况看,西湖、江干区签约人数居前二,分别达到12万和11万多人。

主城区46家社区卫生服务中心中,参与签约的全科医生共841人,配置专科医师、康复师、药师、社区护士等助手1 064人,已初步组建起一支以签约居民需求为导向、覆盖全域的医养护一体化签约服务团队。各区签约医生积极参加市卫生和计划生育委员会组织的医养护签约全科医生技能提高班,参培率达到96.6%。

各区针对签约服务的医保政策全部落实到位。据医保统计,2015年1～6月份签约居民社区就诊比例为60.07%,签约居民转诊后享受医保转诊优惠待遇有27.74万人。各区分别制定了医养护一体化服务工作考核细则,进行分层次考核,并根据考核结果拨付经费,努力调动一线医护人员参与服务的积极性。

各区还积极探索机构型养老、日间型养老照料中心和居家养老医疗照护的服务形式。上城区积极探索社区卫生服务入驻老年公寓,目前已完成了杭州长乐老年公寓医务室的备案程序。下城区已建有医养结合机构 6 家,设置床位 1 250 余张。各社区卫生服务中心签约医生为有需求的养老机构提供医疗评估和保障服务。江干区推出"个性服务包",为有医疗需求的失能及半失能老年人、残疾人和有康复护理需求的居民,提供 36 项服务。拱墅区和睦街道社区卫生服务中心托管了杭州市第一福利院的医务室,已建 123 个床位。西湖区共有 100 张床位以上养老机构 7 家,其中内设医务室的有 6 家;小型养老机构 10 家,其中内设医务室的有 4 家;日间照料中心 153 家(含在建 33 家),其中 85 家由当地社区卫生服务中心提供医疗服务。开发区下沙街道社区卫生服务中心每周安排一天时间到当地养老机构开展老年人一般常见病、多发病的诊疗和护理工作,已提供服务 300 余人;风景名胜区由西湖街道社区卫生服务中心医务人员每月为西湖街道敬老院提供上门服务两次,同时,还承担了辖区内樊村社区日间型养老照料中心医疗保障服务工作。

2015 年,杭州市主城区 845 名全科医生共签约 51.9 万居民,社区门急诊计 1 057.4 万人,转诊 41 万人,全科医生及其团队开展上门服务 12.6 万人,家庭病床建床 1 300 多张。2016 年签约工作自 2015 年 9 月启动以来,截至 2015 年 11 月 24 日,主城区已签约 44.8 万人,其中市级医保 38.638 万人,省级医保 2.06 万人,其他医保 4.1 万人。

11.4.3 后续工作及建议

针对下一步的工作,杭州市强调,各个部门要互相配合,一方面努力在政策层面上要有所突破,形成长效机制;另一方面要加强基层培训考核,形成联动机制。全省将把签约服务工作推广到各个县、市区开展,杭州市三区、四县市要参照主城区的签约模式,积极制定政策,尽快推出签约服务。具体而言,一要完善医联体的建设,做好基层药品配备;二要调动基层医务人员的积极性,搞好绩效考核激励机制,尤其是较为偏远的地区,要留得住人;三要努力提高基层医务人员的医疗服务能力,做好资源库的建设,要留得住居民,方便居民,真正有能力服务一方百姓;四要认真总结杭州经验,建立杭州模式的分级诊疗;五要积极创新,上下联动,在各级医院之间建立更好的协作模式,可尝试慢性病的治疗实行打包付费;六要进一步加大宣传医养护签约服务,积极营造签约服务的氛围。

注:11.4 内容是根据杭州市卫生和计划生育委员会官方网站转载的《健康杭州》2015 年第六期(作者:张海燕、章虹)和第十四期(作者:詹雅)的文章及杭州市卫生和计划生育委员会官方网站公布的相关信息整理而成。

11.5 西安市建设"医养结合"特色养老机构——以西安市工人疗养院建设为例

11.5.1 西安市人口老龄化及养老机构现状

西安是我国最早步入人口老龄化的城市之一,2000 年 60 岁以上老年人已经达到 95.6 万人,约占全市人口的 12.9%。2010 年,老年人口为 127 万人,完全不能自理为 6.36 万人,部分自理的人数为 12.21 万人。根据西安市老龄委的调查数据显示,西安市将在 2040 年进入人口老龄化的最高峰,比全国的老龄化高峰时间提前了 10 年。

目前,根据西安市老龄委的抽样调研报告显示,西安市城市老年人平时饮食起居主要自己料理的占 76.61%,配偶照料的占 24.26%。老年人最喜欢的养老方式依次是:与子女居住在一起,由子女养老的占 51.6%;住养老机构的占 17.8%;由社区或社会组织提供生活照料服务的占 15.7%;请保姆照料生活的占 1.3%;其他养老方式为 12.3%。有 1/3 的老年人有社会化生活照料服务方面的需求,空巢老人的比例更高一些。

目前在西安市 120 多万老龄人口中,老慢病、空巢、失能和半失能老人达到了半数以上,但西安的养老机构,能提供专业化医疗服务的养老机构寥寥无几。西安市养老机构整体布局不合理,城区中心地带养老机构数量少、规模小,满足不了社会需求。养老机构整体入住率偏低,平均入住率为 57%,低于全国平均水平,主要原因是养老机构远离城市,硬件设施不好,服务项目单一,老人得不到更贴心的服务。

据估计,近 5 年西安市将有 3 万张社会机构养老床位的需求,而根据《西安市养老机构现状调研报告》中的数据显示,截至 2010 年 4 月,西安市共有养老机构 55 家,其中办公 22 家,民办 33 家,床位共有 6 816 张,这意味着西安市运行的养老机构床位数仅能达到平均百位老人拥有床位数 0.55 张,养老床位远远无法满足需求。

据有关部门的调查表明,与目前超过 1.67 亿的 60 岁以上的老龄人口相比,我国只有 4.2 万多所的养老机构,所拥有的床位不足 100 万张,只能为 1% 的老年人解决护理问题。借鉴发达国家入住老年公寓的人数占人口数的 4%~5% 的数据,全国要为 800 万人左右的老年修建老年住宅。由此可见,老年护理产业是一个潜力很大的市场。

综合分析,西安市的养老机构整体布局不合理、供求矛盾突出、理念落后、硬件设施简陋、软件设施乏陈、居住环境较差。特别是西安市中高端养老市场基本处于空白点。

11.5.2 西安市发展养老服务业规划

西安市根据依据全市养老现状及《国务院关于加快发展养老服务业的若干意见》(国发〔2013〕35 号)和《陕西省人民政府关于加快发展养老服务业的意见》(陕政发〔2014〕21 号)精神,于 2015 年制定《西安市人民政府关于加快发展养老服务业的实施意见》,聚焦如下建设任务:

(1) 健全基本养老服务制度

履行政府托底保障职责,办好社会福利院、敬老院等保障性养老机构,对城市"三无"老人和农村"五保"对象实行政府供养,适时提高供养标准。进一步完善护理补贴制度,将低收入困难老人纳入享受护理补贴的范围,补贴资金按照政府购买服务的方式拨付。根据经济社会发展水平和物价上涨情况等因素,适时调整基本养老、基本医疗、最低生活保障等补助标准,提高养老保障水平。

(2) 统筹规划发展城市养老服务设施

从 2015 年开始,将养老服务设施建设纳入西安市国民经济和社会发展规划,纳入年度经济社会发展目标,纳入政府绩效考核。

在制订城市总体规划、控制性详细规划时,按照人均用地不少于0.1平方米的标准,分区分级规划设置养老服务设施。科学确定市、区、镇街和社区四级养老设施的规模、数量、权属、功能、位置、运营模式和服务半径,针对不同区域特点,制定供养、颐养或医养结合的养老设施规划。在旅游、文化、教育、卫生、体育等专项规划中,要考虑养老服务需求。2015年底前完成全市养老服务设施布局规划。

凡新建城区和新建居住(小)区,要按每百户15~20平方米配套建设养老服务设施,并与住宅同步规划、同步建设、同步验收、同步交付使用。凡老城区和已建成居住(小)区无养老服务设施或现有设施未达到标准的,要在2017年底前通过购买、置换、租赁等方式开辟养老服务设施。

实施社区无障碍环境改造。要按照无障碍设施工程建设标准和规范,加强社区坡道、扶手、电梯等与老年人日常生活密切相关的公共服务设施改造;推动和扶持困难老年人家庭无障碍设施的改造。

(3)发展居家养老和社区养老服务

建立以企业和社会组织为主体、社区为纽带,满足老年人各种服务需求的居家养老服务网络。组织开展以"助餐、助浴、助洁、助医、助急"等为主要内容的生活照料、精神慰藉、医疗卫生、紧急救援、法律咨询等服务。积极引入各类专业化、社会化的养老服务组织,为社区老年人开展日间托老、医疗康复、集中就餐、文体娱乐、老年学习等符合老年人需求的养老服务项目。对具备规模、有一定品牌影响力的服务机构给予适当的资金补助。加强社区养老服务设施与社区服务中心及社区卫生、文化、体育等设施的功能衔接,社区各类具有为老年人服务功能的设施都要向老年人开放,发挥社区公共服务设施的养老服务功能。

(4)加强农村养老服务

各区县切实发挥好3个层级养老服务机构功能。一要办好区县级社会福利中心,充分发挥培训、示范和兜底的功能。二要发挥区域性敬老院的作用,在保证农村"五保"对象集中供养的前提下,支持供养机构改善设施条件并向社会开放,使之成为区域性养老服务中心。有条件的农村"五保"供养服务机构可以设置专业岗位,配备专业社会工作人员。三要发挥互助性养老服务机构的作用,充分利用农家大院、闲置校舍等通过改扩建的途径,在片区化社区建设农村幸福院,使互助性养老服务机构成为提供农村养老服务的平台。充分发挥村民自治功能和老年协会作用,督促家庭成员承担赡养责任。积极开展养老志愿服务,建立以服务时间和服务质量为内容的志愿者星级认定制度。

(5)完善机构养老服务

加强公办养老机构建设,采取公建民营的方式,建设集培训实训、护理康复等多种功能于一体的市级示范性养老机构。各区县都要建设1所公办社会福利中心,重点为城镇"三无"、农村"五保"、低保对象中的失能、失智及70岁以上计生特扶老人提供养护服务,充分发挥托底作用。积极开展公办养老机构改制试点,对现有的公办养老机构,通过委托管理等方式,开展民间资本运营公有产权养老服务设施试点;对新建机构应当通过公建民营等方式,鼓励社会力量运营。

依法推进养老机构许可。2015年开始,按照简政放权、深化改革的要求,500张以上床位的养老机构由市级审批,500张以下的养老机构由区县审批。鼓励个人举办家庭化、小型化养老服务机构,鼓励社会力量举办规模化、连锁化养老服务机构,鼓励民间资本对企业厂房、商业设施及其他可利用的社会资源进行整合和改造。

(6)推进医养结合

大力发展老年养护型、医护型养老机构,提升养老机构的医疗服务功能。各级卫生管理部门要支持有条件的养老机构设立医疗机构。医疗机构要积极支持和发展养老服务,有条件的二级以上综合医院应当开设老年病科,增加老年病床数量,做好老年病、慢性病防治和康复护理。有条件的医疗机构,可利用医疗资源建设老年护理院、康复院。社区卫生服务机构应当为老年人建立健康档案,提供上门诊视、健康查体、保健咨询等服务。对于养老机构内设的医疗机构,符合城镇职工(居民)基本医疗保险和新型农村合作医疗定点条件的,可申请纳入定点范围,入住的参保老年人按规定享受相应待遇。探索在养老机构设立"家庭病床",并享受相关医保政策。

(7)大力发展养老服务产业

鼓励相关行业拓展适合老年人的文化娱乐、体育健身、休闲旅游、健康服务、精神慰藉、法律服务、信息服务,加强残障老年人专业化服务。支持企业开发康复辅具、食品药品、服装服饰等老年产品,引导商业机构设立老年用品专区。引导和规范商业银行、保险公司、证券公司等金融机构开发适合老年人的理财、信贷、保险等产品。鼓励发展养老服务中小企业,扶持发展龙头企业,形成养老服务产业集群。健全市场规范和行业标准,确保养老服务和产品质量,营造安全、便利、诚信的消费环境。

11.5.3 西安市工人疗养院开展疗治养相结合的特色养老服务

为响应西安市政府关于加大对医疗健康和老年人相关公益事业投入的实际举措,西安市总工会决定充分发挥现有医疗资源的能力,对原西安市工人医院进行改建。在原有医疗设施基础上,2011年,西安市总工会投资6.3亿万元,新建了医疗、门诊医技和老年养护3栋大楼,总面积为63 000多平方米,2016年试营业,一期开设402张床位(康复科202张,综合医疗100张,老年养护100张,)之后根据医院业务发展陆续开放床位,到2018年达到开放1 170张(医疗、康复670张,老年养护500张)的规模,医院在综合医疗的基础上突出康复医疗科、老年病科、配备同级综合医院基本设备及三级康复医院必备设备、水疗设备等。按照民政部门要求,内设的老年护理院在西安市民政局办理有关手续。医院建成后将是西安市第一所充分实现医养融合的综合医疗健康服务机构。

西安市工人疗养院是集治疗、康复、修养、护理、休闲等多功能为一体的开发项目,按照科学性、实用性与前瞻性相结合的原则,在建筑布局上应充分考虑到其功能要求,做到布局合理、使用方便,还考虑到隔街相邻就是西安市清凉山森林公园等建筑、设施、环境的协调。医院经营项目分为两大部分,第一部分为医疗,第二部分为修养。医疗部分主要有外科、内科。配套科室为放射、检验、B超、心电图、牵引、理疗等科室。外科在治疗颈、腰椎病方面经过 40 多年的临床经验,总结出一整套机械牵引下的手法整骨为主的治疗经验,闻名于陕西乃至西北地区。内科利用"康复液"1—5 号在治疗冠心病、脑梗心脑血管等病方面有独特疗效,使得病人花费少、疗效快。在修养方面,西安市工人疗养院有自己的温泉井。该温泉水井口温水 56.3 摄氏度,属重碳酸硫酸钠型,此水无色、无味,洗浴后皮肤光滑,毛发靓丽,在西安地区独领风骚。

特别要强调的是,西安市工人疗养院的老年养护楼分为两个部分,第一部分,是指老人住在疗养院里进行疾病的治疗,并参加院内的文体、娱乐、健身等各项活动,但老人的生活起居完全可以自理,不需要工作人员特殊护理。第二部分,是特护老人住在养老院里进行疾病治疗,这些特护老人包括完全不能自理和部分自理等,需要工作人员特殊护理提供完全的生活服务,以及医院在未来尽可能实现病床前医疗检查和诊断治疗。

疗养与治疗在检查、治疗手段上有较强的交叉融合性,疗治结合模式可以围绕健康促进、慢性疾病康复保健这个重点,对入驻对象宣传保健知识,倡导健康生活方式,疗养环境优美,疗养因子丰富,对慢性疾病的康复起着积极的治疗作用,这在环境医学中是得天独厚的良性资源,是一般药物治疗所不可替代的。

注:11.5 内容是根据西安市总工会宣教科刘翠同志的供稿,以及西安市人民政府网站公布的相关政策整理而成。

11.6　天津市民政局六项举措全面提升养老服务水平

2015 年 2 月,《天津市养老服务促进条例》正式实施。这项备受老百姓关注的惠民政策,明确了天津市将坚持政府主导、政策支持、社会参与、市场运作的原则,建立和完善以居家为基础、社区服务为依托、养老机构为支撑的养老服务体系,逐步满足老年人多层次、多样化的养老服务需求。

据统计,截至 2013 年底,天津市 60 岁以上的户籍老年人口已达 200.85 万人,占户籍人口总数的 20.01%,人口老龄化程度已居全国第三。天津市老年人口呈现增速快、高龄化、空巢化特征,对养老服务提出了更高的需求。近年来,市民政局积极贯彻《国务院关于加快发展养老服务业的若干意见》,从加快地方立法、完善相关政策、加强基础建设、创新服务模式、吸引社会投资、提升服务水平 6 大方面,逐步规范天津市的养老服务行业,促进养老服务行业健康、快速、持续发展,让老年人真正实现老有所养、老无所忧。

11.6.1　加快地方立法,推动持续健康发展

天津市积极推动关于养老服务的地方性立法。市人民政府于 2013 年 10 月讨论通过

《天津市养老服务促进条例(草案)》,并提请市人大常委会审议,短短一年多时间,完成了天津市首部养老服务行业地方性法规的制定工作。其间,市人大常委会组织相关人员先后深入 30 多个基层单位调研,对"条例(草案)"进行完善,并通过新闻媒体向社会广泛征求意见和建议。即将实施的《天津市养老服务促进条例》共八章四十八条,从总则、规划与建设、社区养老服务、机构养老服务、养老服务人员、鼓励与优惠、法律责任、附则八个方面对养老服务业发展进行了规范,为养老服务业健康快速发展提供制度支撑。

11.6.2 完善相关政策,提供全方位支撑

近年来,天津市先后出台了一系列相关政策法规。市民政局会同相关部门出台文件 12 个,其中,居家养老服务政策 3 项,社区养老服务政策 3 项,机构养老服务政策 6 项。2014 年,市民政局会同市财政局出台了《天津市民政局天津市财政局关于调整养老机构补贴标准的通知》,大幅度提高了机构养老服务的补贴标准,按照养老机构新建、改扩建平均每张床位建筑面积 30 平方米标准,提高养老机构建设和运营补贴标准。其中,新建或购置建设的国办养老机构给予每张床位 3 万元建设补贴,改扩建的新增床位给予每张 1.2 万元建设补贴;新建或购置建设的社会办养老机构给予每张床位 1.5 万元建设补贴,改扩建的新增床位给予每张 6 000 元建设补贴。此外,建立了差别化运营补贴制度,根据收养的入住老年人护理等级不同给予差别化运营补贴,自理老年人每年给予每张床位补贴 1 050 元;生活不能自理和半自理老年人每年给予每张床位补贴 2 250 元。

11.6.3 加强基础建设,提升硬件设施水平

为进一步加强养老服务业发展的硬件水平,天津市将养老服务设施建设任务纳入市委、市政府 20 项民心工程,以养老机构建设为重点,坚持养老服务与社区平台相结合,集中建设了养老服务日间照料中心、老年配餐服务中心、托老所等一批基本养老服务设施。

近 5 年,全市养老机构年均新增床位 4 780 张,年增速达 15% 以上。截至 2014 年底,全市新增养老床位 13 981 张,床位总数 60 247 张;新建改建老年日间照料服务中心 108 个,全市累计建设完成老年日间照料服务中心 606 个、日间照料服务站 405 个;新建区(县)级老年配餐中心 5 个,中心城区老年配餐服务基本实现全覆盖。

11.6.4 创新服务模式,打造改革试点项目

近年来,市民政局积极创新服务模式,开展了全国养老服务业综合改革、居家养老服务政府补贴城乡统筹、老年日间照料服务中心、公办养老机构公建民营 4 大试点项目,为促进全市养老服务业发展整体水平提供了改革样板。

首先,天津市推选了静海县申报全国养老服务业综合改革试点单位,着重在居家养老城乡统筹、公办养老机构改革和老年宜居社区建设等方面进行改革探索,在静海县建设康宁津园老年宜居社区,推动社会资本投入养老服务业。其次,天津市将农村 60 岁以上低保、特困

救助、抚恤补助的优抚对象;80 岁以上独生子女父母、失能和空巢且经济困难老年人纳入居家养老服务政府补贴范围。在武清区、宁河县、静海县率先开展居家养老服务政府补贴城乡统筹试点工作,首批 3 365 名农村困难老人受益。2015 年将在全市涉农区县普遍开展,并逐步向全市推广。第三,天津市按照政府搭建平台、社会力量承包运营、政府购买服务、志愿者参与、街道社区监管的思路,在南开区、和平区开展老年日间照料服务中心运营机制改革试点,完善配餐送餐、家政服务、紧急呼叫、便利店 4 项基本功能,重点为半自理和不能自理老年人提供日间照料服务。此外,天津市下发了《天津市民政局关于印发〈关于推进我市公办养老机构公建民营的意见〉的通知》,实施公办养老机构公建民营试点项目。到 2015 年底,全市有 30 家公办养老机构实现 60% 以上公建民营。

11.6.5 吸引社会投资,构建多元参与机制

天津市充分发挥财政资金与福利彩票公益金的引导作用,吸引社会力量投资养老服务设施建设。5 年来,市财政和福利彩票公益金投入养老服务设施资金达 4 亿元,吸引各方投入资金约 20 亿元,仅养老机构社会力量投资就达 11 亿元。目前,全市社会力量投资建设的养老床位数占养老床位总数的 75%,高于全国平均水平。社会力量正逐步成为天津市发展养老服务业主体,同时也增加了相关岗位就业率。

11.6.6 提升服务质量,规范行业管理

天津市民政局积极提升养老服务标准化、专业化水平。建立了养老服务评估机制,科学掌握老年人的服务需求;规范养老机构设立许可和管理办法,强化对养老机构的监管;加快养老服务标准化体系建设,实施《居家养老社区服务规范》《居家养老入户服务规范》《养老机构服务规范》等。

注:11.6 内容是根据北方网(http://news.enorth.com.cn/system/2015/01/16/012415527.shtml)上的资料整理而成。

11.7 石家庄市建立"医养扶一体化"服务保障机制

2014 年 9 月 9 日,石家庄市计划生育领导小组下发《关于建立计划生育特殊困难家庭"医养扶一体化"服务保障机制的意见》。根据安排,2014 年底前,石家庄全市将普遍建立计划生育特殊困难家庭"医养扶一体化"服务保障机制,初步形成具有石家庄特色的关怀扶助新模式,让计划生育特殊困难家庭病有所医、老有所养、难有所助。

11.7.1 计划生育特殊困难家庭"医养扶一体化"服务保障机制内容

根据全石家庄市计划生育特殊困难家庭面临的实际困难和关怀扶助工作进展情况,要加大"医养扶一体化"服务保障机制建设的力度,着力打造 3 个绿色通道。

（1）打造医疗服务绿色通道

1）建立健全家庭健康信息档案：全面开展家庭医生契约式服务，为每个计划生育特殊困难家庭配备一名家庭医生，提供医疗卫生入户走访、健康知识宣传咨询、护理保健、康复指导及必要的心理干预等基本医疗服务，逐户逐人建立《家庭成员健康档案》，实现家庭医生团队对计划生育特殊困难家庭全覆盖。家庭医生要与乡、村（社区）医疗机构有效对接，做到一般常见病不出乡、村（社区），疑难重病及时转诊治疗。家庭成员健康信息要及时录入石家庄市计划生育特殊困难家庭关怀扶助信息化平台，与市、县、乡定点医疗服务机构相联接，为计划生育特殊困难家庭急、重病转诊治疗提供基础健康信息支持。

2）明确定点医疗服务机构：市级确定市一院、二院、三院、四院、五院、六院、八院和中医院为计划生育特殊困难家庭定点医疗服务机构；各县（市）明确1~2家综合性医院作为县级定点医疗服务机构；市、县（市）卫生和计划生育委员会行政部门指导各定点医疗服务机构设立计划生育特殊困难家庭信息终端，与市、县计划生育特殊困难家庭信息化平台联接，并制定医疗优惠减免标准，在明显位置予以公示；各定点医疗服务机构根据计划生育特殊困难家庭个人意愿，与其签订《医疗救治授权书》，并为计划生育特殊困难家庭成员就医提供优质服务。市、县两级分别组建由心理、中老年病防治等方面医务人员组成的专家队伍，根据计划生育特殊困难家庭需求，开展健康知识讲座和心理疏导服务，帮助他们融入社会，提高生活、生命质量。

3）规范医疗服务工作流程：各级定点医疗服务机构要开设计划生育特殊困难家庭服务窗口，明确标识，统一工作流程，指定专人负责。计划生育特殊困难家庭成员凭《计划生育特别扶助制度扶助证》，即可享受专人引导的挂号、咨询、诊疗、住院、结算支付和优惠减免等就医诊疗"一条龙"服务。建立市、县、乡、村（社区）四级医疗机构转诊衔接机制，对急、重病症计划生育特殊困难家庭父母免费提供120院前急救服务。计划生育特殊困难家庭成员遇有突发性急、重病症时，根据《医疗救治授权书》的授权内容，及时转诊定点医疗服务机构进行救治。

4）设立"医疗应急保障专项资金"：市级按照每年不低于300万元的标准设立"医疗应急保障专项资金"，并按一定比例提前拨付市级各定点医院；各县（市、区）要按照每年不低于30万元标准设立专项资金，并提前按一定比例拨付到县级定点医院，为救治患有急、重病症计划生育特殊困难家庭提供资金保障。对参加城镇、农村居民医疗保险的低保计划生育特殊困难家庭父母，住院治疗个人承担部分给予一定比例的报销；符合民政部门重大疾病救助条件的，住院治疗个人承担部分应提高报销比例。建立常规体检制度，每年为49周岁以上计划生育特殊困难家庭父母免费体检1次。具体标准由各县（市、区）制定。

5）建立重大疾病住院护理补贴制度：采取政府购买服务的方式，为独生子女死亡家庭父母购买重大疾病住院护工补贴保险。根据个人意愿，可以由定点医疗服务机构帮助住院计划生育特殊困难家庭父母选定护工进行陪护。

（2）打造养老保障绿色通道

建立完善以居家养老为基础、社区托管为依托，公办养老机构为主、民办为辅、城乡结合的计划生育特殊困难家庭养老保障体系,为计划生育特殊困难家庭提供养老服务保障。

1)提倡居家养老:对生活有自理能力、自愿居家养老的,在其年满 60 周岁后逐步提高养老补贴标准。具体标准由各县(市、区)制定,提高部分从计划生育救助公益金中列支。

2)支持契约赡养:根据计划生育特殊困难家庭父母本人意愿,指定直系或者旁系亲属作为赡养人。政府作为成人监护主体,指导双方按照法律规定签订《赡养协议》,明确赡养人与被赡养人的权利和义务,由赡养人按照《赡养协议》赋予的责任义务照顾被赡养人的生活起居,做好临终关怀。基层自治组织作为第三方监督人监督协议的履行。实行契约赡养的计划生育特殊困难家庭父母,在其年满 60 周岁后,享受居家养老的有关待遇。

3)优先安排公益养老:对 60 周岁及以上的计划生育特殊困难家庭,特别是失能或半失能的夫妻,优先安排入住政府投资兴办的养老机构。农村计划生育特殊困难家庭父母符合"五保"供养条件、本人申请加入"五保"供养的,按照应保尽保的原则纳入"五保"供养。计划生育特殊困难家庭父母入住公益养老机构,其享受的国家特别扶助金、生活补贴金、养老补贴金等划拨到养老机构,不足部分由政府承担。城市区在养老保障体系还不够健全的情况下,各区可根据计划生育特殊困难家庭父母的意愿,采取城乡结合的办法给予保障。鼓励民办养老机构为计划生育特殊困难家庭提供养老服务,并按有关规定给予一定补贴。

(3)打造扶助落实绿色通道

1)完善经济和社会扶助政策:按照国家和省要求,从 2014 年起,将独生子女伤残、死亡家庭夫妻的特别扶助金标准分别提高到每人每月不低于 270 元、340 元;按照《石家庄市计划生育特殊家庭关怀扶助办法》,各县(市、区)要按时足额把计划生育特殊困难家庭生活补贴、养老补贴发放到位;对符合城镇住房保障条件的计划生育特殊困难家庭申请保障性住房的,同等条件下,予以优先保障;对农村计划生育特殊困难家庭符合农村危房改造条件的,优先纳入农村危房改造范围;加大对残疾独生子女的帮扶力度,逐步实行高中阶段免费教育,鼓励参加职业技能培训,对符合条件的人员按照规定给予相关政策扶持,优先安排医疗康复项目,优先适配基本型辅助器具;对符合条件、有收养意愿的计划生育特殊困难家庭夫妻在同等条件下,优先安排其收养子女。

2)加强市、县、乡三级关怀扶助服务保障平台建设:提升市级关怀扶助信息化平台的服务保障能力,与民政、财政、人社、住房等相关责任部门,定点医疗、养老机构及县(市、区)、乡(镇、街道)服务平台网络互联,信息共享,辅助计划生育特殊困难家庭办理优先优惠事项。拓展县级计划生育家庭关怀扶助中心的综合协调功能,依托市级关怀扶助信息化平台,把县级关怀扶助中心与本级相关责任部门相互联接,并将受理窗口延伸到乡(镇、街道),形成个人申办、乡(镇、街道)、村(社区)代办、责任部门直接受理承办,关怀扶助中心承办、转办、督办,随时受理承办计划生育特殊困难家庭诉求事项的完整体系。发挥乡级便民服务大厅的基础保障作用,进一步细化规范乡级便民服务大厅的服务保障工作,明确责任分工,健全工作制度,指定专人负责协调、指导计划生育特殊困难家庭申请办理关怀扶助事项,并通过市级关怀扶助信息化平台和基层帮扶队伍,上与市、县相关责任部门、医疗养老机构和关怀扶助中心网络互联,下与计划生育特殊困难家庭直接对接,既可以信息共享,又能够为计划生育特殊困难家庭提供便捷服务。

3)细化亲情帮扶措施:组建一支帮扶队伍,为每个计划生育特殊困难家庭组建一支由1名责任人、1名家庭医生、2名志愿者组成的帮扶队伍,加强与计划生育特殊困难家庭沟通交流,组织开展日常亲情帮扶活动,建立计划生育特殊困难家庭帮扶台账;发放一套帮扶要件,为每个计划生育特殊困难家庭发放一张《亲情联系卡》、一张银联卡、一本《关怀扶助宣传手册》、一张《关怀扶助意见反馈表》,方便计划生育特殊困难家庭了解掌握各级关怀扶助政策,按时领取关怀扶助金,及时反映有关诉求及意见建议,形成工作互动,提升帮扶质量。制定一个具体帮扶方案,针对每个家庭的实际情况,每年"量身"制定一个具体帮扶方案,除统一安排的普遍性帮扶活动及事项外,根据每个家庭现实需求,确定1~2项个性化具体帮扶事项,使帮扶活动更有针对性和实用性。各级要切实抓好"三个一"帮扶措施的落实,有效解决计划生育特殊困难家庭关怀扶助"最后一千米"问题。

11.7.2 "医养扶一体化"服务保障机制的社会评价及推广

石家庄市建立的计划生育特殊困难家庭"医养扶一体化"服务保障机制得到了广泛的社会好评,确实改善了特殊困难家庭的生活质量。《中国人口报》记者深入行唐县开展调研,认为该机制从计生特殊家庭的需求着手,精准帮扶,从物质、精神等方面改善计生特殊家庭生活,并表示要加大对行唐县计生工作的宣传报道力度,给全国计生部门提供经验借鉴。《石家庄日报》记者深入特殊困难家庭调查,并对行唐县关爱计生特殊困难家庭工作进行了纪实报道。与此同时,"医养扶一体化"服务保障工作得到省级部门高度肯定与重视,要求在全省推广这一经验做法。开展多次调研,进一步了解推广过程中好的经验和运行过程中存在的问题,并在调研活动的基础上,做好资金预算,形成可复制、可持续、适合在全省推广的实施办法。

注:11.7内容是根据石家庄市卫生和计划生育委员会官方网站公布的相关信息、河北人民政府官方网站公布的相关文件、《燕赵晚报》《石家庄日报》等媒体的新闻报道等材料整理编辑而成。

11.8 无锡市实施全民健身计划,提高市民健康水平

无锡是江苏首批体育强市,2010年被江苏省命名为体育基本现代化试点城市,2013年被国家体育总局评定为江苏唯一的全国全民健身示范城市。2013年底,国家体育总局与江苏签署《建设公共体育服务体系示范区合作协议》,"科学健身示范区"是其中的一部分,无锡作为江苏的龙头,在全民健身上起到示范作用。

未来,全民健身将成为最主要的非医学健康干预手段,无锡市先行一步,将全民健身立为城市战略,倡导健康生活,树立文明健康生活方式,推动健康关口前移,推动形成投资健康

的消费理念,并提出了营造健身氛围,促进康体结合,加强体育运动指导,发挥体育锻炼在健康促进和疾病防控中的积极作用。无锡不断完善"身边的设施、身边的组织、身边的活动",倡导科学健身理念,依据百姓需求,创建"科学健身示范区"。通过科学手段的运用、专业知识的介绍,让人们更加了解健身知识,通过便捷的方法,使其锻炼更具针对性。研究如何以社区为基础进行科学健身,帮助广大市民了解、掌握科学健身知识方法,养成科学健身习惯。

11.8.1 身边的设施、身边的组织、身边的活动

目前无锡的人均体育场地是 2.52 平方米。无锡体育设施建设的第一阶段是"万村工程",从行政村延伸至自然村,依据建设标准实现广覆盖。第二阶段是对街道、社区进行提档升级,建立标准的同时,政府会给予一定扶持。百姓身边的设施基本实现了广覆盖,一定程度上达到全覆盖。

案例:江阴全面推进"10 分钟体育健身圈"建设,营造全民健身活动氛围,打造"一镇一品""一镇多品"的群众体育活动格局,2015 年投入 1 000 多万元建设健身场地,建设了 1 100 多处健身路径、724 片塑胶篮球场或体育馆,85% 以上的社区建成体育设施,人均公共体育设施面积达 2.7 平方米,一张人人参与锻炼的体育健康网已经铺开。江阴月城镇月城村,建设了大型健身点 3 个、小型健身点 6 个,新建成的健身点有塑胶篮球场、各式各样的健身器材,满足了村民在家门口健身的愿望。随着健身热情的高涨,有的自然村村民还主动集资建健身场地。徐霞客镇新须毛村曹家自然村村民自筹资金,多则上万元、少则几百元,建成了一个近千平方米的健身娱乐广场,广场上篮球架、健身器材、电视机、音箱等配套设施齐备,把一个个原本"宅"在家中的农民都吸引到了广场上健身娱乐,丰富了村民的业余文化生活。

现在百姓健身需求发生变化,很多人喜欢走向户外,把体育与旅游结合到一起,政府主动适应这种变化。无锡首先提出健康步道的概念,已建设 48 条符合 100 米距离、有相应体育器材的健康步道。2014 年,建设了环蠡湖慢行系统,环湖 38 千米,有慢行系统、健康步道和时尚运动区,把健身运动与公园结合在一起。

无锡还建立了电子地图,百姓一查就知道身边有哪些健身场地可用,学习体育项目要跟哪些组织联系。系列措施给百姓更多选择,提供更广泛的科学健身知识。

11.8.2 建设科学健身示范区

无锡城市社区类"科学健身示范区"建设,完成了居民体育锻炼与健身需求的调查与分析,建立了可追溯的居民体质健康档案,提出了科学健身示范区建设的管理办法,开展了一系列科学健身大讲堂活动并形成常态化,在城市社区推广"3+1"科学健身方法,编制适用于城市居民的科学健身知识手册。通过广泛传播,初步提出了无锡市城市居民的科学健身基本素养标准研究成果。其中,无锡科学健身基本素养的研究,以倡导科学健身为核心,以提高居民科学健身基本素养为宗旨,通过多种手段协同推进,取得了良好的效果,是无锡科学健身示范区建设的核心内容和亮点。

在示范区建设过程中,将物联网、云计算、大数据、无线移动通信等技术应用到体质测试、健康风险评估、运动锻炼、健身指导、科学健身大讲堂、全民健身工程室外健身器材监管等方面,通过整合与串联各种健身资源,尤其是与无锡市创建国家体育总局"体质测定与运动健身指导站"试点工作相结合,提出了基于物联网技术的智慧型"体质测定与运动健身指导站"——e动锡城智慧健身馆建设标准,在市民中心、市工人文化宫、蠡湖山水综合运动体验馆等试点建设e动锡城智慧健身馆,开展自助化体质测试、数字化体育锻炼、远程健身指导等科学健身服务,并与市级全民健身活动紧密结合,通过近半年的运行推广,服务市民超过5 000人,市民对体质测试及后续科学健身指导服务的满意度较高。

通过调研居民体育健身需求,建立可跟踪的居民体质健康档案,举办科学健身系列大讲堂,推广"3+1"科学健身新方法,初步建立科学健身的激励机制,推广科学健身基本素养标准等,建立基于物联网和云计算技术的全民健身服务工作机制和管理办法,使更多居民享受到了便捷、多类型的科学健身服务,初步探索提出了适合城市社区的、易于复制和推广的科学健身示范区的建设标准及其效益评估体系,为科技惠民计划提供了技术支撑。

11.8.3 开展"文明风尚·科学健身"系列活动

2015年"文明风尚·科学健身"系列活动时间从5月持续到12月,活动坚持创新、科学、惠民3大原则,以"文明风尚·科学健身"为主题,内容分为3大块:全民健身竞赛和活动、公益体育惠民活动和全民健身宣传活动。系列活动包括趣味跑(走)系列活动、周末体育健身嘉年华趣味比赛、广场舞系列活动、青少年阳光体育运动(校园足球、啦啦操、棒垒球等)、职工健身指导系列活动、市属体育社团系列健身活动(广场舞、体育舞蹈、石锁、瑜伽等)、文明风尚科学健身大讲堂、科学健身系列指导活动8大类活动。

注:11.8内容是根据《江南晚报》《体育健身点建到农村去》(2016年1月4日)、无锡体育局网(http://tyj.wuxi.gov.cn/doc/2015/07/10/416634.shtml)、《无锡打造科学健身示范区建设e动锡城智慧健身馆》、国家体育总局网(http://www.sport.gov.cn/n16/n1107/n2069668/6801908.html)、《"文明风尚·科学健身"无锡夏季吉祥跑落幕》《中国体育报》,以及《科技惠民打造科学健身示范区》(2014年12月19日)等相关内容整理而成。

11.9 南通市实施公共卫生服务均等化工程

近几年来,南通市按照江苏省委省政府深化医药卫生体制改革的总体部署,强势推进基本公共卫生服务均等化。

11.9.1 推进基本公共卫生服务均等化的措施

(1)加强组织管理,强势推进项目实施

1)强化组织领导:为有效推进项目的科学化和规范化开展,南通市政府将实施项目列入政府重点工作目标,作为实施医改的一项重点工作。各地均将基本公共卫生服务项目纳入对各级政府和相关部门目标管理考核的内容,确保落实到位。项目实施工作领导小组多次召开了工作汇报会、推进会和点评会,及时分析各地存在的问题,明确目标责任,落实相关措施。

2)明确目标责任:将实施项目工作作为深化医改的重点工作,列入一把手工程。项目实施被列入对各地卫生工作综合目标考核的重要内容,层层签订了工作目标责任状。根据省下达的重大妇幼卫生服务项目任务数,以文件的形式,对各地任务进行了责任分解。通过建立责任分担机制,有力地促进了重大妇幼卫生服务项目的开展。

3)强化动态管理:该市建立了一支稳定的项目工作联络员队伍,认真做好项目开展情况的记录和有关资料的收集、信息上报等工作。同时,针对项目实施进展情况,建立了定期通报排名制度。每月对各地的实施情况进行通报排名,结果以书面形式反馈给各地卫生行政部门主要领导。对工作进展缓慢的单位,及时分析原因,督促认真落实整改措施,以确保年度目标任务保质保量按期完成。

(2)加大财政投入,落实保障资金

1)完善资金补偿机制:为了更好地保障项目经费需要,市县两级财政均将项目经费按照标准足额列入本级财政年度预算。市本级财政通过财政转移体制的调整,对老市区三区下达基本公共卫生补助经费,并随着财政收入的增长同比增加,基本形成了比较完善的资金增长机制。

2)严格资金使用管理:各地财政部门按照预拨和结算相结合的办法拨付补助资金,确保资金及时到位,资金使用率与项目工作进度相适应。部分地区财政设立基本公共卫生服务资金专账,所有提供基本公共卫生服务的单位和个人的补助资金均由财政专户汇出。

3)注重资金使用绩效:各地在基本公共卫生服务资金全部落实到位的同时,注重资金使用的绩效。基本公共卫生服务经费全部下达到基层医疗卫生机构,其中下达到村卫生室的资金占总资金的32.5%,充分发挥了资金的使用效益。

(3)规范服务行为,提高项目服务质量

1)基本公共卫生服务项目:一是完善评估标准。根据国家规范的要求,及时修订完善《南通市基本公共卫生服务项目考核评估细则(试行)》,分解成54项小指标,切实加强项目精细化管理,把促进基本公共卫生服务逐步均等化组织程度、项目资金使用合理性、工作任务的数量和质量作为工作重点。二是加强专业指导。充分发挥3大卫生机构的龙头作用,采取卫生行政部门统筹协调、3大机构各负其责的办法,加强制度修订、技术指导和督查考核工作,提高基本公共卫生服务项目运行质量。三是开展学习培训。积极开展对《国家基本公共卫生服务规范》培训学习,组织各级各类人员进行培训,真正吃透标准内容,准确理解工作要求,确保事事有人做,项项能做好,基层医务人员的培训覆盖率达100%,确保基本公共卫生服务项目的高效实施。四是加强公示宣传。各地制作统一的标牌,将基本公共卫生服务项目名称、服务对象、服务内容、服务标准、服务流程、便民措施、服务咨询等内容在基层医疗卫生机构的门诊大厅等醒目位置公示,主动接受群众监督。五是推进重点难点工作。下发了《关于规范城乡居民健康档案管理工作的通知》,联合南通大学研发了南通市重大科技创新专项并获得国家软件著作权的《标准化电子健康档案系统》。召开了居民健康档案建档工作推进会议。下发了 2011 版《南通市老年人健康管理工作方案》,明确服务对象、实施主体,及时调整了服务内容,理顺了老年人保健与居民健康档案、慢病管理之间的分工协作关系,目标人群体检完成率达 90% 以上。

2) 重大妇幼卫生服务项目:一是认真落实农村孕产妇住院分娩补助项目。按照省卫生厅的统一要求及时调整补助政策,进一步简化报销手续,住院的农村孕产妇补助经费直接抵冲其住院费用。部分地区组织专业技术人员对助产医疗机构重新进行评审,结合落实农村孕产妇住院分娩补助政策,严格助产机构的准入管理。二是认真落实农村妇女增补叶酸预防神经管缺陷项目。各地充分利用婚前医学检查、婚前保健、婚期保健等平台,分别对新婚妇女、高危待孕妇女、已婚待孕妇女发放叶酸。规范叶酸发放、登记和随访流程,统一叶酸发放各项登记格式,加强流动人口中目标人群的叶酸发放和管理。严格按照药品管理的要求做好叶酸的贮存、发放登记等工作。有力促进了农村妇女叶酸增补预防神经管缺陷项目的规范管理。三是认真落实农村妇女"两癌"检查工作。在试点的基础上,目前已扩大到所有的县(市、区),成立了项目管理领导组和技术指导组,制订实施方案,落实专项资金,举办人员培训,明确定点医疗机构。同时,加强对检查质量的督导,召开质量控制会议,对可疑或确诊患者的检查、诊断和治疗情况跟踪随访,逐步探索出一套适合基层"两癌"检查的服务模式和优化方案,农村妇女"两癌"检查的制度化、规范化、长效化工作机制基本形成。

(4) 完善考核机制,提高项目实施绩效

1) 坚持分级考核:该市建立了基本公共卫生服务项目分级考核制度。市卫生、财政等相关部门组织市级考核工作。县(市、区)卫生和财政部门对承担基本公共卫生任务的社区卫生服务中心(站)、乡镇卫生院、村卫生室,以及其他承担基本公共卫生服务任务的医疗卫生机构进行考核。强化了各地政府及相关行政部门在基本公共卫生服务项目绩效考核中的主体责任。

2) 优化考核内容:严格按照项目化管理的要求,打破按服务人口匡算经费的老思路,以"做多少事补多少钱""谁做谁得、劳酬相当"为原则,调整完善资金考核办法。根据基本公共卫生服务项目所规定服务内容,确定资金的补助系数,既从量上要求,又从质上考核,确保公共卫生服务工作更加细化、更加全面,基层医疗卫生机构工作积极性得到充分发挥。

3) 完善考核方法:采取全面考核与重点考核相结合、日常考核与定期考核相结合、机构考核与服务考核相结合的考核办法,科学评价基本公共卫生服务项目的绩效情况,保证考核规范、准确、合理,资金分配与公共卫生服务数量和质量及群众满意度相挂钩。

4) 工作统筹部署:各地将重大妇幼卫生项目和基本公共卫生服务项目进行结合,修订完善了镇级公共卫生服务项目均等化考核内容。考核情况既作为对各镇公共卫生服务补助资金的发放依据,又列入对各镇卫生所综合目标责任制考核范畴,与镇卫生所人员绩效工资和年终奖金考核挂钩,重大妇幼卫生项目和基本公共卫生服务项目同步部署、同步推进、同步考核,有力地保证了项目的实施。

11.9.2 公共卫生服务均等化工程的具体实施项目

(1) 扩大基本公共卫生服务项目

1) 基本公共卫生服务项目:南通市将国家基本公共卫生服务项目筹资提标工程列入市委、市政府为民办实事项目。2015 年,全市人均基本公共卫生服务经费达到 50 元以上,较国家要求人均 40 元标准增加了至少 10 元。按照分级服务的原则,南通市将适于村级开展的慢性病随访管理、健康教育资料入户、产后访视、新生儿访视等基本公共卫生服务项目交由乡村医生承担,年底将 48%以上的基本公共卫生服务项目经费用于支付乡村医生劳务报酬,人均增加 7 元,较国家要求新增 5 元的标准高出 2 元。截至目前,全市城乡居民健康档案累计电子建档 640.13 万份,建档率 87.71%;预防接种证建证率 100%;乙肝疫苗等 11 种疫苗全程接种率达到 95%以上;传染病报告及时率 100%;累计管理高血压患者 96.33 万人,规范化管理率 92.42%,控制率 58.16%;累计管理糖尿病患者 25.17 万人,规范化管理率 91.54%,控制率 54.50%;累计管理 65 岁以上老人 123.01 万人,管理率 98.98%,已完成本年度体检 104.72 万人,体检率 82.21%;累计管理重性精神疾病患者 2.94 万人,规范管理率 98.09%;儿童保健系统管理率 98.65%;孕产妇保健系统管理率 98.37%。全面实施妇幼重大公共卫生服务项目,各地及时落实地方配套经费,确保农村孕产妇住院分娩人均补助不低于 500 元,农村妇女补服叶酸预防出生缺陷项目人均补助标准 24 元,妇女"两癌"检查人均补助不低于 173 元。农村妇女住院分娩率、育龄妇女孕前及孕早期增补叶酸保持在 100%。全面实施预防艾滋病、梅毒和乙肝母婴传播阻断工作,孕产妇 HIV、梅毒和乙肝检测率均为 100%。全面完成了市委市政府为民办实事项目"两癌"筛查任务,2015 年我市"两癌"筛查任务为 17.80 万人,实际筛查 21.38 万人,累计确诊宫颈癌 79 例,乳腺癌 97 例。

2) 卫生监督协管:南通市着力加强基层卫生监督体系建设,初步建立了横向到边、纵向到底、覆盖城乡的卫生监督网络。健全完善各项工作制度,自上而下逐层制定了卫生监督协管服务项目考核细则,着力规范基层卫生监督协管行为。各县(市、区)采取听取汇报、查阅资料、实地走访与执法满意度问卷调查相结合的方式对卫生监督分所、社区卫生服务中心(站)及基层卫生监督协管员工作落实、信息上报、文书质量进行了督查。通过制定具体考核指标,促进协管服务各项工作的顺利开展;考核方法注重工作实绩和档案资料,并将考核结果作为划拨基本公共卫生服务经费和评先评优的重要依据,有力推动了卫生监督协管工作落到实处。各地紧扣卫生监督协管服务项目规范,强化工作措施落实,推动卫生监督协管项目各项工作序时完成,卫生监督协管事件(线索)及时上报,信息报告率 100%。

3) 贫困白内障患者复明项目:2014 年 4 月至 2015 年 10 月,南通市卫生和计划生育委员会会同市残联,对相关地区贫困白内障患者进行筛查,并为 300 例贫困白内障患者进行复明手术。市第一人民医院联合主城区 3 家残联机构,共筛选病人 300 余人,其中崇川区有 5

人,港闸区有 54 人,开发区有 41 人符合手术条件,免费接受了光明工程白内障手术。如皋、如东两地也通过各种途径对符合条件的对象进行筛查,保证了该项目工作按序时进度完成。

(2)实施重大疾病预防控制项目

1)艾滋病防治项目:在艾滋病防治方面,南通市着力做了以下 3 个方面的工作:一是抓好监测检测覆盖面,提高病例发现能力,健全艾滋病监测和咨询检测服务网络;二是抓好综合干预覆盖面,减少二代传播风险,落实高危人群和重点人群的综合干预;三是抓好抗病毒治疗覆盖面,提高艾滋病抗病毒治疗的可及性。

1998 年南通市发现首例归口管理的艾滋病病毒感染者;2002 年发现首例艾滋病患者;2015 年,全市累计发现和接到报告艾滋病病毒感染者和艾滋病病人 1 729 例,其中已死亡 281 例,正在随访管理的 1 421 例,查无此人 27 人,艾滋病人病死率为 8.4%,比 2010 年的 18.9% 下降了 55.6%,全是艾滋病呈现低流行态势。

2)结核病防治项目:"十二五"期间,南通市各级疾控机构与医疗机构、基层医疗卫生机构协调配合,加强对结核病患者发现、报告、诊治、管理等各环节工作质量的检查指导,促进患者早期发现、早期治疗,提高患者治愈率,肺结核患者诊治管理质量得到全面提升。市疾控中心还通过自主研发基层结核病管理信息系统,创新管理模式、优化基层结核病防治工作流程,率先在全国实现了基层结核病防治的信息化和现代化管理,提升全市结核病防治工作水平和在全国的知名度。

2011 年以来,共登记和治管活动性肺结核患者 17 086 例,其中传染性肺结核患者 4 533 例。2014 年肺结核报告发病率为 $46.51/10^5$,比 2011 年 $53.18/10^5$ 下降了 12.54%,新涂阳肺结核患者治愈率为 95.99%,耐多药结核病人发现率 70%,耐多药肺结核患者成功治愈率 62%,报告肺结核患者和疑似肺结核患者的总体到位率达到 99.64%,涂阳肺结核患者密切接触者筛查率、耐多药肺结核可疑者筛查率和艾滋病病毒感染者的结核病筛查率均达到 100%。

3)乙型病毒性肝炎防治项目:对于乙型病毒性肝炎的防治,南通市主要采取了 4 个方面的工作措施:一是动员部署。市卫生局要求各地结合实际制定切实可行的调查实施方案,及时开展培训,开展自查工作,对市乙肝疫苗进行查漏补种。二是数据汇总。对南通市 101 个乡镇共调查 4 242 名,其中两岁组儿童走访调查 2 288 名,三岁组调查 1 954 名。走访调查 4 242 名儿童中,有预防接种证人数为 4 242 名,建证率 100%;有接种卡人数为 4 240 名,建卡率为 99.95%。乙肝首针乡镇达标率为 82.18%。三是督查复核。流动儿童乙肝疫苗在出生地未种,来我市登记时,已经超过规定时限导致乙肝首针及时接种不达标,为此市疾控中心进行了统一补种;四是积极整改。切实加强补种工作,不断消除未种盲区。十二五末,10 岁以下儿童乙肝表面抗原携带率为 0.5%,全人群乙肝表面抗原携带率 5.88%,达到全人群乙肝抗原携带率低于 6% 的标准。

4)血吸虫病防治项目:南通市历史上属血吸虫病轻度流行区,共有崇川、港闸、海安、如东、如皋、通州和海门等 7 个县(市)区 54 个乡(镇)436 个流行村,累计钉螺面积 8 994.13 万平方米、累计血吸虫病病人 26 405 人,通过落实综合性防治措施,1998 年全市已达到原卫生部《血吸虫病传播阻断标准》。5 年来,南通市按照"夯实基础、严控源头、强化措施、标本兼治、开拓创新、扩大成果"的思路,积极落实查灭螺、查治病各项措施,切实开展螺情监测、病情监测和健康教育工作,血吸虫病疫情稳定下降。共完成钉螺调查面积 9 175.551 万平方米,完成率为 134.9%,完成药物灭螺和药物巩固灭螺面积 25.278 万平方米,完成环境改造灭螺面积 56.41 万平方米,均超额完成省定任务数。完成人群血清学查病 45 699 人,其中 14 岁及以下学生 1330 人,流动人员 15 429 人,完成率为 82.2%,血清学阳性 62 人。粪检人数为 18 980 人,结果均为阴性。

5)免疫规划项目:南通市在免疫工作的开展方面非常有章法。为了方便截止对象,大力推进网上预约,延长门诊时间;同时做好查漏补种和脊髓灰质炎补充免疫工作;集中组织秋季新入学入托儿童预防接种证查验;加强疫苗针对传染病的防控与监测,AFP、麻疹等相关疾病保持高接种率低发病率的态势;严格疫苗管理,优先使用第一类疫苗,规范使用二类疫苗使用;开设家长课堂,提高家长参与度,提升接种服务质量和群众满意度。特别值得一提的是,南通市在全面推进规范化门诊建设的基础上,全力推进数字化预防接种门诊建设。2013 年,将数字化门诊建设列入 10 大卫生便民惠民举措之一,下发《关于加快推进免疫预防接种数字化门诊建设工作的通知》。全市共有预防接种门诊 130 家,其中 56 家建成数字化预防接种门诊;全面实现"三个系统"全覆盖。2014 年,在江苏省首提并实现了预防接种门诊"预防接种信息系统、冷链即时监控系统和预防接种门诊视频监控系统"同规划、同建设、同使用;全年开设家长课堂。全市所有预防接种单位开设"家长课堂",进行宣传教育,全年开课均达 6 次以上,保证每位儿童家长都能参加 1 次听课,充分保障了儿童家长的知情权和选择权。

截至 2015 年 9 月 30 日,以街道(乡镇)为单位适龄儿童国家免疫规划疫苗接种率为 97.46%,与 2013 年、2014 年同期相比,均维持在 97% 以上的高接种率水平,与"十二五"末期指标 90% 相比,高 7.46 个百分点,到 2015 年底,国家规划疫苗接种率稳定在 97% 以上,麻疹疫苗接种 99.01%,达到省定标准,继续保持无脊髓灰质炎状态。

6)其他重点传染病防治项目:在其他重点传染病防治方面,南通市重点采取了 3 项措施:① 完善传染病防控体系。落实各项防控措施,减少传染病流行危险因素,不断加强疫情信息收集、处理,提升疫情走势研判能力。② 强化重大疾病防控工作。进一步加强呼吸道传染病、肠道传染病、自然疫源性疾病的发病及诊断和处置能力,降低流行危险因素,将霍乱、甲肝、伤寒、出血热、狂犬病等传染病发病率控制在较低水平。③ 有序有效处置传染病疫情。强化对重点场所、重点部位和重点人群的疫情监测与处置,遏制手足口病疫情上升趋势,巩固基本消除麻风病、消除丝虫病工作成果。

"十一五"末,全市甲、乙类传染病发病率 123.71/10⁵。传染病疫情报告率、传染病疫情报告及时率、突发公共卫生事件相关信息报告率均为 100%。截至 2014 年底,全市甲、乙类传染病发病率 114.09/10⁵,处于历史较低水平。传染病疫情报告率、传染病疫情报告及时率、突发公共卫生事件相关信息报告率均为 100％,传染病发病率持续下降,疫情得到及时处置。

7) 高血压、糖尿病管理项目:南通市切实加强慢性病综合防控工作,进一步健全高血压、糖尿病等慢性病预防控制工作网络,不断完善综合防控策略措施,实行基层医疗卫生机构、专业公共卫生机构和综合性医院"三位一体"管理模式,全面提高慢性病监测与信息化管理水平。出台了"35 岁以上人群首诊测血压""定期开展职工体检"等支持性文件,推动高血压、糖尿病患者的发现工作;全面开展形式多样的宣传教育。各级医疗卫生单位每年利用"全国高血压日""联合国糖尿病日"开展主题宣传活动,通过设置咨询台、义诊台、发放宣传折页、开展讲座,并借助报纸、电台、电视台等方式不断提高全社会对慢性病的认识,提高全民健康意识和健康行为能力;着重强化业务培训。各级疾控机构,将慢性病患者管理作为每年的重点工作,开展逐级培训,市、县、乡级每年不少于 1 次。

2015 年,全市共发现高血压患者 101.41 万例、糖尿病患者 25.67 万例,高血压和糖尿病患者规范管理率分别为 81.4％和 57.9％,知晓率均达 90％,高血压、血糖控制率分别为 59.2％、54.2％,与 2013 年、2014 年同期相比基本持平。均超过国家"十二五"规划 40％的目标。

8) 重性精神疾病管理治疗项目:南通市成立了由市卫生和计划生育委员会主任担任组长的重性精神疾病管理治疗工作领导小组,下设办公室,成立了由专家组成的重性精神疾病管理治疗工作技术指导组,明确市第四人民医院为技术支撑单位、市疾控中心为协作管理单位。每年组织两次对各地重性精神疾病管理治疗工作的督查考核,系统自动进行综合评分与排名,实现了考核管理的科学化。各地对于已经纳入系统管理的病人,每年至少随访 4 次。还制定了卫生、民政、残联、公安、财政、新农合、医保等多部门共同参与的重性精神疾病管理治疗协调工作机制,定期召开联席会议。做好业务技术培训持续开展"解锁工程"。全市共解锁 85 人。成立了南通市心理咨询中心,开设了心理咨询热线 16896866,成立 10 余年来接受心理咨询近 7 万人。"十一五"末,全市累计发现、录入严重精神障碍患者 200 人。2012 年,南通市全面开展严重精神障碍患者管理工作以来,检出率和管理率均逐年上升。2014 年底,全市累计发现、录入严重精神障碍患者 27 991 人,检出率 4.03‰,管理率 95.91％,患者稳定率 83％。截至目前,全市累计发现、录入严重精神障碍患者 31 455 人,检出率 4.09‰,管理率 95.56％,处于全省领先。

(3) 实施针对重点人群的健康改善项目

1) 提高出生人口素质项目:推行免费婚前医学检查,年度目标人群覆盖率 85％以上。落实计划生育免费服务政策,做好孕前优生健康检查项目风险评估、咨询、指导和培训工作,提高基层服务能力。制定实施《南通市产前诊断与产前筛查工作实施方案》《南通市新生儿疾病筛查工作实施方案》,严格技术准入,规范筛查流程,明确高危人群管理及随访工作要求,确保防治效果。截至目前,全市新生儿访视率为 99.49％,0～6 岁儿童健康系统管理率为 98.65％,产后访视率为 98.86％,建卡率为 99.74％,早孕检查率为 98.76％,孕产妇健康管理为98.37%,住院分娩率保持在100%,孕产妇、婴儿死亡率和出生缺陷发生率分别控制在$1.88/10^5$、2.62‰和3.99‰以下。

2) 妇女病防治项目:全面实施妇幼重大公共卫生服务项目,各地及时落实地方配套经费,确保农村孕产妇住院分娩人均补助不低于500元,农村妇女补服叶酸预防出生缺陷项目人均补助标准24元,妇女"两癌"检查人均补助不低于173元。农村妇女住院分娩率、育龄妇女孕前及孕早期增补叶酸保持在100%。全面实施预防艾滋病、梅毒和乙肝母婴传播阻断工作,孕产妇HIV、梅毒和乙肝检测率均为100%。全面完成了市委市政府为民办实事项目"两癌"筛查任务,2015年"两癌"筛查任务为17.80万人,实际筛查21.38万人,累计确诊宫颈癌79例,乳腺癌97例。

3) 流动人口健康改善项目:南通市政府出台《南通市居住证管理办法》,明确了流动人口14项权利。2015年,全市发放《流动人口婚育证明》1.6万份,查验婚育证明3.4万人,查环查孕4.8万例,实施免费4项手术近3000人,提供生育第一个子女服务登记393人,提供生殖健康检查服务近5000人。在流动人群较集中的场所增设避孕药具免费供应点,建立起"计生药具500米服务圈",提高了流入育龄群众免费避孕药具的可及率。强化流动人口基本医疗和公共卫生服务,实现流动人口与当地居民享有同等预防保健等公共卫生服务。

截止到目前,该市基本公共卫生服务均等化政策居民知晓率90.83%,群众对项目的满意度97.83%。重大妇幼卫生服务项目居民知晓率92.27%,群众对项目的满意度98.54%。

注:11.9内容是根据南通市卫生和计划生育委员会官方网站(http://www.nthfpc.gov.cn/information/informationdetail/99992793/900004)上的相关文章整理而成。

11.10 徐州市多措并举加快社会养老服务体系建设

按照国际通行标准,当60岁及以上的老年人口超过总人口的10%,或者65岁以上老年人口超过7%,即标志进入老龄化社会,徐州市于1995年进入人口老龄化地区,当时全市60岁以上老人87万,占总人口的10.3%。进入新世纪尤其是"十二五"以来,徐州市迎来了人口老龄化高速增长期。2014年底,全市60岁以上老年人口增至173万,20年时间老年人口数量翻番,占比达到17%,其中80岁以上高龄老人近31万,百岁老人618名,老龄人口、高龄老人、百岁老人均居全省前列。江苏省每10个老年人中就有一位徐州老人,全省"十大寿星"有6位在徐州,最高寿龄114岁的老人也在徐州。

老龄人口增加,人口寿命延长,反映出徐州市经济社会发展和人民生活水平的显著提高,也是社会文明和谐,人民安康幸福的重要标志。近几年来,市委、市政府将积极应对人口老龄化作为一项长期战略性任务,以实现"六个老有"为目标,以实施民生幸福工程为抓手,不断提升社会养老保障水平,加快社会养老服务体系建设,积极落实老年社会优待政策,大力营造尊老敬老的社会环境,全市老龄事业得到持续发展。

11.10.1　党政主导　惠老政策日臻完善

老龄问题是复杂的社会问题,老年群体的养老需求层次多样。近几年来,徐州市市委、市政府以实现"老有所养"为根本,坚持制度设计先行,先后出台了《关于加快推进我市老龄事业发展的实施意见》《关于加快构建社会养老服务体系实施意见》《老龄事业发展"十二五"规划》《关于加快发展养老服务业的实施意见》《关于开展居家养老服务工作的意见》《徐州市高龄老人尊老金发放管理办法》等一系列惠老政策文件,并配套制定了《养老机构许可实施细则》《养老机构管理实施办法》《关于进一步落实养老机构水、电、气、暖等优惠收费政策的通知》等具体实施办法。围绕老年社会保障、养老服务、社会优待、精神关爱、权益维护、工作机制6个方面,明确了相应目标任务和举措,建立起符合徐州实际的惠老助老政策体系。

11.10.2　夯实基础　社会养老保障水平不断提升

实现"老有所养""老有所医"是改善老年民生的核心任务。为此,徐州市全面落实养老保障、医疗保障、社会救助和老年福利政策,积极做大惠老"蛋糕"。

(1)基本养老保障持续提升

2015年,徐州市城乡居民基础养老金提高到每人每月105元,百万老年人及时足额领取养老金,年发放金额超过12亿元;企业退休职工养老金实现"十一连增",月人均养老金达到2 245元,纳入社区服务的企业退休人员比例达到100%;落实独生子女家庭奖励扶助。2014年底,向全市城乡符合计划生育家庭奖励扶助条件的1.8万人发放扶助资金2 963万元。

(2)老年医疗保障日益完善

基本医疗保险已实现对城乡老年群体的全覆盖,农村70岁以上老年人参加新农合个人缴费由市、县两级财政全额埋单。参加城镇职工和居民基本医疗保险的老年人医保范围内报销比例分别稳定在80%和70%左右,新农合参保老年人住院费用政策性补偿率达到81.3%,门诊补偿率超过46%。每两年为65岁以上老年人进行健康体检,老年人健康档案建档率达到95%。

(3)老年社会救助得到加强

城市"三无"老人供养标准提高到每月1223元,农村"五保"老人供养标准按照不低于当地上年度农民人均纯收入的50%执行;城乡最低生活保障标准分别调整为每人每月558元和300～340元,其中70岁及以上老年人在当地低保标准基础上增加20%。

(4)老年社会福利水平逐步提高

建立高龄老人尊老金制度,100岁及以上、90～99岁老年人每月分别不低于300元和100元,80～89岁老年人每月30～50元。积极开展为老年人办理意外伤害保险的"安康关爱行动",年内全市参保老年人达到60万人,有效增强了老年人抵御风险的能力。

11.10.3　应对需求　社会养老服务体系逐步健全

构建以居家养老为基础、社区服务为依托、机构养老为支撑、信息服务为辅助的社会养老服务体系,是徐州市为满足老年人养老服务需要重点打造的民生工程。

(1)养老机构建设力度不断加大

全市养老床位总数达到 4.95 万张,拥有各类养老机构 251 家,78% 的农村敬老院完成"三有三能六达标"改造,五保集中供养能力达到 85%。突出市场化方向,积极探索多元化投资,让社会力量成为养老服务业的发展主体,各地正在加快建设一批规模大、设施优、服务好的示范性养老院和护理院。

(2)居家养老服务不断深化

全市累计建有居家养老服务中心(站)1 825 个、省级示范站点 149 个、城市小型托老所 43 个、农村老年关爱之家 120 个、虚拟养老院 7 个,初步建成覆盖城乡的"居家养老服务网络"。积极推行政府购买服务。为主城区 75 周岁以上、低保收入 1.5 倍以下、空巢或独居的老年人,提供每个月不少于 15 小时的上门服务。依托市居家养老服务信息中心,为主城区 3 000 多户困难老年人家庭免费安装"一键通"智能服务电话,实现了居家照料服务与应急求助的"无缝对接"。

11.10.4　精神关爱　让快乐和温情融入老年生活

随着养老物质条件的改善,老年人对精神养老方面的需求日益突出。徐州市将开展老年精神关爱列入年度老龄工作重点任务,积极营造老年教育、文体娱乐、助老帮扶于一体的关爱体系。

(1)大力发展老年教育事业

目前,已建成县级以上老年大学 20 所,在校学员 3.7 万人。坚持开展老年大学示范校创建工作,健全完善市、县(市)区、镇(街)、村(社区)四级老年教育网络体系,部省属单位老年大学、镇(街)老年学校、社区教学辅导站办学条件不断改善,基本满足了老年人老有所学、就近求学的需求,全市参加各级各类老年大学(学校)学习的老年人达 10% 以上。

(2)丰富老年人文化体育生活

加大老年活动中心、社区老年活动室和老年健身场所等基础设施建设的投入,建立健全各级老年体协组织网络和各类老年文艺团体,定期开展形式多样、适合老年人特点的文体活动。70% 的镇(街道)以及 95% 的村(社区)成立了舞蹈队、秧歌队、健身舞队等老年文体活动组织,老年人已成为基层群众文体活动的主力军。两年一届的老年艺术节是我市精心打造的老年精神关爱品牌,艺术节历时 3 个月,分为老年声乐器乐、戏曲曲艺、舞蹈模特、体育健身、才艺绝活、书画摄影等类别,通过全市上下层层选拔展演,电视媒体全程录制播放,极大丰富了老年人精神文化生活,产生了广泛的社会影响。

(3)加大精神助老帮扶力度

依托居家养老服务站点、老年活动场所、卫生服务中心,有计划开展老年精神关爱示范基地和示范点创建活动,已建成示范点 29 个。全面开展结对帮扶万名空巢老人活动,组织动员社区党员干部、志愿者、热心邻里和低龄健康老人,采取"一对一"或"多对一"结对的形式,坚持"雪中送炭"原则,为城乡高龄、独居、生活困难、行动不便、子女长期不在身边的空巢老人提供精神关爱服务,并形成长效机制。

11.10.5　改善环境　精心打造适老宜居生态城

科学研究证明,生活在优越的自然环境里,有益于身心健康,可以延年益寿。徐州市能够拥有如此众多的百岁老人,与近年来一直孜孜以求改善城市宜居环境息息相关。

近年来,徐州市把美化环境纳入城市战略决策,围绕改善城市人居环境、提升城市形象,或除旧布新,或梳理提升,或锦上添花,着力加强对自然资源和人居环境的塑造,推行"天更蓝""水更清""地更绿""路更畅""城更靓"5 大行动计划。

目前徐州市生态文明建设走在全省前列,全市森林覆盖率达 32%,居全省第一,市区绿化覆盖率达 43%,功能区三类以上水体占比达 76.6%,市区湖泊均达到可以游泳标准,成功创成国家环保模范城市、国家森林城市、国家卫生城市、全国水生态文明建设试点市。

2014 年 11 月 29 日,《人民日报》以头版头条、外加半个整版的篇幅,介绍了徐州转型发展,从"一城煤灰半城土"到"一城青山半城湖"的蝶变之路。目前徐州市人均公园绿地面积近 17 平方米,市区 300 亩以上大型开放式园林近 30 个,全年 PM2.5 浓度降幅居全省第三。"在徐州生活了一辈子,这几年明显地感觉到,咱们徐州的空气越发清新了,天更蓝了,水更绿了。想出门锻炼身体,顶多 10 分钟步行,就能够找到风景优美的休闲健身场所。生活在徐州,这几年心情越来越舒畅了。"家住民富园小区的周玉珍老人这样说,她的话语也道出了许多徐州老人的共鸣。

11.10.6　弘扬孝行　尊老敬老氛围日益浓厚

"百善孝为先",两汉文化发源地的古城徐州,自古重情尚义、孝道传承。近几年来,通过大力宣传敬老文化,积极开展敬老活动,全市上下进一步形成了敬老养老的良好风尚。

(1)"敬老月"活动成效显现

从 2008 年开始,市、县两级同步,坚持每年 10 月开展敬老系列活动。从市领导带队慰问百岁老人到社会各界向老年人送温暖,从制作户外公益广告、悬挂敬老横幅、评选敬老典型到组织开展老年艺术节、老年体育节,吸引众多机关企事业单位和社会组织参与,各家新闻媒体积极配合宣传,在全市产生了广泛影响。

(2)敬老孝星广为社会赞誉

徐州市先后开展了"孝亲敬老之星""百佳孝星""敬老模范户"和"社区孝星"评选表彰活动,并形成制度长期坚持。这些先进典型孝敬父母、长辈,赡养社会老人,为老服务岗位奉献,捐助老年事业,得到了社会公众一致好评。沛县魏庙镇"孝亲敬老之星"张景宏面对夫家7 年间连出 4 次丧事,婆婆陷入绝望之时,她 20 年如一日将已故哥哥家的孩子视为己出,靠租房子、打零工维持生计,精心照料年迈的婆婆,扶养6个未成年孩子考上大学,用大爱阐释孝老爱亲的真谛。贾汪区老矿街道办事处陈在侠,在自己身患重病、生活困苦的情况下,35年悉心照顾着年迈并患有精神疾病的老母亲,用自己的行动演绎出一曲最朴素、最感人的孝亲之歌。

(3) 创建"敬老文明号"凝聚助老合力

根据全国、省老龄委部署,徐州市自2011年起已连续两届开展创建"敬老文明号"活动。期间广泛动员各涉老部门、公共服务窗口行业、为老服务企事业单位和老年社会组织参与,积极落实老年人优待政策,优化为老服务环境,深入营造尊老敬老氛围。活动开展以来,全市命名表彰市、县两级"敬老文明号"单位150多个,其中市级"敬老文明号"单位32个,省级"敬老文明号"单位10个,国家级6个,在全市打造了一条爱心敬老绿色通道。

注:11.10 内容是根据中国文明网(http://images2.wenming.cn/web_wenming/syjj/dfcz/js/201510/t20151021_2922896.shtml2015 - 10 - 21)上的信息资料整理而成。

11.11 盐城市探索基本公共卫生服务网格化模式

党的十八届五中全会指出,要推进基本公共服务均等化。近年来,盐城市响水县从2014年底起,以"保基本、强基层、建机制"为主线,深化医疗卫生体制改革,创造性的实施基本公共卫生"网格化"服务模式,完善最后1千米自助服务圈,扩大健康服务覆盖面,让更多的群众更切身体会到党和政府对他们的健康关爱,收到了良好成效。

11.11.1 基本公共卫生服务网格化模式的具体做法

(1) 细分网格,建立公共卫生服务体系

在县镇村组建立四级基本公共卫生健康网格管理体系,一级网格为县级(卫生和计划生育委员会),整合县级医疗卫生机构力量,统筹推进全县范围基本公共卫生网格化管理;二级网格为镇级(卫生院),由卫生院医生、防保组成员共同组成网格健康管理团队;三级网格为村级(卫生室),负责建立居民健康档案、访视重点人群、组织签约服务对象体检;四级网格为组级(自然组),按照人文相近、地域相邻、服务便捷的原则划分网格,每网格设立网格长、网格活动室。一、二、三级网格长分别由县卫生和计划生育委员会分管主任、镇卫生院长、村卫生室长担任,参与网格化管理的协调、指导工作。在第四级网格内选聘有知识、有能力、有责任心的老党员、老村医、老干部或老教师担任网格长,作为村卫生室开展基本公共卫生服务的重要支撑力量,其职责是健康信息员、健康宣讲员、健康督导员和健康帮办员。

(2) 健全机制,创新公共卫生服务方式

在健康管理的组织上,原则上组级网格每月开展一次网格成员集中活动,农忙时活动时间可按需调整,在内容安排上,一是将培训纳入健康管理。重点培训基本公共卫生服务知识,督导其协助村医开展群众健康管理工作。二是将娱乐引入健康管理。通过击鼓传花、猜谜语、小快板、小相声、编写打油诗、唱地方小戏等群众喜闻乐见活动形式,向群众广泛传播健康养生知识。三是将体育融入健康管理。组织重点人群学做健身、老年体操等体育运动。四是将签约服务并入健康管理。网格长在履行"四员"职责的同时,还积极帮助乡村医生开展签约服务。

(3)拓展内涵,扩充公共卫生服务人群

强化县卫生和计划生育委员会、民政、残联等相关部门的协作,扩大服务范围,提高全县基本公共卫生服务网格化管理影响力。积极同县关心下一代工程委员会和县计划生育协会合作,将儿童、青少年和失独家庭纳入网格管理工作,按照县关工委和县计划生育协会的要求,对失独家庭进行健康关怀,免费吸收其为乡村医生签约服务对象,吸收为网格成员,享受同等签约服务项目,开展一对一、多对一结对服务,每月1次入户健康服务,每年1次全面健康体检,既做好了健康服务,更为他们在学习、生产、生活、精神等级方面提供帮助。同时,健全公共卫生服务阵地,在每一个组网格内选择具备一定条件的用房,作为网格内健康重点管理人群的活动场所。

11.11.2 基本公共卫生服务网格化服务的实施效果

(1)健康观念由旧变新

网格管理人员无论是网格长还是网格成员,不仅在网格中找到了自己的角色定位,而且心灵受到了健康管理知识的熏陶,尤其是第四网格长,大部分人员文化知识不高,通过经常性的培训,持续不断的实践,既转变了观念,又享受了自己担任网格长的获得感,由卫生的"门外汉"转变成能传播卫生保健知识,热心为群众服务的"准卫生人"。如南河镇兴南第五网格长作为一名退休老教师住在村里,过去每天骑车到镇上打牌消磨时光,现在做了网格长,自己既能吸收健康知识,又能经常为群众传播健康知识,他说自己辛勤教书一辈子,现在退休在家里为邻里乡亲传授健康生活方式,这样的生活很有意义很充实,每个月他要为群众组织开展2~3次健康活动。黄圩镇黄北村第三网格长自费购买多种中医保障书籍学习,教群众如何运用中医进行养身保健,将所学知识及时传授给群众。

(2)服务触角由短变长

"网底"沉到了组级,原先由村医承担的基本公共卫生职能,一定比例地有效分担到组网格长肩上,村医做基本公共卫生服务的压力得到减轻,力量得到壮大,健康信息渠道得到畅通,村医变得更加"耳聪目明"。网格长参与基本公共卫生服务清单,网格内集中随访现场。仅2015年1~10月份,网格长发放"健康小贴士"等入户宣传资料27万份,入户率达96%以上,调查、更新居民基本信息26.41万次,超过去年全年信息量的200%,每季度召集网格成员,配合乡村医生进行集中随访2.8万人,随访率达90%以上,报送相关信息362次。响水县苗寨村第三网格长是一位慢性病患者,每次开展活动都要先讲国家的民生政策,讲抗日战争故事,吸引网格成员参加,再讲自己的慢性病管理经验和养身方法,自己平时还摸清本村老年人健康状况、服务情况和治疗效果,及时指导,并定期为本村长寿老人讲养身知识。

(3)管理由粗变细

历史上受体制机制和经济基础等多重因素影响,对重点人群管理一直难以实现全覆盖。通过建立网格管理体系,明确第四网格长的职责、要求和工作内容,基层卫生服务管理体系得到了健全,乡村医生只要召集第四网格长,就能将卫生政策、健康知识迅速传递给群众,不仅将重点人群纳入网格中管理,还将青少年及失独家庭纳入网格管理,做到人在格中、事在格上,实现了服务对象全覆盖和健康保健知识迅速传递。至2015年10月底,全县共有签约服务的村有45个,个性包签约率5 444人(户),续约率达95%。组建网格980个,吸收网格成员39 960名,行政村网格化管理覆盖率达95%,组覆盖率80%。同时通过县区域卫生信息平台,使全县四级网格实现了互联互通,信息实现了共建共享,群众健康保障水平明显提升。

注:11.11内容是根据《新华日报》(2015年11月22日专版5)的《护佑一方健康》、盐城市卫生和计划生育委员会网站(http://wsj.yancheng.gov.cn/xwzx/wsyw/201504/t20150407_457304.html),以及《响水公共卫生服务新举措》(2015年4月7日)等资料整理而成。

11.12 贵州省开启"互联网＋慢病管理"的"贵州模式"

2016年3月25日,贵州省卫生和计划生育委员会、贵州百灵、腾讯三方联手,在安顺市百灵希尔顿逸林酒店隆重发布了"互联网＋慢病管理"贵州模式。腾讯也借此机会发布了其最新的进军医疗行业的战略,来自包括央视,新华社,人民日报,21世纪经济报道等96家知名媒体见证了"贵州模式"的发布,并予以了极高评价的报道。省卫生和计划生育委员会、贵州百灵、腾讯三方都达成一致,用"贵州模式"概括自己的在"互联网＋医疗"领域的探索,并且,作为贵州知名的传统药企,贵州百灵在进入互联网＋医疗领域一年不到的时间,就探索出一条能让国内互联网巨头腾讯定义为"模式"并向全国发布的互联网＋之路,这是贵州在大数据＋大健康产业发展中的惊鸿一瞥。

11.12.1 互联网＋慢病管理"贵州模式"

在当天的发布会上,贵州省卫生和计划生育委员会宣布,通过一年实践,在互联网技术推动慢病管理,特别是在糖尿病分级诊疗方面,取得了一系列的成果。利用腾讯公司的大数据收集整合能力,在"互联网＋慢性病管理"领域进行了很有力的探索,找到了"看得见、摸得着"的慢病管理"贵州模式"。

2015年5月27日,腾讯与贵州省卫生和计划生育委员会、苗药企业贵州百灵,达成了"贵州慢性病防控计划"战略合作,开启"互联网＋慢病管理"的尝试。随后,三方合作建立了贵州省糖尿病防控信息中心,这个中心,即是这次发布会的"互联网＋慢病管理"贵州模式的载体,地址设立在位于贵阳市的贵州百灵中医糖尿病医院。糖尿病人将从该中心领到的智能血糖仪检测数据实时上传到该中心后,借助大数据分析系统,贵州省二甲以上医院的医生与乡镇医务人员所组成的慢病管理团队,就能够清晰、及时地了解到患者的控糖状况,并为患者提供远程监测、预约诊疗、在线医嘱等服务。目前,贵州省已有6个市、县加入试点,由此形成了政府牵头监督、地方医疗资源配套开展诊疗服务,由腾讯提供智能医疗硬件"糖大夫"血糖仪及大数据分析技术为后盾的"互联网+慢病管理"的贵州模式。

目前,贵州省参与"互联网+慢病管理"的患者近万人,人均测量血糖次数达到6.5次/月,整体血糖达标率提升至56%。2015年11月,贵州省糖尿病防控信息中心在贵州省绥阳县率先开展试点。绥阳县卫生和计划生育委员会、县社保局将糖尿病人分批邀请到绥阳县中医院,安排内分泌科医生科普糖尿病知识和控糖方法。在了解到当地患者的血糖仪持有率不到40%后,贵州省糖尿病防控信息中心免费为当地1 500名患者发放了糖大夫智能血糖仪和试纸。目前,绥阳县69%的患者已能坚持每月测量,测量频度达到国家标准的用户则占28.5%。绥阳县中医院医护团队监控的患者中,月测量4次的用户比例已经达到41.9%。在一段时间后的对比测试中,患者出现高血糖状况的占比从去年11月的82.89%,下降至现在的54.55%。

11.12.2 贵州省模式的"生长动力"

慢性病又称慢病。慢病管理,一直是全球"互联网+医疗"的切入点。因此,探索近一年的"贵州模式"作为慢病管理的一个样本,其可复制性高低,在很大程度上取决于维持其生长的动力能否持久。

其一,慢病人群管理的刚需存在。贵州省卫生和计划生育委员会副主任龚仲明表示,贵州模式破解了慢病管理的难题:"慢病包括糖尿糖、高血压、重性精神病等。慢病患者需要持续照护,长期服药和反复高频率的复检,患者的依从性较差,往往容易忽视临床症状,很容易导致延误控制管控和治疗多种并发症的爆发。最终不仅给患者增加了病痛、家庭的不幸和相关的社会医疗成本的增加,而且给慢病的管理诊治带来很大的困扰。互联网技术的引入,有效破解了反复到医疗机构检查的流程。运用互联网技术整合传统的慢病管理体系和诊疗服务方式,实现了及时动态的随访、追踪和管理,以及针对性的有效诊疗。"

其二,契合分级诊疗体系政策导向。比如,绥阳县中医院内分泌科5名医生、6名护士与基层医务人员组成的分级诊疗网络,能够及时、有效地看护当地1 500多名糖尿病患者。而贵州省糖尿病防控信息中心已有49名专业的健康管理专员,主任医师2名,副主任5名,主治医师1人,所服务的患者已覆盖贵阳、绥阳、安顺等多个县、市,过去一年累计发出1万多条医嘱。此外,贵州省糖尿病防控信息中心还把乡镇医生管辖区域的患者健康数据同步给二甲以上医院的医生,帮助基层医疗团队分析、解决诊疗问题,提升就医水平。

贵州省糖尿病防控信息中心负责人举了个例子:社区医生需要管理大量的社区居民的健康,他们每天应该联系谁,这在以前是不大清楚的。现在有了慢病管理的医疗大数据后台,只要病人出现低血糖或持续高血糖,呼叫中心就会快速提醒并帮助社区医生及时处理一些紧急情况,这样医疗资源的投放就会非常精准。

其三,贵州地貌所决定的交通状况。只要深入到贵州县、乡、村,就能深刻地体会到,所谓"地无三里平"的贵州,交通状况之难。虽然近年来贵州高速公路建设取得很大进展,但是对于大量居住在深山当中的村民来说,要上县城、市里、省城看病,并非易事。尤其是对于慢病人群而言,能够通过互联网及时地获得相对更为优质的医疗资源的指导和帮助,其现实意义和价值,均十分明显。这无疑也是"互联网+慢病"贵州模式的重要驱动力之一。

因此,贵州模式的生命力在于,具备"刚需"和"价值"。不过,贵州模式在现阶段也存在一些挑战。贵州省卫生和计划生育委员会信息中心主任严刚说:"这个模式的可持续发展,重要的还有支付体系问题。"严刚主任表示,支付和筹资体系的建立,决定了一个模式的持续性。近期,贵州模式还是主要依靠贵州百灵这样的企业的投入。从长期看,还需要有社保、商业保险等支付体系的介入。总之,各方参与和投入,都要遵循共赢的原则。

贵州百灵董事长姜伟曾表示,"在过去的一年里面,防控信息中心一直在跟贵州省级、市级社保都有合作,绥阳县卫生计生委和社保局和防控信息中心正在商洽探索 2016 年的新合作模式"。

11.12.3　意识相通促成合作

"贵州模式"的成立与完善,对 2015 年开始准备进军"互联网+医疗"版图的腾讯公司而言,是一个相当不错的落脚点。

在当天的发布会上,腾讯副总裁丁珂在发言中这样阐述,"众所周知,贵州省在探索互联网+医疗信息管理和新型医疗服务模式上,不断推动分级诊疗的试点探索。如今,贵州省是全国首批远程医疗试点的五个省份之一。贵州省政府还大力鼓励和引导社会资源参与分级诊疗,为医患双方提供更周全便捷的互联网工具和服务。政府部门的重视,有力地推动了贵州本地医疗资源的壮大发展,贵州百灵旗下的'贵州百灵中医糖尿病医院'在糖尿病治疗领域的规模和管理优势,都在不断扩大出口,而且对'互联网+医疗'的广阔前景有着充分的认识,从去年开始,贵州百灵就借助大数据,不断提升病患精细化管理能力。在今年 3 月的全国人大会议上,马化腾先生就建议有关部门积极支持并总结分级诊疗制度的创新与试点经济,积极鼓励包括互联网与科技公司在内的各种社会力量。基于以上共识,腾讯正以连接器的角色,通过分析用户大数据,探索智能医疗系统的前景,参与到分级诊疗的建设中,为以贵州百灵为代表的合作伙伴,提供更有力的技术和服务支持"。

除了政府支持,意识相通外,贵州百灵在糖尿病治疗和管理上的魄力和投入,也是腾讯选择合作伙伴的重要原因。

在和腾讯达成战略合作后不久,贵州百灵投入巨资,在贵州省卫生和计划生育委员会的管理和支持下,与腾讯一起,迅速成立了"贵州省糖尿病防控信息中心",并将基于腾讯大数据平台而诞生的"糖大夫"智能血糖仪,免费发放给有需要的糖尿病患者和村镇医疗机构,在深入乡镇、社区进行糖尿病知识宣教中的执行力,也十分到位。从去年签订合作协议到系统建设初步完成,到 2016 年 3 月底,仅仅大半年的时间,贵州省已有 6 个市县加入试点,参与"互联网＋慢病管理"的患者近万人。

11.12.4 "贵州模式"拟向全国复制

腾讯研发的"腾爱糖大夫"智能血糖仪,天生就带有互联网＋的基因,它有一个类似苹果手机的屏幕,内含血糖试纸、采血针等器材。它的优越性展现在:通过这台小小的智能血糖仪,糖尿病患者、家属、医生、医助,医院,糖尿病防控信息中心 6 方息息相关,患者测试血糖的数值,瞬间可到达以上 6 方,如果血糖过高或过低,相联的医院和中心的医生或医助随时会对患者进行提醒和建议指导。

当天的发布会透露出两个重要信息:其一,"互联网＋慢病管理"有望惠及贵州省内40％糖尿病患者。在当天的发布会上,贵州省糖尿病防控信息中心宣布,2016 年将扩大"糖大夫"智能血糖仪的发放范围,有望覆盖全省 40％的糖尿病患者。目前,"糖大夫智能血糖仪"已发放了近万台,接下来,信息中心还将向全省乡村镇医院医生免费发放该智能血糖仪,而该省由二级以上公立医院确诊为糖尿病的患者,也可以拨打贵州省糖尿病防控信息中心的咨询电话 4007371111 咨询,符合发放条件者可免费申领糖大夫智能血糖仪及试纸。

其二:腾讯和贵州百灵表示,"互联网＋慢病管理"只是开始,双方将以"贵州模式"为基础,发展医疗和金融的结合,今年将会将血糖监测险引入贵州,为贵州模式添柴加火。

"互联网＋慢病管理"贵州模式在当地政府主导下,有这么一股力量在汇聚,那就是借力互联网创造的"便利",加上大数据分析的"用事实说话",去破解传统意义上的各种医疗难题,一旦这把柴能够熊熊燃烧,"贵州模式"的可复制性,将变得无可争辩。

注:11.12 内容来自《多彩贵州网——贵州商报》(编辑:秦美虹)、《中国经营报》等及遵义市卫生和计划生育委员会官方网站转载的新闻报道。

11.13　邯郸市"健康小屋"模式的实践和探索

从 2012 年开始,邯郸市积极探索重建慢性病防治体系和健康促进模式,推行"未病先防"工程,组织城市专家走出"大医院",带领其团队下沉社区及乡村,在全市城乡基层建设了1 000 个以专家个人姓名命名的"健康小屋",为群众提供高质量的健康教育、健康咨询、健康干预和慢性病防控等服务,引导群众基层首诊。这一尝试得到了河北省政府、原卫生部领导和胡大一、刘远立等专家的充分肯定,也多次被新华社、人民网,以及《健康报》《河北日报等国家》、省级新闻媒体报道。

11.13.1 邯郸市"健康小屋"的产生背景

伴随工业化、城镇化、老龄化进程加快,我国慢性病发病人数快速上升,现有确诊患者

2.6亿人。如何解决庞大的慢性病人群的医疗健康问题,已经成为一个世界性的公共卫生问题。慢性病病程长、分布广、费用贵、致残致死率高。其致死率占到我国总死亡的85%,导致的疾病负担占总疾病负担的70%,是群众因病致贫、返贫的重要原因,若不及时有效控制,将带来严重的社会问题。目前,全社会对慢性病严重危害普遍认识不足,慢性病防控知识知晓率偏低,在防治方面普遍存在被动应对问题,由此导致有限的卫生资源和经费大都集中应用到慢性病的后期治疗和康复上,花费高、效率低,实际效果可想而知。

如何破解这一全社会高度关注的重大民生问题?如何让群众少得病、慢得病、不得病?如何让群众看得上病、看得起病、看得好病?如何让群众看病方便、看病省心、看病满意?邯郸市卫生局认为,医改路漫漫,当下必须从"人"(医生、专家)上下功夫、做文章。因为看病就是看医生,医生需要挪地方。医生必须下沉,专家必须下沉,优质医疗资源必须下沉!下沉到哪里?下沉到社区、下沉到农村、下沉到最基层。

2012年全市卫生工作大会上,邯郸市卫生局局长周海平提出"未病先防"和"深化医改"两项工程。两项工程怎么落实?提出创建邯郸模式"健康小屋""健康小屋"是抓手。自2012年起,由邯郸市卫生局主导,在主城区先期建设了100个以知名专家个人姓名命名的集健康教育与健康促进、健康管理与疾病管理等功能为一体的"健康小屋",由他们带领其团队深入基层进行健康教育和指导,引导群众自主参与健康管理,开展"未病先防"的实践,逐渐在公众中构建健康生活方式。

11.13.2 邯郸市"健康小屋"的建设模式

邯郸市"健康小屋"的建设模式是政府主导、医院主建、专家指导、居民参与、标准化管理、特色化服务。

2012年首先在主城区社区卫生服务中心(站)建成第一批100个"健康小屋",2013年在乡、村卫生院(室)建成第二批500个"健康小屋",2014年正在建设第三批400个"健康小屋",2014年实现全市"健康小屋"数量达到1 000个。届时,社区卫生服务机构和乡镇卫生院"健康小屋"覆盖率100%,村卫生室覆盖率达到20%。邯郸"健康小屋"的建设模式具体可概括为"政府主导、医院主建,专家指导、居民参与、标准化管理、特色化服务"。

(1)政府主导

突出各级政府作用,加强行政推动,成立以爱国卫生运动委员会为框架的组织机构。市政府提出建设提升1 000个"健康小屋"的任务目标,列入《政府工作报告》。

(2)组织框架

邯郸市爱卫会→县(市、区)爱卫会→乡镇、社区爱卫会→村民健康委员会→家庭健康小组;市长→县长→乡(镇)长→村(居委)主任→家庭健康小组长。

市(县)长负责组织相关部门制定"健康小屋"工作规划,乡(镇)长、村(居委)主任及家庭健康小组长负责召集居民参加。

（3）医院主建

建设方式由市二级以上医院与基层医疗机构双向选择、上下结合协商共建。市卫生局统筹规划，制定建设标准，并根据社区和乡镇人口数量、各县基层医疗机构的数量、市县二级以上医院医师资源 3 个要素，对小屋建设数量和布点进行合理分配。建设医院选派小屋屋主带领其团队到"健康小屋"进行健康指导，提供适用医疗检测设备和干预指导配置等基本设备和宣传资料；基层医疗机构负责提供场地和辅助人员、设施；由双方协商，建设医院可根据基层医疗机构实际需要，在物力、财力方面予以支持扶助。

（4）专家指导

专家下沉，关口前移，与社区医生一起构筑防病治病体系。"健康小屋"命名专家及团队定期在"健康小屋"开展健康教育和健康促进活动，每月工作时间不少于 4 天，具体活动时间由屋主与基层商定，如参加农村庙会时等。

（5）居民参与

以基层医疗卫生服务机构为平台，组织辖区居民参与到"健康小屋"活动中，开展对慢性病患者、老年人、3 岁以下儿童、孕产妇等重点人群和健康群众的健康教育、健康管理和疾病干预指导。

（6）标准化管理

市卫生局制定"健康小屋"规范标准。对"健康小屋"的标志命名、室内布局、设备配备、专家人员的组成等制定统一要求，定期组织小屋专家派出医院和区县卫生局分别对小屋专家和小屋所在基层医疗机构，按照明确的项目和标准，进行双重监管与考核，建立完善"健康小屋"正常运行的长效机制，确保每个"健康小屋"做到"每周有专家，每月有活动，每季有目标，每年有评比"。

（7）特色化服务

一是命名有特色。"健康小屋"全部由市民耳熟能详的知名专家担任屋主，经市卫生局审核授予以个人命名的"健康小屋"标牌，并统一进行健康教育理论技能培训。二是服务有特色。"健康小屋"工作重心瞄准的服务人群是社区居民和基层医生，以"一托五"为防控方式，即以胡大一教授"五个健康处方"为指导，以心脑血管病、糖尿病、恶性肿瘤、慢性呼吸疾患、精神疾患 5 种发病率最高的慢性病为主要防控目标，结合小屋命名专家的各自专业特色，广泛开展健康教育和健康促进活动，改变群众的健康理念和就医观念，开展以慢性病危险因素控制为核心内容的人群健康生活方式行动，传授合理膳食、适当运动、控烟等慢性病预防控制知识，提高人们慢病知识知晓率和自我保健意识，培训提高基层慢性病防控水平。三是形式有特色。每个"健康小屋"都建立了以命名专家为核心的工作团队，在活动日，屋主及其专家团队到小屋进行现场健康宣讲和指导；非活动日，则由小屋所在基层医疗机构医务人员负责小屋的日常管理、向辖区居民宣传小屋活动计划、建立健康档案等；疾控中心的工作人员负责日常慢性病防控指导和提供宣教资料。大家分工协作，主动发挥积极作用，坚持"三个结合"，即防治结合、中医及心理结合、全科与专科结合，建立起预防、治疗、康复"三位一体"的健康管理体系,实现从"以病为中心"到"以人为中心"的转变,促进医患关系良性互动,达到未病先防的目的。

11.13.3 邯郸市"健康小屋"的运行机制

邯郸"健康小屋"的运行机制是:"医疗联合体"+"师带徒"+"契约式服务"。

(1) 在医院层面上建立"医疗联合体"协作关系

邯郸市在河北省率先建立了"3+2+1"的医疗联合体服务模式,即1家三级医院联合若干二级医院和广大社区卫生服务中心(站)、乡镇卫生院,组成非常紧密、非独立法人的医联体。目前,全市依托河北工程大学附属医院、市中心医院、市第一医院三家三甲医院已建立起3个大型医疗联合体,成员单位分别达117、306和108家,此外,3家市直专科医院(市中医院、市传染病医院、市眼科医院)也根据专科特点成立了具有一定规模的纵向医疗联合体,技术帮扶、资源共享、利益协同的发展格局初步形成。"健康小屋"的建设医院,可与医联体的基层医疗机构在自愿的基础上,组建"健康小屋",推进纵向合作,实现资源整合、信息共享、上下联动、分工协作,以"健康小屋"为定点医疗服务窗口和绿色就医通道,实现基层首诊、分级诊疗、双向转诊。同时对基层医疗机构进行人力支持、技术规范培训、业务和管理帮扶,带动其又好又快发展。

(2) 在医生层面上建立"师带徒"帮扶关系

"健康小屋"命名专家要求是二级以上医院、职称高、知名度高的医学专家,到基层建小屋,必须带徒弟,与小屋所在地的医生结成"师徒关系",以"师带徒"形式,与基层医疗机构共组团队,制订工作方案和工作计划,指导开展工作。同时,要求基层医务人员必须拜师傅,通过师傅传、帮、带,提高常见病、多发病的诊断、治疗水平和急诊处置、抢救能力,促进基层医疗卫生服务水平的提升,推动基层卫生事业的发展。通过问卷调查,90%的辖区居民对基层医疗机构技术服务水平信赖感增强,对健康档案、基本公共卫生服务项目认知度、主动参与配合明显改善。2013年全市基层医疗机构的门诊量和床位使用率较以前提升了30%,基层医疗服务体系的网底得到了巩固,同时也缓解了上级医院的工作压力。

(3) 在居民层面上建立"契约式"服务关系

"健康小屋"帮助社区(乡村)医生与居民建立契约式服务关系,按照"健康小屋"建设医院→"健康小屋"专家团队→社区(乡村)家庭责任医生→社区(乡村)居民的纵向模式,推进家庭医生签约服务模式,即以"健康小屋"建设医院为支持后盾,以"健康小屋"专家团队为技术支撑,以基层医疗卫生服务机构的全科医生为主体,组成家庭责任医生团队,通过与社区(乡村)内家庭签约的形式,提供个性化的预防、保健、治疗、康复、健康教育服务和指导,使居民足不出户就能解决日常健康问题和保健需求,得到家庭治疗和家庭康复护理等服务,实现让签约的家庭成员少生病或不生病,在医疗费用上的花费尽可能减少的目标。

11.13.4 邯郸市"健康小屋"取得的成效和下步工作方向

"健康小屋"工作开展以来,紧紧围绕心血管健康的"五个处方"来开展工作,共举办社区居民健康防病知识讲座1.28万余次,干预指导、健康管理群众38万余人,发放健康知识宣传材料50多万份,帮助基层医疗机构开展业务培训3 500余次,有效提高了慢性病的社区防控水平。一是各个"健康小屋"都对社区居民普遍进行了心血管疾病预防的"五个健康处方":药物处方、营养处方、运动处方、戒烟处方和心理处方的培训,居民的健康意识和防病意识都有了明显的提高。吃绿色蔬菜、吃各种颜色的蔬菜、正确的烹调方法营养保全在居民中得到了普及。在居民中推广有氧运动,坚持每天运动30分钟以上、每周运动150分钟以上的运动方法、强度、时间、运动中补水的具体做法得到了一定程度的推广;纠正了一些运动上的错误观念。二是在小屋服务人群中推广健康生活方式。开展了"健康厨房""蔬菜水果沙拉制作",努力探索本土化的营养配方。三是加强了慢病管理。由于专家医生团队下沉到"健康小屋",而且"健康小屋"都是建设在社区服务中心和乡村卫生院(室),这样专家医生团队和社区医生一起对慢性病人群的管理变得方便而有效,现在参加"健康小屋"活动的社区人群,实践表明已经成为慢病管理的主要对象。"健康小屋"活动使得这些人的居家治疗、居家护理得到很大程度的实现。四是为开展科研提供大量数据。大量的健康体检资料和慢病患者档案得到了利用,"健康小屋"屋主们普遍反映,这些数据可用来进行科研。五是受到群众普遍认可。100%的被调查者肯定这种"健康小屋"宣教模式,90%的认为提高了健康知识,生活方式、中医养生等"未病先防"常识需求增加。最近的调查统计表明,自"健康小屋"工作开展以来,35~65岁社区居民高血压的患病率为43.40%,有家族史的高血压患者占调查总数的18.94%;肥胖患者即BMI大于28的占调查总数的19.99%;吸烟的高血压患者占调查总数的20.36%;坚持运动的占调查总数的42.25%。据调查发现,有50.23%的糖尿病患者、62.91%的高血压患者在饮食上做到了"热量控制,结构调整"和"低钠、低脂",临床症状有了不同程度的改善。由于对慢性病防控知识的了解,居民在日常用药、药费开支等方面出现了明显变化,有18.77%糖尿病患者降糖药剂量减少,17.84.%高血压患者联合用药种类减少,群众的医疗负担大幅度减少。

医务人员感受:通过开展小屋活动,广大医务人员,尤其是"健康小屋"屋主的观念也发生了巨大的转变。在临床实践中,医务人员对手术病人注重了康复,对康复病人、对出院患者的健康宣教时,明显加强了对饮食、运动、戒烟、体重控制方面的具体指导。比如,原来的出院指导,医生大多会写明注意运动、合理膳食、规律用药、定期复诊等笼统的内容,但是如何运动?如何合理膳食?大都不能给予病人具体的指导,也就是说拿不出一个具体的营养处方、运动处方。实际上,"健康小屋"工作开展之前,大多数医生也的确不知道有关营养和运动的具体内容。但现在这种状况在邯郸"健康小屋"医生群体中已经有了初步的改观。

下一步工作方向:"健康小屋"活动刚开展两年,目前已设计了有关的队列研究,来观察

"五个健康处方"的推广在人群中降低常见心脑血管疾病患病率、减少并发症发生率、减少再住院次数、降低医疗花费的作用和效果。目前也有研究生在做北方常见蔬菜水果对球囊损伤兔颈动脉损伤后高脂饮食条件下,动脉粥样硬化过程的影响;旨在探讨营养处方的治疗作用和辅助治疗作用,期望能有相应的数据。同时,还发现参加"健康小屋"活动的社区居民往往是已经得病的人群,而且往往是老年人、离退休人员。所以下一步"健康小屋"的工作重点还要向年轻人群转移,比如"健康小屋"进学校、进机关、进厂矿等需要加强。因此要在医师会考中加入有关"五个健康处方"的内容,在广大医生中进行培训考核,探索形成长效机制。

建议:"健康小屋"的主要工作内容之一,就是要在公众中推广预防心血管疾病的"五个健康处方",实际上也就是要在公众中建立健康生活方式。这同时也亟须政府职能作用的发挥,在政策层面支持健康促进,比如通过经济杠杆限制不健康食品的流通,通过补贴促进健康产品的研发等。单独靠医生和医院是不能够实现全民健康工程目标的。也提请各位领导和专家考虑,在医药院校的教学内容里设置有关健康促进的课程,也可以考虑预防医学工作的深化和具体化。

"健康小屋"的目标:通过"专家"挪地方,"师带徒"等形式,使城市医生能下乡、愿下乡,农村医生想进城、能进城,引导建立基层首诊、分级诊疗、双向转诊的就医秩序,实现医院与社区卫生服务机构一体化、城市农村医疗机构一体化,也是用中国式办法着力破解医改这个世界性难题的探索。

注:11.13 内容是根据周海平刊登在《中国经济网——河北频道》(2014 年 8 月 24 日)上的报道改编而成。

11.14   河南省全面开展新农合大病保险工作

2014 年度全国"推进医改、服务百姓健康"十大新举措评选结果揭晓,河南省"全面开展新农合大病保险"入选。该评选活动由《中国卫生》杂志社主办,在全国各省(市、自治区)卫生和计划生育委员会推荐的基础上,经有关专家反复筛选和评审,最终选出 10 项对巩固医改成果、服务百姓健康具有推动力、创新性和显著社会效益的重大举措。

2014 年度,河南省强力推进新农合大病保险工作,提前一年实现了新农合大病保险的全覆盖,并在全国率先探索实行省级统筹、即时结报和"一站式"结算服务,实现了资金管理、补偿政策、保障范围、结算平台和保障年度 5 个方面的统一。同时创造性地提出差异化筹资机制、风险分担机制、多方监管机制等创新举措,同步出台了常见病定额补偿、引导分级诊疗、改革支付方式等配套措施,在完善新农合重特大疾病保障机制方面取得了突破性进展,受到社会各界的广泛好评。新农合大病保险补偿结算工作于 2014 年 10 月 1 日正式启动,截至当年 12 月底,河南省已受理符合大病保险补偿条件的参合患者 4.34 万人,即时结报大病保险费用 1.87 亿元。

11.14.1 河南省新农合工作进展情况

新农合制度是党中央、国务院统筹城乡、区域、经济社会协调发展的重大决策,事关广大农民群众身体健康,是重大民生工程。2003 年开展新农合试点以来,河南省始终坚持最大限度地满足参合人员需求这个服务理念,在提高保障能力、推行便民服务措施和完善监管机制等方面不断探索新做法、积累新经验、实现新突破,取得了明显成效。截至 2013 年底,全省共筹集新农合资金 996.69 亿元,累计补偿医疗费用 881.02 亿元,基金总支付率达到88.36%,享受新农合补偿的参合人员 6.89 亿人,明显改变了农民群众"小病拖、大病扛"和因病致贫、因病返贫的状况,得到了广大农民的普遍欢迎。2014 年河南全省共有 8 262 万农民参加新农合,参合率达 98.77%。

11.14.2 河南省开展新农合大病保险工作背景

2012 年 4 月,国务院《深化医药卫生体制改革 2012 年主要工作安排》提出:研究制定重特大疾病保障办法,积极探索利用基本医保基金购买商业大病保险或建立补充保险等方式,有效提高重特大疾病保障水平,切实解决重特大疾病患者因病致贫的问题。

2012 年 8 月,国家发展改革委、卫生部、财政部、人力资源社会保障部、民政部、保监会 6个部门联合下发《关于开展城乡居民大病保险工作的指导意见》,要求各省精心谋划,周密部署,先行试点,逐步推开。

按照国家有关政策要求,2013 年 3 月,河南省政府办公厅转发《关于开展城乡居民大病保险工作实施意见(试行)的通知》提出:2013 年启动试点,2015 年城乡居民大病保险制度基本覆盖全省所有城镇居民医保、新农合参合人,使城乡居民大病自付费用明显降低。

2013 年 11 月,十八届三中全会通过的《中共中央关于全面深化改革若干重大问题的决定》提出:加快健全重特大疾病医疗保险和救助制度。2014 年 1 月,国务院医改办下发《关于加快推进城乡居民大病保险工作的通知》提出:要认真组织实施,及时研究解决试点中存在的问题,在总结经验的基础上,逐步扩大实施范围。

2013 年以来,河南省郑州、新乡和洛阳市先后开展新农合大病保险试点工作。目前,3个地方的试点工作进展顺利,为河南省全面推开新农合大病保险工作提供了实践基础。开展新农合大病保险是建立健全新农合重大疾病保障机制的重要内容,是深化医药卫生体制改革,建立多层次医疗保障体系的重要举措,对减轻参合人员大病医疗费用负担,缓解因病致贫、因病返贫问题,进一步体现互助共济、促进社会公平正义具有重要意义。

11.14.3 河南省新农合大病保险实施方案的主要内容

为进一步减轻农村居民重大疾病医疗费用负担,建立重特大疾病保障机制,河南根据国家和本省有关文件精神,本着"走群众路线、破发展难题、促社会公平"的原则,在反复测算、多方论证、广泛征求意见的基础上,河南省政府常务会议于 7 月 21 日审议通过了《河南省新型农村合作医疗大病保险实施方案（试行）》，省政府办公厅已正式印发各地。2014 年在全省全面推行新农合大病保险工作，并实行省级统筹和即时结报，意味着河南省已基本建立起农村居民重大疾病保障机制，而且参合患者能够享受到方便快捷的服务。河南省新农合大病保险实施方案的主要内容包括以下几个方面。

（1）明确主要概念

新农合大病保险，是在新农合基本医疗保障的基础上，对大病患者发生的高额医疗费用给予进一步保障的一项制度性安排，是基本医疗保障制度的拓展延伸和有益补充。

（2）实现 5 个统一

一是统一资金管理。实行省级统筹，统一组织实施，以省为单位筹集、管理和使用大病保险资金，有效控制运行风险，降低运行成本，提高运行效率。

二是统一补偿政策。全省统一补偿标准，2014 年度，参合人员在年度内住院累计发生的医疗费用，扣除新农合累计补偿后，个人合规自付医疗费用起付线为 1.5 万元，起付线以上部分实行分段补偿，1.5 万～5 万元（含 5 万元）部分按 50％的比例给予补偿，5 万～10 万元（含 10 万元）部分按 55％的比例给予补偿，10 万元以上部分按 65％的比例给予补偿，年度补偿封顶线 30 万元。

三是统一保障范围。新农合大病保险保障范围为参合人员在参合年度内住院累计发生的合规自付医疗费用。合规费用范围暂定为新农合基本药物目录和基本诊疗项目目录范围内的自付医疗费用。同时，为引导常见病、多发病患者留在基层就诊，防止大病保险开展后常见病、多发病的盲目转诊，规定对即将开展的新农合定额补偿病种自付医疗费用不纳入大病保险保障范围。

四是统一结算平台。统一在省级新农合管理信息系统中增设大病保险补偿结算及补偿数据信息管理功能，实现各统筹地区新农合管理信息系统、医疗机构信息系统与省级新农合管理信息系统的联网对接，确保信息互联互通和必要的数据共享。对在省内住院，符合新农合大病补偿条件的患者与新农合基本医疗一起同步实行即时结报，对在省外就医或省内非即时结报参合患者，在新农合统筹地区实行新农合与大病保险补偿"一站式"结算服务。

五是统一保障年度。为统筹推进大病保险与新农合工作，实现两项政策的协调统一、健康运行，新农合大病保险年度与新农合基本医疗运行年度相一致，即自每年的 1 月 1 日至 12 月 31 日。

（3）做好两个衔接

一是做好启动前后衔接。2014 年 10 月 1 日全面启动新农合大病保险工作，2014 年 1 月 1 日至 9 月 30 日期间发生的合规自付医疗费用按规定纳入新农合大病保险补偿范围，住院参合患者可到参新农合地商业保险机构服务网点办理补偿手续。

二是做好试点地区与省级统筹衔接。鉴于郑州、新乡、洛阳 3 市已启动运行新农合大病保险试点，为保持政策的稳定性和连续性，允许 3 市在继续实行市级统筹，并逐步与省级统筹方案相衔接，2016 年前全部纳入省级统筹。

（4）建立 3 个机制

一是建立差异化筹集机制。新农合大病保险资金由新农合统筹基金支付,不再额外向农村居民收取费用,并根据新农合筹资水平增长及统筹基金支付情况逐步提高大病保险筹资水平。同时,为尽可能增强大病保险受益的公平性,按照"多受益、多缴费"原则,2014 年,以上年度农村居民人均纯收入为依据,将各地筹资标准分为 16 元、15 元和 14 元 3 个档次。

二是建立风险分担机制。从调动积极性、保障可持续的角度出发,建立大病保险资金风险分担机制,省级财政部门从新农合大病保险资金中预留 5% 作为政策性亏损风险调节基金。对年度内因新农合政策调整等导致大病保险资金超支的,商业保险机构在中标盈利率范围内承担亏损,其余部分通过风险调节基金或调整下年度筹资水平等方式解决,切实调动商业保险机构承办大病保险并参与补偿监管的积极性。

三是建立多方监管机制。明确卫生和计划生育委员会、财政、审计、保监等各有关部门的职责任务,进一步强化各级新农合管理部门对服务行为、费用控制、转诊转院等方面的监管责任,积极推进支付方式改革,严格控制县外转诊,加快推进新农合基本医疗市级统筹。同时,引入第三方监管机制,赋予保险公司对医疗机构大病保险补偿情况的审核监管职责,规定商业保险机构每月抽取不低于 20% 的补偿病例进行复核。

11.14.4　下一步的工作

根据河南省政府常务会议精神,为确保 10 月 1 日正式启动大病保险即时结报、补偿结算工作,推动新农合基本医疗保障和大病保险工作健康平稳运行,下一步河南省将全力做好以下几方面工作。

（1）开展相关人员培训

分期分批举办培训班,对全省新农合管理经办机构、定点医疗机构以及中标商业保险机构有关管理、经办和服务人员,就新农合大病保险相关政策、结报流程、操作规范等进行全面培训。

（2）进一步完善新农合信息系统

在现有省级新农合管理信息系统中增设大病保险补偿结算及补偿数据信息管理功能,实现各统筹地区新农合管理信息系统、医疗机构信息系统（HIS）与省级新农合管理信息系统的联网对接,确保信息互联互通和必要的数据共享,确保 10 月 1 日与新农合基本医疗一起同步实行即时结报,在所有统筹地区保险公司服务网点实现"一站式"服务。

（3）启动商业保险机构招标程序

按照招标法有关精神,在省财政厅、保监局支持配合下,确定招标方式,起草招标文件,对投标商业保险机构资质进行审核,通过综合评分的方式公开、公平确定承办商业保险机构,签订大病保险服务协议。

（4）按规定归集大病保险资金

省新农合管理中心按规定设立大病保险资金零余额账户,会同省财政厅下发文件,通知各统筹地区按规定标准上解新农合大病保险资金,新农合管理中心按期将收入户存款汇缴财政专户,及时申请财政部门向中标商业保险机构预拨首期大病保险资金。

(5)制定下发大病保险资金管理办法

明确大病保险资金筹集、管理、使用办法和拨付、结算程序,确保大病保险资金安全运行。

(6)制定常见病病种新农合定额补偿政策

筛选30种左右常见病、多发病病种,在各级定点医疗机构住院就医的,新农合对参合患者的住院医疗费用实行统一标准的定额补偿,在市级以上医疗机构住院的,新农合补偿后的自付医疗费用不纳入大病保险补充服务,利用经济杠杆引导常见病患者在基层医疗机构就医。同时,对未开具转诊证明直接到市级及以上定点医疗机构住院的参合患者,其住院费用报销比例由目前的降低10%调整到降低20%,进一步严格转诊程序,合理引导和分流参合住院人员,逐步建立分级诊疗制度。

(7)进一步加强医疗机构费用控制

下发进一步加强新农合定点医疗机构监管工作的文件,制定控制医疗费用不合理上涨的有效措施,将次(日)均住院费用增长幅度、实际住院补偿比、目录外药品费用所占比例、甲类药物所占比例、目录外诊疗费用所占比例、耗材费用所占比例、大型设备检查阳性率等作为医疗机构费用增长控制的主要指标,定期统计通报并向社会公示,有效控制医疗费用不合理上涨。

(8)推广宜阳、息县新农合按疾病分组分类(A、B、C路径)支付办法

在全省所有统筹地区县、乡级定点医疗机构全面推开,进一步规范医疗服务行为,控制医疗费用不合理上涨。

(9)出台其他配套文件

一是出台加强商业保险机构新农合大病保险服务网点监管的文件,明确商业保险机构新农合大病保险服务网点的监管及日常考核办法。二是出台关于新农合大病保险启动前符合补偿条件患者如何补偿的文件,明确1月1日至9月30日符合大病保险补偿条件的住院患者如何报销问题。三是修订河南新农合基本诊疗和医疗服务设施项目,将近年来新增的诊疗项目纳入新农合报销范围。

注:11.14内容是根据国家卫生和计划生育委员会官方网站(2014年8月7日)公布的信息、河南省人民政府门户网站转载《河南日报》(记者王平的报道)、河南省卫生和计划生育委员会网站的相关信息整理后而成。

11.15 雅安市促进医养产业快速发展建设"健康雅安"

2016年2月23日,四川省卫生和计划生育委员会雅安市人民政府医养产业快速发展战略合作备忘录签约仪式在成都举行,签署《雅安市人民政府、四川省卫生计生委医养产业快速发展战略合作备忘录》。雅安作为四川省康养产业创新发展核心区城市之一,被纳入《四

川省养老健康服务业发展规划(2015—2020)》,将重点打造成为川西区域康养中心、四川省康养产业示范市。同时,雅安市汉源县中医院老年病医养中心项目和雅安市人民医院老年病科建设2个医养结合项目已被纳入2016年省级财政补助健康服务业重点项目,将通过政策扶持和财政资金补助等形式,鼓励探索医养结合发展的新路径新模式,促进四川省医养结合全面发展。此次双方战略合作备忘录的签署,必将推动雅安市健康服务业的快速发展。

雅安市促进医养产业快速发展举措,是经过长期工作积累,逐步形成的清晰发展规划,主要经历了如下过程。

11.15.1 雅安市的促进健康服务业发展方案

雅安市人民政府促进医养产业快速发展战略早期在2014年就有了实施方案,在2014年6月,雅安市人民政府就依据四川省人民政府相关文件印发了《雅安市促进健康服务业发展实施方案》,对具体工作任务进行了明确,主要包括以下几点。

(1) 大力发展医疗卫生服务

坚持公立医疗机构提供基本医疗服务的主导地位,鼓励社会资本以多种形式投资医疗服务业,全面形成多元办医格局。鼓励社会办医疗机构组建高水平、规模化的大型医疗服务联合体,发展专业性医院管理集团。实施优质医疗资源倍增计划。逐步放开社会办医疗机构的大型设备配置规划限制。选择有条件的地区作为社会办医联系点。研究制定市非公立医疗机构和公立医疗机构在市场准入、社会保险定点等方面的同等对待政策。研究制定支持社会资本举办大型综合医院及专科医院的工作方案。研究制定加快发展个体诊所的具体办法。调整和完善城乡医疗机构对口支援方案,全面启动三级公立医疗机构对二级及以上社会办医疗机构的对口帮扶。力争到2017年,社会办医疗机构床位数量占总量的25%,服务量达到总量的25%左右。

(2) 加快发展健康养老服务

推动医养融合发展,促进医疗卫生资源进入养老机构、社区和居民家庭。建立健全医疗机构与养老机构的协作机制,支持有条件的养老机构设立医疗机构,开通养老机构与医疗机构的预约就诊绿色通道,开展面向养老机构的远程医疗服务试点。合理布局老年病医院、老年护理院、康复疗养机构、临终关怀医院等。鼓励医疗机构转型或增设老年护理机构、综合医院开设老年病科,增加老年病床数量。发展社区健康养老服务,鼓励医疗机构、社区卫生服务机构将康复护理服务延伸至居民家庭,为社区老年人建立健康档案,逐步建立与老年人家庭医疗契约服务关系,提供日间照料、全托、半托等服务。力争到2017年,健康养老服务覆盖所有居家老年人,二级以上综合医院开设老年病科比例达30%以上。

(3) 促进发展全民健身服务

积极构建全民健身服务体系,组建社会体育指导员和全民健身志愿者队伍,打造群体活动品牌。抓住灾后重建机遇,提高公共体育设施的综合服务能力和水平,研究制定具体的措施和办法,支持和引导社会力量参与体育场馆建设和运营管理,推动公共体育场馆、学校体育设施等向社会开放。积极发展多种形式的体育健身俱乐部和体育健身组织,以及健身培训、健身指导咨询等服务。力争到2017年,各县(区)建有全民健身活动中心,50%以上的街道(乡镇)、社区(行政村)建有便捷、实用的体育健身设施。

(4)全面发展中医药保健服务

充分发挥中医药特色优势,大力推广中医药服务。积极开展"治未病"和老年病研究工作,推动医疗机构提供中医体质辨识、亚健康调理、季节养生和预防保健等服务。建立中医药科技创新新机制,研发一批中医药养生保健系列产品。力争到2017年,97%以上的社区卫生服务中心、乡镇卫生院和70%以上的社区卫生服务站、村卫生室具备中医药服务能力,二级以上中医医院设立"治未病"科。

(5)积极发展健康保险服务

鼓励商业保险公司提供多样化、多层次、规范化的产品和服务。稳步推进城乡居民大病保险,继续推进医疗责任保险,发展医疗意外保险等医疗执业保险。鼓励以政府购买服务的方式委托具有资质的商业保险机构开展各类医疗保险经办服务。加强对医疗行为的监督和对医疗费用的控制,建立商业保险公司与医疗、体检、护理等机构的合作机制。到2017年,实现城乡居民大病保险全覆盖,基本满足人民群众多样化、多层次的健康保险需求。

(6)支持发展多元化健康服务

推进全科医生服务,建立全科医生激励机制,政府制定优惠政策或给予必要补助,财政在安排转移支付时要予以适当倾斜。大力发展健康体检、健康咨询、母婴照料等服务,研究制定相关管理办法。积极发展专业化的医学检验、检查、药学研究、临床试验中心和医疗服务评价、健康管理机构以及医药产业专业孵化器,打造医药技术创新公共服务平台,促进医疗资源集约化利用。大力发展健康文化和旅游,支持健康知识传播机构发展,培育健康文化产业,整合全市优势医疗资源、中医药等特色养生保健资源、绿色生态旅游资源,发展养生、体育和医疗健康旅游。力争到2017年,签约式全科医生服务模式覆盖30%的城镇社区,培育2~3家提供健康体检、心理咨询、母婴照料等服务的大型专业服务机构。

(7)加速发展医药保健产业

大力推进雅安道地中药材产业化和中药现代化进程,积极推进生物技术药物研发,发展保健、功能食品等相关产品,强力推进新版药品生产质量管理规范(GMP)改造工作。构建以中药材种植(养殖)业为基础,以现代中药为重点的雅安特色医药产业体系。力争到2017年,建成一批现代中药、生物制药企业,全市医药保健产业总产值达到30亿元。

(8)积极发展医疗器械产业

积极吸引医疗器械企业落户雅安,以促进雅安医疗器械产业的发展,重点引导发展高新诊断技术及产品、生物医用材料制品及植入器械、新型医用高端耗材及制品、康复器械等优势特色产业,积极培育一批上规模、上档次、具有竞争优势的医用设备、耗材企业。

(9)加强人才队伍建设

建立以政府为主、用人单位和社会资助为辅的卫生人才队伍建设投入机制。优化雅安职业技术学院专业结构,扩大健康服务业人才培养规模。支持社会资本举办相关职业学校。建立健全健康服务业人员继续教育制度。建立公立医疗机构与非公立医疗机构在技术和人才等方面的合作机制。积极开展引进国外智力工作,柔性引进海外卫生高级专家来雅开展技术指导和服务工作,促进市卫生人才队伍建设。加大专家服务基层工作力度,促进基层卫生人才队伍建设。制订医师多点执业工作实施办法。鼓励和引导城市二、三级医院、县级医院优秀人才和退休医生到乡镇、社区医疗机构执业。力争到 2017 年,市高等院校和中等职业学校人才培养能力基本适应健康服务业发展需要,每千人口执业(助理)医师达到 2.7 人、注册护士达到 3.0 人、专业公共卫生机构人员达到 0.75 人。

11.15.2 以"医养结合"模式作为雅安康养产业突破口

2015 年 6 月,人大代表在雅安市第三届人民代表大会第 70 号提出的《关于把"医养结合"模式作为发展雅安康养产业的突破口的建议》,引起卫生和计划生育委员会及市委、市政府高度重视,并研究讨论了雅安市养老健康服务业的发展基本思路、总体布局和发展重点、部门职责与分工等,全面启动了健康养老服务业的发展工作。

(1)借鉴先进经验确定医养结合模式

为学习借鉴先进的理念、发展模式,推动医养康养结合工作,经市领导同意,市医改办在 4 月份组织财政、发改等相关部门对天津天狮国际健康产业园进行了考察学习,并结合实际提出了雅安发展健康产业医养融合的主要模式:一是整体融合模式,即由单一机构为老人提供医疗养老服务;二是联合运行模式,即养老机构与医疗机构开展合作为老人提供医疗养老服务;三是支撑辐射模式,即社区卫生服务机构为老人提供医疗养老基本医疗服务。护理型养老机构模式可以涵盖在以上 3 种模式之中,也可以单独模式存在。

(2)发挥资源优势发展医养结合

为充分用好、用足雅安市的医疗资源,满足老年人口的需求,促进医养结合的发展,进一步加大规划和对医疗机构的指导。一是强化政策引导,大力发展健康养老服务业是雅安市转变经济发展方式的重要举措;二是强化摸底调查,开展对基层医疗机构服务情况的摸底,针对有剩余床位的情况,积极开展老年服务;三是指导符合条件的医疗机构开展医养结合。同时,加强政策配套,明确符合条件的养老机构可申请内设立的医疗室(或医疗机构),机构设立医疗服务后,由养老机构提出申请,经辖区医保部门审核合格后,可将养老机构抽设医疗机构纳入医保定点机构,为老年人慢性病报销提供便捷的服务。

(3)积极探索发展健康保险服务

在基本医疗保障制度正逐步完善,城乡居民大病保险和医疗责任保险开展的基础上,将发展医疗意外保险等医疗执业保险,努力实现二级及以上医疗机构医疗责任保险参保率达到 100%。同时,积极探索发展健康保险业务,鼓励商业保险公司提供多样化、多层次、规范化的产品和服务,健全健康保险体系。以政府购买服务的方式与商业保险公司寻求合作。加强对医疗行为的监督和对医疗费用的控制,探索商业保险公司与医疗、体检、护理等机构的合作机制。

（4）强化医养融合发展的人才保障

加强对现有的人才的培养、培训，探索人尽其才、才尽其用的人力资源优化配置与合作机制，建立与康养产业发展需要相适应的资格认证培训、岗位培训、人才培养与考核评估等体系。鼓励医务人员从事老年医疗护理工作，养老机构的医务人员在职称晋升、科研评奖等方面享受同级医疗机构待遇。鼓励医疗机构内优秀的执业医师和执业护士到养老机构中轮岗服务。采取多种形式加强对各类养老服务机构中医生、执业护士、管理人员和养老护理员的培训。对养老机构内从事生活护理的从业人员，实施准入管理，开展专业护理员培训工作，不断规范护理员服务内容与服务行为，提升老年护理服务质量，保障质量安全。

（5）积极开展招商引资工作

下发了专门通知，对各县区、市直医疗卫生单位的项目储备进行了摸底，并逐一对项目进行专项清理，将符合国家医改方向、符合招商条件的项目进行了整理。共整理 18 个招商项目，估算投资 13.67 亿元，并对此项目进行了初步包装。2015 年 3 月 20 日，成都市健康产业协会组织成都商会的成员单位来雅安对健康产业项目进行了实地考察和现场洽谈。2015年 4 月 10 日，雅安市人民医院在成都举办的"2015 雅安产业振兴投资推介会暨项目签约仪式"上，与中康健华（北京）投资有限公司签署了投资额为 1 亿元的框架式引资意向协议。投资内容以体检和健康管理服务为主体业务，努力发展具有本地特色的老年健康服务、老年慢性病管理服务等体系。2015 年 5 月 13 日，市政府举办了政府和社会资本合作模式培训会，邀请北京专家对各县（区）政府、市级 20 多个相关部门和单位进行了培训，通过典型案例对ppp 模式实质、项目操作主要流程和有关政策进行了进行解析。

11.15.3　雅安市确立医养产业发展目标

2016 年 2 月 23 日，四川省卫生和计划生育委员会和雅安市人民政府在成都签订了《医养产业快速发展战略合作备忘录》。

雅安市卫生和计划生育委员会主任李志强表示，"十三五"期间，雅安将把加快康养产业发展作为生态富民的重要着力点和转型发展的重要突破口，抓住纳入全省康养产业创新发展核心区的机遇，坚持医养结合、康旅结合，大力发展休闲旅游、绿色食品、养老服务、医疗康复等健康行业，重点打造温泉康养、森林康养和阳光康养旅游度假区，加快建设国家健康城市，积极争取建设国家医养结合试点市，全力打造中国西部康养目的地和川西区域康养中心。

据李志强介绍，雅安确立了"1＋4＋N 健康服务业体系"，也即雅安未来重点发展 1＋4＋N 的多层次健康服务业体系，1 个核心事业，4 个特色产业，N 个相关服务业支撑产业。

1 个核心事业，即"医养"健康服务业。包括健康医疗服务、健康养老服务、医养融合服务；4 个特色产业，即"康养"健康服务产业。包括生态观光休闲产业、运动抗体产业、养生养老度假产业、康复康疗产业；N 个支撑产业，包括全民健康管理促进、健康保险产业与服务、健康服务人才等。

雅安市积极探索健康服务业多样化发展模式。依托市医疗服务中心打造"川西区域急救中心、川西区域远程会诊中心、川西区域康养中心";汉源县以融合"医学抢救、康复锻炼、娱乐养生"的理念,启动了建设汉源县中医医院第二住院大楼(老年医养中心)的前期准备工作,该项目估算投资 3 400 万元,项目预计 2016 年底完成,建成后能为老年人提供医疗、养生、护理的综合性服务;天全县将县人民医院养老康复中心建设项目和天全县中医院骨伤康复中心建设纳入《雅安市 2015—2020 年健康服务业项目建议清单》储备项目库,规划着力打造"川西中医骨科分中心";石棉县创新开展了健康管理工作,建立健全个体化健康档案,实行电话回访疗效,逐步建立了中医药特色优势突出的"治未病"服务网络。

预计到 2020 年,雅安市健康服务业增加值将达 40 亿元,占 GDP 的比重超 10%。全市区域医疗协调平台和数据中心基本建立。

注:11.15 内容是根据雅安市人民政府官方网站发布的相关信息、雅安市卫生和计划生育委员会网站发布的信息、四川省人民政府新闻办公室主办的"四川发布"官方信息,以及《雅安日报》(记者:彭华)和《四川县域经济网》(记者:王建宏)等新闻报道编辑整理而成。

11.16　安康市推行"3＋2＋1"一体化医疗服务模式

近年来,安康市宁陕县积极探索试点"3＋2＋1"一体化服务医疗模式,逐步建立以方便群众就医流程为导向的医疗新机制,切实缓解了当地群众的"看病难、看病贵"问题。

11.16.1　创新方式,搭建医疗服务平台

安康市宁陕县医院是西电集团医院的对口支援单位,在对口帮扶过程中,双方突破了原有单一的点对点支援模式,将西电集团医院和宁陕县医院、以及宁陕县的镇卫生院整合成一体,在诊疗服务、信息共享、财务结算、规范管理方面实行紧密结合双向循环,初步形成了"3 级医院＋2 级医院＋1 级卫生院"一体化服务医疗模式。在管理体制上,实行单位法人、管理主体、人员关系、编制总额、财务核算"五个不变",确保了一体化医疗机构的公益性;在运行机制上,坚持以方便群众就医为导向,突破了合疗报销政策、医疗纠纷认定、病人无障碍分诊、财务报销结算、信息系统对接等多种流程和规定,制定了一体化医疗《合疗报销制度》《分级转诊工作流程》《转诊医疗纠纷认定制度》《财务报销结算工作制度》等系列制度,实现了医疗机构各自为政到整体联动、被动服务到主动服务、单一服务到套餐服务"三个转变",确保了一站式医疗服务的高效运转。在投入保障上,西电集团医院实行派出技术骨干双重管理,开展专家坐诊、业务查房、教学查房、手术示教、科室建设、业务拓展、疑难病例讨论、危重病人抢救等业务,接受基层医护人员进修培训,投入资金建设眼科,支持核磁共振设备。宁陕县将县医院人员基本工资及临聘人员工资的 70% 由县财政补助,在编人员的"五险一金"和临聘人员的"三金"财政全额保障,建立债务偿还、设备购置、人才培养 3 项基金,对县

医院基建、大型设备购置形成的债务予以锁定,每年安排债务偿还。将镇卫生院人员工资全额纳入财政预算管理。为县医院招聘医学本科生 21 名、引进执业医师 3 名,为镇卫生院公开竞聘医护人员 37 名,人财物的投入确保了一体化医疗机构的持续运行。

11.16.2 注重内涵,转变医疗服务方式

（1）异地住院、统一结算

出台县级合疗保障政策,规范财务结算和管理流程,在一体化范围内实施住院费用分段计费、结算、报销和一站式服务,患者在不同等级医院转诊治疗,只需办理一次出入院手续,由出院医院负责与患者、合疗经办机构、医疗机构三方办理费用结算手续。

77 岁的周兴隆家住城关镇鱼塘村,2015 年 4 月 25 日患肠梗阻在宁陕县医院入院,因年龄偏大并伴有其他系统疾病,存在较大手术风险,4 月 27 日转西电集团医院并于 4 月 29 日接受结肠肿瘤手术治疗,5 月 8 日转回宁陕县医院康复治疗并于 5 月 11 日出院,整个治疗共计花费 2.29 万余元,报销后自付费用 1.13 万余元。在转诊治疗过程中,患者周兴隆只在宁陕县医院办理了一次入院手续和一次出院结算手续,转院过程中的转诊联系、费用结算全部由宁陕县医院承担,一站式的服务简化了手续,方便了群众看病就医。

（2）分级诊疗、双向转诊

在一体化范围内,制定双向转诊、医疗纠纷认定制度,根据诊疗科目分级开展转诊工作,最大限度降低患者费用,提高优质医疗资源的使用率。对于有条件无技术的由三级医院派业务骨干指导开展业务;对于无条件无技术的由三级医院实施科室托管,无偿投入人力、物力开展业务;对于危重病人或二级医院处理不了的病人,直接通过绿色急救通道转三级医院进行治疗;对于在三级医院接受治疗需要康复的病人,可转回二级医院进行后续治疗。

眼科是宁陕县医院的空白科室,缺乏专业设备和技术人员,眼科病人外流是一个普遍现象,无形中增加了群众的就医负担。2014 年 9 月,西电集团医院通过托管的形式,加大了对宁陕县医院眼科的投入,无偿投资配备了 70 余万元的眼科设备,长期安排 3 名技术骨干驻院开展眼科业务,短短几个月,开展白内障复明手术 100 多台、深入镇村普查眼病 120 余例,让更多的基层群众在家门口解除了眼疾痛苦、重见光明。同时,5 名眼科病人通过绿色通道在西电集团医院实施了眼底血管造影术和视网膜光凝术,实现了当天往返手术治疗和上级医院手术零费用,群众的治疗时间、费用大幅缩短、降低,治疗眼病的可及性大幅提升。2014 年眼科门诊患者 11 186 人、手术 210 台、住院 109 人。

（3）信息共享、结果互认

积极搭建三级医院与二级医院的 VPN 隧道,二级医院与一级卫生院的远程会诊系统,实现医疗信息的资源共享和内网互联互通。在二级医院设置医学影像中心,承担三级医院、一级卫生院的链接传导和诊断作用,远程会诊疑难诊断结果,为患者合理分级就诊提供依据,对于一级卫生院无法诊断的病例,由二级医院及时反馈诊断结果;对于二级医院无法诊断的病例,由三级医院及时反馈诊断结果,并提供诊疗意见。同时,一体化范围内的医疗机

构实行检查结果互认,避免了重复检查,减少了患者支出费用。

2015年2月,西电集团医院支援宁陕县医院一台核磁共振,填补了大型检查设备空白,经运行平均每天诊断病人3.48例。为解决影像诊断技术不足问题,西电集团医院设置专用服务器,通过VPN隧道实现了远程图像链接,每天安排专人诊断宁陕县医院传输的疑难影像图片,宁陕县医院设置影像中心,建立诊断连接桥梁,方便基层卫生院的图像传输和诊断,为基层首诊患者提供合理分诊依据。

11.16.3 把握重点,凸显医疗模式成效

(1) 提升了医疗水平

2014年宁陕县医院门急诊10.2万余人、出院5 526人、手术1135例、业务收入3 008万元,较2013年同期相比,分别增长13%、27%、20%、12%。其中,西电集团医院派出技术骨干50余人,完成门急诊21 324人、开展手术179例、示教18例、会诊及疑难病例讨论432例、指导业务查房245次、教学查房60次、危重病人抢救292例、开展新技术10项、接受进修培训50余人,协助开设了儿科,加强了妇产科、放射科力量,拓展了眼科、骨科业务,填补了业务空白,医疗服务水平得到了全面提升。同时,在一体化管理带动下,基层卫生院最担心的医疗安全有了后盾,江口、四亩地、筒车湾等镇卫生院的医疗作用发挥更加充分,业务量、服务量增幅明显。

(2) 降低了医疗费用

通过信息资源互联互通,基层病人在第一时间得到合理化分诊建议,降低了四处奔波求医问诊的费用。通过实行检查结果互认,避免了重复检查,减少了患者支出费用。通过分级诊疗,双向转诊,病人在三级医院手术,在二级医院和一级卫生院进行康复治疗成为新常态,大幅压缩了患者就医其他费用。同时,在一体化范围内,三级医院对下级医院转诊病人实施平价收费,手术价格低于其他"三甲"医院收费,次均费用低于本院同病种收费,既解决了病人"看病贵"问题,又降低了合疗保障负担。据统计,2014年合疗病人县内住院比例达63%,与2013年同期相比增长10%,节约合疗资金支出180余万元,减少患者就医支出达300余万元。

(3) 简化了服务环节

实行信息资源共享后,就诊群众在首诊医疗机构就能在最短时间内得到分诊建议,缩短了就医时间和服务半径。大力开展一站式服务,在三级医院设置一体化服务窗口,在异地结算上实现了突破,原来的多次结算改为1次结算,原来需要患者自己办理的繁琐手续环节转由医疗机构进行办理,改变了过去看病就医"三长一短"现象,将治疗时间还给病人,方便了群众看病就医。通过一体化管理,形成了患者"转诊有着落,治疗有结果",实现了转诊病人的持续跟进和个性化治疗,提升了服务水平。

(4) 规范了院务管理

在一体化过程中,西电集团医院将成熟的管理模式灌输到宁陕县医院的日常管理当中,

帮助提升了医务科、护理部、质控办、感染办等质量管理科室的工作效率,为"二甲"医院创建奠定了良好的基础。特别是指导推行岗位聘任管理和人事分配制度改革,合理拉开医务人员的收入,调动了医务人员的工作积极性,内部活力明显增强。较改革前相比,医务人员的平均收入都实现了增长,临床一线医生的收入增长达到2~3倍。

　　注:11.16内容是根据安康市卫生和计划生育委员会官方网站(http://moh. ankang. gov. cn/moh/ShowArticle. asp? ArticleID=45244)公布的信息整理而成(2015年6月8日)。

12

我国城市健康生活
建设经验——产业视角

12.1 福建省第二人民医院健康管理中心：我国中医健康管理行业的标杆

12.1.1 中心简介

福建省第二人民医院(福建中医药大学附属第二人民医院)健康管理中心成立于2002年5月,是福建省内最早成立的体检中心,也是福建省、福州市医保公务员指定体检机构,福建省中西医结合学会健康管理分会主任委员单位,福建省医学会健康管理学分会副主任委员单位。

2005年6月,成立了省内第一家健康管理部,全面完善检后服务(检后咨询、检后门诊等)。2007年12月,被评为国家中医药管理局第二批"治未病"服务试点单位,不断创新中医治未病的服务模式,在治未病中心全面开展治未病服务门诊及全国名老中医杜建教授、杨春波主任、陈美华主任医师传承工作室建设,并成立九大健康管理工作室,逐步提升治未病中心的服务能力和服务水平。2012年,成为国家中医药管理局"十二五""中医预防医学"重点学科建设单位和"预防保健"重点专科培育单位,在学术带头人李灿东教授和学科带头人黄守清院长的带领下,全面落实体检中心的学科建设工作,以学科建设带动体检发展,使体检中心由单纯经营型向学科建设型转变,走上可持续发展的道路。

2013年,健康管理中心被评为全国16家"健康管理示范基地旗舰单位"之一,也是唯一上榜的中医体检机构,体现了中心在国内健康管理领域不容置疑的领先地位。同年,与博奥生物有限公司签约合作,成为生物芯片(北京)国家工程研究中心的福建健康管理基地,通过引进国际先进的基因生物芯片技术,在体检人群中逐步开展高端的基因检测项目(包括常见的肿瘤、心脑血管疾病、慢性病等遗传性疾病的风险筛查),进一步完善对体检者健康状况的近期和远期评估。

中心自成立以来,年体检量连续14年位居福建省首位,每年高达15万余人,是目前省内最大、年体检人最多的体检中心。2011年1月1日,健康管理中心迁至福建中医药大学老校区内新址,拥有8 000平方米的7层体检大楼,引进3.0MR、64排128层CT、全套美国雅培检验设备、PHILIPS高档彩超、奥林巴斯胃肠镜系统等超亿元的进口体检设备。全中心现有医护人员260余人,其中全国名老中医5人,高级职称56人,中级职称32人,形成专业学科齐全、学科梯队合理、技术力量雄厚的健康管理服务团队。

12.1.2 中心的做法及特色项目

(1) 健康管理信息化系统及软件的研发

先进的信息化管理系统及软件是健康管理中心最大的特色。在黄守清院长的带领下,该中心长期致力于健康管理信息化系统的建立、完善和维护工作及健康管理软件的研发工作,以信息化建设为支撑,构建集体检流程管理、体检质量控制、医疗风险管控、内部业务管理、客户健康管理为一体的全面、系统化的健康管理服务体系,实现治未病服务的现代化和信息化。其中健康管理(体检)信息系统汇聚了该中心14年的体检经验,经由专门的软件公司研发而成,主要包括体检流程系统、特色业务系统、管理服务系统3部分。该中心的所有日常工作几乎都要通过该系统来实现,包括:检前开单/备单/收费、检中科室检查、检后总检/总审/咨询、积案管理、工作量查询和统计、投诉管理、科研数据挖掘等。所有体检客户的健康档案也是通过该系统收集并保存至后台的数据库。

(2) 中医治未病特色服务模式的建立

自2013年起,福建省第二人民医院治未病中心逐步成立并发展了九大专科健康管理工作室,包括脊柱健康工作室、血脉健康工作室、脾胃健康工作室、肝胆健康工作室、慢病调理工作室[慢病调理工作室(围绝经期综合征)、慢病调理工作室(代谢综合征)、呼吸系统疾病]、女性健康工作室[女性健康工作室(宫颈病变)、乳腺疾病],以健康管理工作室为服务单元,开展富有中医特色的健康促进综合服务。

治未病中心汇集了福建中医药大学及福建省第二人民医院中医专家70余人,其中包括杜建、杨春波、陈美华、谢德聪、吴炳煌五位全国名老中医,高级职称人员占85%以上,拥有强大的中医专家资源。治未病中心年业务收入高达3 000万元,年服务10万余人。

治未病中心通过对个体进行"宏、中、微"的三观辨识,进行健康状态评估,将人体分为未病、欲病、已病、病后4个健康状态,由全科咨询医师给予专业的健康指导,并根据个人不同的健康状况,指引到相应的专科健康管理工作室进行健康干预。工作室的专家依据中医"治未病"的理论体系,通过饮食指导、运动调摄、情志疏导及具有中医传统特色的非药物方法(推拿、按摩、针灸、拔罐、刮痧等)和药物干预等手段,对不同人群进行个性化的健康管理。

每个专科健康管理工作室根据学科建设的要求及检后门诊实际遴选出各自的优势病种,结合临床指南、文献荟萃和专家们的经验,形成一套特色的干预方案(主要包括颈椎病高危人群调理方案、代谢综合征管理方案、非酒精性脂肪肝干预方案、围绝经期综合征管理方案、高血压病病前状态干预方案、宫颈癌前病变干预方案、慢性阻塞性肺疾病急性加重期前干预方案、乳腺增生病干预方案、萎缩性胃炎干预方案等),并募集符合条件的患者进行健康管理,建立专属的健康档案并定期随访,对比得出预防相应疾病的最佳手段,并将其推广应用至临床。

（3）运动功能测评室的建立

2013年12月,健康管理中心成立了专门的运动功能测评室,成为省内首家开展运动功能测试和评估的体检中心。测评室的团队力量雄厚,聘请了国际著名运动科学专家、美国南卡罗来纳大学阿诺德公共卫生学院运动科学系Steven N. Blair教授作为学术顾问,福建中医药大学校长陈立典教授、北京体育大学王正珍教授作为首席专家,并多次邀请美国南卡罗来纳大学心血管专家Carl J Lavie教授、Xuemei Sui教授、福建中医药大学洪振丰教授莅临参观指导。测评室配备有国内最先进的运动功能检查设备,包括平衡能力检查仪、数字肌力评估分析仪、肌肉力量测试仪、超声肌肉质量评估分析仪、运动心肺功能检查仪、心肺功能功率车、4D脊柱姿势评估分析仪、脊柱机能评估分析仪、自有动作评估仪、体成分检测仪等,通过仪器检测和评估体检者的身体成分、平衡能力、肌肉力量、脊柱形态功能、心肺耐力等,并结合其自身情况及常规体检结果,为其制定个性化、系统化的运动处方,内容包括适宜的运动形式、运动强度、运动时间及运动频率,并提供运动时的营养建议和注意事项,从而提高日常锻炼的科学性、有效性及安全性。

12.1.3　中心在健康管理方面的经验和体会

（1）重视科研学术,以学科建设带动体检发展

学科建设是健康管理中心可持续发展的必由之路。2012年8月,中心正式成立了学科办,专职负责中心的学科建设工作。中心科研氛围浓厚,重视学术创新,鼓励员工积极申报各级各类科研课题,并在各大学术期刊上发表论文（见刊者予报销一定出版费）。中心拥有100多万人的完善体检数据库,年体检人高达15万余人,在开展科研方面具备一定优势。作为福建省内第一家参与国家973和863科研项目的健康管理中心,还参与了来自国家中医药管理局、福建省教育厅、科技厅和卫生厅、福建中医药大学及福建省第二人民医院等多项课题研究,在科研中不断深化健康管理中心的内涵建设,并培养出一批学科骨干,将健康管理中心由单纯经营型向学科建设型转变,让学术和学科为健康管理中心的发展和自身地位的提升奠定基础,从而实现健康管理中心的跨越式发展。

（2）重视流程和规范的制定、完善和执行

实现优质体检的关键就是做好体检过程中的质量控制,而质量控制的核心是建章立制,即制定完善的流程和规范并严格执行,进而形成健康管理中心的特色品牌和核心竞争力。中心要求所有的检查科室将体检流程上的每一个执行环节进行分解,制定出相应的检查流程和规范,每年定期对其进行梳理、修改和完善,并在体检过程中严格执行,力求每个环节做到精确化。中心的质控小组还定期对各个检查科室的员工进行抽查,重点考察其对相关流程和规范的熟练度及执行情况。针对违犯相关流程规范者,将扣除当月绩效分值以示惩戒,以促进员工精益求精,持续不断地改进体检质量。

（3）将健康体检向检前和检后两端延伸

一个完整的体检应该包括检前、检中和检后3部分，这3个部分的组合就是健康管理的全过程，这3个部分的共同完成才能实现体检过程的全程收益。尝试将健康体检向检前和检后两端延伸：针对检前，首先，根据体检者的健康诉求及体检中心实际，不断开发和实施有意义的新体检项目（如基因检测、运动功能测评等），从而更加全面、精准地评估体检者的健康状况，为制定个性化的健康管理方案奠定基础；其次，中心安排有执业资格和临床经验的专业医生为体检者制定体检项目，摒弃传统的、千篇一律的固定套餐制，推行个性化体检，即根据个人的基本情况（即年龄、籍贯、职业、婚否等）、家族史、既往病史、现病史、手术史、当下的不适症状、平时的饮食、运动、睡眠情况等，综合制定最适合个人的、最具性价比的体检项目；最后，针对检后，中心为体检者提供免费的检后咨询服务，安排专门的咨询医生为体检者全方位解读体检报告，告知需要及时就诊或治疗的体检异常，并指导日常饮食生活宜忌等，此外，中心还设立了专门的检后门诊，安排不同分科的名医坐诊，当体检者在检后发现异常体检结果时，可直接在检后门诊就诊治疗，真正实现便民一站式服务。针对发现重大疾病（如恶性肿瘤等）的体检者，还安排专门的医护人员对其进行定期随访，追踪疾病的发展变化，并提供相应的健康指导。

（4）重视客户满意度，对体检客户实行分级管理

中心坚持"以客户为尊"，定期开展客户满意度调查，由专人电话随访；每份体检指引单上还设有专栏，体检者可自行对各个检查科室的医生进行评价（最满意医生），并对体检全过程提出个人建议或意见；针对满意度调查中出现的问题，将在每周的例行周会上予以通报，各科室协商后提出相应的整改措施并严格执行。

此外，为满足不同层次体检者的体检需求，中心还对体检客户实行分级管理，分为普通客户、贵宾客户和阳光贵宾客户。体检楼层也人性化地设置为个人体检区、全面体检区和单位体检区。其中，全面体检区安排专门的护士为体检者全程导诊。此外，贵宾体检还可享受优先开单、优先预约体检、优先出报告及检后首席专家解读报告等VIP服务。通过优质、人性化的服务，尽可能使大部分体检者满意和认可，从而提高体检者的依从性。

（5）重视体检数据库的建立、完善和维护

中心通过先进的信息化管理系统将所有体检者的体检信息收集并保存在后台的数据库中，并对同一体检者的健康档案自动关联，从而实现对体检者健康状况的动态观察，以提供有价值的个性化健康建议。

为了提高体检数据的实用性，在检前开单时，会对体检者进行简单的问卷调查，主要涉及个人的基本情况（如姓名、年龄、籍贯、职业等）、家族史、既往病史、现病史、手术史、当下的不适症状、平时的饮食、运动、睡眠情况等生活习惯，以尽可能全面地获取体检者的健康信息，进而探索体检结果与上述信息间的相关性，并通过完善的体检数据库推动和促进科研工作的开展和实施。

作为目前省内最大、年体检人最多的体检中心，拥有100多万人的完整体检数据库，通

过对该数据库的不断完善和维护,可以清晰地观察到福建省(主要是福州市)居民整体健康状况的动态变化。根据重大异常指标、常见疾病或异常结果的检出率等,能够制定出针对福州市居民的有价值的体检建议和日常健康建议,从而提高福州市居民的整体健康水平。

综上所述,作为中医健康管理行业的标杆,中心始终把"以客户为尊,以质量为重"作为全中心工作人员的核心服务理念,把提高体检者的满意度和服务质量作为中心的工作重点,把提升全民健康素质、促进健康管理事业蓬勃发展作为最终目标,致力于为体检者提供全方位、高质量的健康管理服务。中心的承诺是:一流的品质,一流的服务,一流的团队,一流的设施,一流的管理!

注:12.1内容由福建省人第二人民医院提供。

12.2 乌镇互联网医院开启了"互联网+"医疗新模式

12.2.1 项目的实施背景

中国老百姓"看病难"的根源在于医疗资源配置不均衡。占医疗机构总数8%的三级医院承担了全国46%的门诊量;数量庞大的基层医疗机构得不到患者信任,造成医疗资源浪费。这是医疗资源配置不合理的体现,也是造成老百姓"看病难、挂号难、找专家更难"的核心因素之一。因此,推进分级诊疗制度的落地刻不容缓,在互联网信息时代,利用互联网信息技术则是助力这一制度落地的有效途径。

在2015年7月到9月,国务院接连发布两项与医疗改革密切相关的"指导意见",即《关于积极推进"互联网+"行动的指导意见》和《关于推进分级诊疗制度建设的指导意见》。"发展基于互联网的医疗卫生服务,充分发挥互联网、大数据等信息技术手段在分级诊疗中的作用,明确积极探索互联网延伸医嘱、电子处方等网络医疗健康服务应用。"以互联网技术促进医疗改革实施成为两部文件共同的焦点。

2015年11月,在中央发布的《中共中央关于制定国民经济和社会发展第十三个五年规划的建议》中,明确提出"要推进健康中国建设,深化医药卫生体制改革……发展远程医疗,促进医疗资源向基层、农村流动,推进全科医生、家庭医生、急需领域医疗服务能力提高、电子健康档案等工作",将发展互联网医疗产业列入国家"十三五"发展规划,上升至国家战略层面。

在此背景之下,桐乡市人民政府与微医(挂号网)响应党中央和国务院大力倡导"互联网+"医疗改革精神,在乌镇互联网创新发展试验区内创建了"乌镇互联网医院",致力于通过互联网信息技术优化医疗资源配置、提升医疗服务体系效率,通过在线的精准匹配、医生团队协作、远程复诊与会诊等业务功能向全国老百姓提供互联网医疗服务。

12.2.2 乌镇互联网医院业务与实践

(1)乌镇互联网医院主要业务

不同于只提供本院有限医生或"院际会诊"的传统"网络医院",乌镇互联网医院通过互联网连接全国的医生和患者,成为大规模实现在线复诊、电子病历共享、在线医嘱与在线处方的互联网医疗服务平台,开启了"互联网+"医疗的新模式探索。

乌镇互联网医院的业务主要包括精准预约、远程复诊、远程会诊、双向转诊、团队协作等7个部分,其中精准预约、远程复诊和团队协作为乌镇互联网医院的3大核心功能。

1) 精准预约,为大医院输送对症患者:针对医患信息不对称的医改顽疾,乌镇互联网医院组织了一支超过1.2万人的专业分诊团队,为患者提供精确分诊和对症就医指导服务,也为医院和医生输送高质量对症患者,从而提升医疗资源配置和利用效率。患者在平台上提交精准预约申请后,专业分诊人员将根据用户提交的病情主诉即刻作出响应,5分钟内即可为患者精准匹配对症的、最近的公立医院医生资源,帮助患者实现对症快速就医。

【案例】

上海的孙先生得了皮肤病,脸上起了成片红疹。皮肤病往往易复发、治疗周期长,孙先生决定去顶尖医院挂个皮肤科专家号,尽快看好病。但他往返知名三甲医院两次,折腾了快3个月也不见起色。通过"精准预约",孙先生找到了上海龙华医院皮肤科主任李咏梅,她是"精准预约"中患者预约量最大的医生。经过诊治,孙先生对疗效非常满意。

"精准预约"打破了传统的按照名院名医寻找专家的方式,采用病情优先、病种分诊的匹配原则,根据已就诊用户的庞大数据,加入医生疗效满意度、态度满意度等评分综合推荐医生,保障用户有更大机会找到比顶尖医院更合适的医生。

2) 远程复诊,足不出户看名医:"远程复诊"主要面向无需到线下医院挂号面诊的慢病、长病和小病患者,乌镇互联网医院通过远程视频语音等技术实现了在线复诊、随访和慢病管理,让患者在家就能完成复诊、配药,不必再常跑医院,有效降低了整体医疗费用。

【案例】

甘肃甘南自治州的小喇嘛仁青龙珠被诊断为患有罕见血液病,在经过6年求医无果后,小仁青的父母通过微医预约了中国人民解放军第401医院的肿瘤科主任医师翟瑞任,并赴青岛成功做了干细胞移植手术。小仁青家住在偏远的大山深处,回到家后再去一趟青岛耗时耗力,得知此情后,乌镇互联网医院专门赴甘肃当地医院安装了远程诊疗系统。虽然小仁青和翟瑞任主任相距1 800多千米,但翟主任及其助手通过乌镇互联网医院的远程会诊平台就能为小仁青提供复诊和远程咨询了。

3) 远程会诊,名医知道完善诊疗方案:应患者病情需求,基层医生可与上级医院专家通过电子病历共享与音视频通话进行远程会诊,并由上级医院专家给出诊疗建议,协助基层医生给出完善诊疗方案。

【案例】

2015年11月8日,全国劳模朱雪山连同其他16位桐乡籍劳模应邀来在乌镇互联网医院接受免费体检、义诊,体检结果显示他患有慢性血吸虫性肝病、左肾结石、镜下血尿等多项疾病。12月1日,乌镇互联网医院通过互联网远程服务平台连线省立同德医院专家,帮助老朱在线获得省立同德医院专家的健康指导和治疗建议。

在接受省立同德医院医生的远程会诊后,老朱感慨道:"远程会诊非常方便。以前看病太难,跑到上海、杭州,花钱多还经常挂不到号。有了互联网医院,基层看不了的病就能方便找到专家来诊断了。"

4) 双向转诊,打通绿色转诊通道:通过乌镇互联网医院的分级诊疗平台,转诊数据和病历数据经患者授权后可以在医生间交换、共享,并且利用医生团队协作优势,可快速进行团队内医生间的快速转诊:团队内基层医生遇上疑难病患者时可向上转诊给专家医生进行诊疗,专家医生完成疑难病诊治后可向下转诊给基层医生进行术后康复和常规治疗,为患者打通转诊绿色通道。

5) 药品配送,处方药品配送上门:在完成在线问诊流程后,注册在乌镇互联网医院上的医生还可以开具电子处方,患者可选择在线购买处方药品,药品通常将在两天内送达患者手中。提供药品配送服务的机构是国药控股和金象网,保证药品来源渠道正规,药品质量安全。

【案例】

"药到了!"2015 年 12 月 12 日,杭州市滨江区的黄女士从快递员手中接过两盒处方药,难掩震撼和欣喜。

家住杭州市滨江区的黄女士两年前在做胃镜的时候,突然感到胸口剧烈疼痛,经过紧急的心肺复苏以及急诊介入手术,黄女士病情转危为安。愈后一直在浙医二院随访,定期复诊、按时服药,病情恢复稳定。但每次复诊需赶赴远在市区的医院,在拥堵的路上耗费大量时间让黄女士深感不便。

12 月 10 日下午,浙医二院院长、著名心血管专家王建安通过乌镇互联网医院平台为黄女士做了在线复诊。根据患者黄女士线上提供的检查化验资料,王建安教授建议继续服药,并开出全国首张互联网在线处方,让患者继续服用立普妥等药物治疗心梗、心绞痛等病情。处方开出后,中国最大的药品生产流通企业国药控股负责药品的配送,黄女士在 12 月 12 日上午拿到了配送药品。

6) 团队协作,助力"双下沉两提升":微医首创的"团队医疗"主要抓住分级诊疗"双下沉、两提升"难题,通过组建专家团队、开展团队医疗的模式,把大医院、大专家能力下沉到广阔的基层医疗机构,让基层医生在与专家的协作中提升诊疗服务能力。这一模式已经被北京市卫生和计划生育委员会在线下推广,并得到了国家卫生和计划生育委员会主任李斌在 2016 年全国两会上的赞扬。

【案例】

西安交通大学附属第一医院的王健生教授在过去 16 年间走遍了陕西绝大多数乡村,组建了一支超过 3 000 人的医生协作团队。通过移动医疗平台"微医"APP,他可以和协作组成员轻松发起讨论交流,实现疑难病会诊甚至一键转诊。基层医生也可以通过微医群,第一时间联系到专家团队,寻求专业帮助。王健生表示,经由互联网连接的微医团队,提升了医生的沟通效率,也实现了医患精确匹配。

7) 微医 HMO,全面健康管理服务：卫生维护组织(Health maintenance organization, HMO)是微医利用强大的平台和整合能力,灵活有效地应用互联网＋技术,结合优质的管理医疗模式,整合国内优势医疗资源和技术,面向会员用户提供的合理、高效、精准的管理型健康服务。主要由会员专属的健康管理师对会员进行有效的健康维护和管理,减少或延缓疾病发生,同时通过责任医生和专家团队来提升患者的就诊质量,降低误诊和过度治疗发生率,并且在保证医疗质量的同时降低会员的整体医疗费用支出。

(2) 乌镇互联网医院的支撑系统

为充分保障医疗质量和患者安全,在国家和浙江省两级卫生计生委及食药监局指导下,乌镇互联网医院投入 400 多位工程师自主研发了远程诊疗系统、电子处方与在线医嘱系统、处方审核系统、电子病历系统和结算系统(含医保、商保、自费)5 大支持系统。目前,这一系统正在为全国各省市即将搭建起的互联网医院平台投入使用。

同时,乌镇互联网医院还开设了 7×24 小时运作的医事服务中心和药事服务中心,医事服务中心负责医生服务、临床路径畅通和医患协调,药事服务中心负责电子处方审核以及针对患者服药进行指导和服务。在"5＋2"系统的高效协同下,通过"医""药"两条主线密切联动,乌镇互联网医院有能力为患者提供高效率、高安全、高稳定的全流程在线医疗服务。

(3) 乌镇互联网医院产业链的打通

医、药、险在老百姓就医流程中是浑然一体的,在线医疗如仅仅解决"医"的问题显然尚未完善。在积极开展线上医疗业务的同时,乌镇互联网医院整合上下游产业优质资源,着力打通医疗产业链闭环。

在"药"方面,目前乌镇互联网医院已经取得国家电子处方试点资格,并接入了国药控股和最大在线 OTC 药品电商金象网,在互联网医院注册的医生可以在平台上开具电子处方,患者可以选择在线购药并由药品流通企业配送上门或药店自取。乌镇互联网医院还与阿斯利康等国内外制药巨头合作,将在优势医药领域展开合作,为患者带来更专业、更精准的用药管理。

在"险"方面,乌镇互联网医院的承建企业微医携手康泰等国内知名保险公司,推出成长无忧等用户健康商业险项目,致力于为用户提供全方位的健康管理服务。同时,乌镇互联网医院目前正在积极与各级卫生和计划生育委员会与人社部门接触,对接医保接入试点资格。相信随着医改的推进、各项政策逐步开放,医保接入必将顺利实现。

12.2.3 乌镇互联网医院的实践经验与效果

乌镇互联网医院是当前国内具有技术领先优势的全国互联网分级诊疗平台。自 2015 年 12 月 7 日开业,到 2016 年 6 月底,乌镇互联网医院单日在线接诊量已经突破 2.1 万人,达到了一家三甲医院的规模。经过一段时间的稳健运营,乌镇互联网医院在以下 4 个方面已探索出富有成效的改革经验。

(1) 提升基层 3 大服务能力

在基层医疗机构尤其是社区与村镇医疗卫生站,乌镇互联网医院通过专家下沉、检查检验一体机、药品配送体系将帮助其提升诊疗能力、检查检验能力、药品供应能力,让周边百姓近距离享受到更好更便捷的健康与医疗服务,提升基层能力以促进分级诊疗落地。

（2）放大专家医生接诊能力

结合平台上的丰富医疗资源,乌镇互联网医院集中力量为学科带头人、顶级专家打造医生团队,通过团队医疗实现医生间的分工协作,将专家的经验技术和基层医生的时间紧密结合,把专家转变为专家团队,有效放大了专家的接诊能力。如1个专家团队中有100名医生成员,普通医生负责首诊、面诊,专家负责指导、会诊,相当于把专家接诊能力放大了100倍。

（3）精准匹配缓解看病难题

借鉴世界最好的医院——美国梅奥诊所的分诊经验,乌镇互联网医院组织了一支超过1.2万人的专业分诊团队,通过专业分诊团队的介入,根据对症和就近的原则帮助患者匹配合适的医生,变原来的"排队挂号"为"对症预约",形成一个高效的在线分诊体系,让各级医疗机构各司其职,使医疗资源的配置效率和正确利用率得到极大提升。

（4）提升医疗服务效率和可及性

乌镇互联网医院可以按照病情的轻重缓急为患者匹配不同级别的医生,形成一套诊疗、会诊、转诊的高效医生协作模式,有效提升了医疗服务效率,推动了分工协作医疗服务体系和分级诊疗就医格局的建立。同时,通过互联网的信息共享和互联互通功能,乌镇互联网医院增强了医疗服务的普惠性,不管是边远山区还是北上广发达城市的老百姓,都可以享受到同等质量的医疗服务。

以乌镇互联网医院为典型模式的"互联网＋医疗"获得了不少行业专家、业内人士的好评,更得到了国家卫生和计划生育委员会的肯定。2016年全国两会期间,全国人大代表、腾讯集团董事会主席、CEO马化腾先生提交关于推动互联网医疗发展的提案,将乌镇互联网医院实现的"处方电子化、远程复诊、在线医保、电子病历共享"等创新以案例形式向两会提出。

全国政协委员、复星集团董事长郭广昌也在提案里提出,要在条件成熟地区加快推广"乌镇互联网医院"的经验,围绕未来的互联网医院模式,建议相关部门统筹安排,进一步在在线医保服务、在线医药服务包括医保药品在线报销等方面进行开拓性的尝试,同时在互联网医院的基础上建立统一标准的精准医疗大数据库平台,推动精准医疗的快速实践。

在首届国际互联网医疗大会上,国家卫计委统计信息中心的副主任王才有表示:乌镇互联网医院中有检验结果的共享,以及药品费用的在线支付,互联网技术已经开始融入医疗服务的全过程,可看到医院的效率在提高。微医在通过服务提高医疗质量,提高医疗安全中发挥出非常重要的作用。

2015年12月16日,中共中央总书记、国家主席习近平在世界互联网大会上高兴地提到乌镇与互联网结合后发生的一系列产业变革,乌镇互联网医院被总书记作为乌镇互联网创新发展试验区的样板之一向全世界推介,"是中国互联网创新发展的一个缩影,生动体现了全球互联网共享发展的理念"。

注：12.2内容由乌镇互联网医院提供。

12.3 三亚中医院——我国健康旅游的引领者

12.3.1 三亚中医院简介

三亚市中医院位于海南省三亚市世界小姐选美赛址"美丽之冠"对面，面朝临春河，背靠凤凰山，环境优雅，是一家集医疗、教学、科研、保健、康复、传统医药国际交流与合作为一体的三级甲等中医医院，是海南省医保及新农合定点单位，是广州中医药大学附属医院、广州中医药大学第一附属医院协作医院、广东省中医院协作医院、南方医科大学和海南医学院的教学医院、北京301医院的远程医学站点医院，被批准为国家中医药管理局国际交流合作基地、对俄中医药合作协作组成员、国家中医药服务贸易试点单位，多次被评为"全国卫生系统先进集体"。

医院设有职能科室14个，临床及医技科室39个，其中"十一五"国家中医重点专科2个（骨伤科、治未病中心），"十二五"国家临床重点专科（中医专业）建设项目1个（脾胃病科），"十二五"国家中医药管理局重点专科协作组单位3个（针灸科、临床药学、护理学），海南省重点专科1个（脑病专科），市级重点实验室2个（医学生物力学实验室、脾胃病学研究实验室）以及1个免疫细胞制备室。

2002年以来，医院突出中医特色，开设三亚欣欣荣中医疗养国际旅行社，率先在全国开展"中医疗、养、游"。至今，已接待和治疗包括俄罗斯、瑞典、挪威、奥地利等国客人40余批，接待国外疗养包机10架次，疗养外宾40 000余人，圆满完成俄罗斯别斯兰恐怖事件两批受伤儿童和50名吉尔吉斯斯坦儿童的中医康复疗养任务，获得由俄罗斯联邦政府总理签发的"为中俄友谊做出贡献"奖状、俄罗斯联邦卫生和社会发展部颁发的荣誉状，收到中华人民共和国外交部和吉尔吉斯斯坦驻华大使馆的感谢信。

12.3.2 三亚中医院健康旅游开展情况

近几年来，三亚中医院充分借助三亚丰富的旅游资源及国际合作优势，大力拓展融中医医疗康复、养生保健、健康服务、休闲度假于一体的新型健康产业项目，于2014年被纳入国家首批中医药服务贸易先行先试骨干企业（机构）建设目录，2015被批准为中医药健康旅游示范基地建设单位。借此契机，医院积极推进中医药健康旅游工作，旨在通过将传统中医药治疗、针灸推拿疗养、生活方式调节与养生旅游相结合的方式，使人们在回归自然的同时，陶冶心境、收获健康。

（1）开展中医药温泉医疗

三亚拥有得天独厚的优质温泉资源，温泉中含有对人体健康有益的微量元素，具有保健、美容、护肤、疗养之功效。与传统中医理疗手法相结合将起到事半功倍的效果，具有改善体质,增强抵抗力和预防疾病的作用。

通过与三亚珠江南田温泉酒店合作,医院已成功运行中医药温泉医疗项目。2015年5月及10月,医院分别接待了俄罗斯旅行社考察团及国家通讯社——塔斯社代表团一行,其重点考察并体验了中医药温泉医疗项目,对结合中医特色针灸、推拿、火疗与天然温泉理疗的治疗方式给予了高度评价,表示将大力宣传推广中医药健康旅游项目。

此外,在父亲节、重阳节等节日期间,三亚中医院特推出"送给父亲一份健康"活动和连续5天的敬老献礼活动,面向公众征集10位"出彩"父亲、征集20名60岁及以上的老人,开展中医药温泉医疗项目免费体验活动,获得体验者及家属们的广泛好评。

(2)提供火灸系列诊疗服务

中医火灸系列疗法具有疏通经络、调理气血、排毒养颜、激活机能、燃烧余脂等作用,能调节内分泌、平衡阴阳,对风湿、类风湿、关节炎、肩周炎都有很好的疗效。

三亚中医院运用专业医疗知识丰富和研发火灸系列疗法,并将之有效运用到临床诊疗工作中。2015年8月6日,一个由60位来自俄罗斯、蒙古、哈萨克斯坦等多国外宾组成的疗养团,抵达三亚市中医院接受中医特色理疗。在对外宾进行中医辩证后,医生根据每位外宾的体质制定了不同的中医特色治疗方案,包括火灸、针灸、推拿、火罐等。医务人员的精湛技术和周到服务让外宾们无不心悦诚服。

(3)为客户量身定制健康旅游养生保健套餐

根据健康旅游项目的不同功效和特性,结合传统中医理论,三亚中医院制定了不同的中医药健康旅游养生保健套餐,基本突出了中医辩证、药膳、观光、理疗、运动等一系列健康生活理念,再根据客户个体健康状况及需求选择不同的套餐开展健康旅游项目,使之更具有针对性,从而达到最佳的功效。

2014年4月,三亚市中医院为吉尔吉斯斯坦前总理及其夫人提供了中医康复疗养私人定制套餐服务,鉴于其良好的治疗效果,2015年11月吉尔吉斯斯坦前总理再次携夫人来到医院,体验中医药健康旅游项目,并诚挚邀请三亚中医院赴吉尔吉斯斯坦开展相关工作。

为推动健康产业进一步升级,三亚中医院根据具体的健康旅游套餐进行中药美容、保健、理疗、养生产品的开发,针对不同人群开发出不同功效的产品,如具有保健功能的中药袋泡茶、足浴包、中药精油、膏方、药膳等,同时三亚中医院研发的五行音乐疗法也深受业界人士的关注与赞赏。

(4)建立健康旅游一体化服务基地

为了能为客户提供更优质的健康旅游服务,三亚中医院建设了三亚国际友好中医疗养院,作为三亚中医药健康旅游的重点落地项目,于2015年投入运行,具体业务涵盖健康体检、推拿保健、特色针灸、女性健康、药膳食疗和休闲旅游等内容,同时配备专业的中英俄多语种翻译人才及卓越的管理团队,并提供同仁堂、中西餐厅、超市等配套设施,真正实现中医药健康旅游的一体化服务。

2015年11月20日,来自法国、西班牙、哈萨克斯坦、韩国、日本、秘鲁等18个国家的38名驻华大使、公使、总领事等,在三亚国际友好中医疗养院体验了体质辨识、望闻问切、针灸推拿等中医特色诊疗法,纷纷赞叹中医药的神奇魅力。

此外,三亚中医院已与俄罗斯莫斯科、圣彼得堡两家医院建立了合作关系,将分别设立中医药诊疗示范机构,开展中医药临床诊疗服务,使之成为中医药事业在境外的诊疗中心、展示窗口、交流平台与合作枢纽,更好地服务于国际患者以及国家外交事业。

12.3.3 三亚中医院开展健康旅游的主要经验

(1)高度重视人才梯队和人才队伍建设

随着前来三亚度假休养的人群不断增多,医疗服务、中医疗养逐渐成为特色。为提升核心医疗技术、提高医疗服务水平,三亚中医院不断加强人才梯队建设。截至目前,三亚市中医院和广州中医药大学、湖南中医药大学、黑龙江中医药大学等多所知名院校进行合作,并引进当地知名老中医来三亚坐诊,设立了国内名医三亚工作站,成为三亚中医健康旅游的新品牌;同时采取网上洽谈及其他方式和机会大力招揽海外留学人才、聘请相关领域的华人华侨,实现国内外中医药健康旅游信息的交流与互通。

与此同时,三亚市中医院加大人才队伍建设,邀请美国英语助教及高校俄语教授授课、定期进行外语培训活动,旨在培养专业的涉外医疗服务团队;同时为提升三亚市中医院中医药健康旅游服务水平、储备一批中医药健康旅游人才,三亚中医院携手三亚当地高校,特地开展"中医药健康旅游项目专项培训"活动,内容包括中医理疗技能、中医养生保健操、礼仪接待、运行管理、健康管理、营养知识、养生药膳等多项课程。

(2)善于进行宣传推广,不断提升医院的知名度和影响力

1)基于互联网＋的网络宣传:为了紧跟互联网＋时代的步伐,为国内外游客和患者提供更加便捷的智能化服务,三亚中医院目前正在筹建中英俄韩多语种的中医药健康旅游互联网平台,在进行健康旅游信息宣传的同时,使客户在平台上实现健康旅游预约、名医预约、网上互动以及网上支付,并可接受平台的健康信息管理。此外,三亚市中医院保持与新闻媒体的广泛合作,并通过博客、微信等网络软件,即时发布我院新闻动态和健康旅游信息。

2)开展"请进来、走出去"宣传活动:为开拓主要客源地俄罗斯市场,2015年3月3日至4月1日,三亚中医院参与了在俄罗斯举行的三亚2015年中医健康旅游产品推介会,深入莫斯科、圣彼得堡、叶卡捷琳堡、下诺夫哥罗德等10个城市进行产品推介,通过三亚健康旅游微电影放映、中医保健、养生知识讲解等多种形式,全方位展示三亚中医药健康旅游项目,同时推介会现场还有中医养生保健操的示范,与参展的旅行商代表进行多方位互动,获国内外媒体广泛关注及俄罗斯参会人员一致好评。

同年9月,俄罗斯莫斯科秋季休闲旅游展在莫斯科拉开帷幕,三亚11家涉旅企业参展,我院针灸科萨仁主任现场为当地市民进行中医保健,引来许多客户前来参观、体验,不时掀

起现场高潮。

3）与知名旅游行业合作,有效提升医院的影响力:为加强宣传力度,三亚中医院与三亚珠江南田温泉酒店、三亚华创美丽之冠投资有限公司等企业通过进行交流洽谈与实地考察,在基本医疗、养生保健与健康旅游事业等方面展开积极合作,有效提升了医院中医药健康旅游事业的知名度和影响力。

（3）积极开展国际交流与合作,广泛提升医院的国际知名度

2015年,三亚中医院承办了由中华国际医疗旅游协会(CIHMTA)、国际医疗旅游职业认证理事会(TEMOS)主办的"2015国际医疗健康旅游职业认证暨丝绸之路医疗健康旅游国际峰会",这意味着三亚中医院的中医药健康旅游事业将按照国际化标准对医院的相关内容进行建设,不断改进医疗服务质量与医疗安全水平,进一步扩大国际影响力。同时,三亚中医院积极参与了世界医疗旅游大会上海峰会、首届世界中医药大会夏季峰会、中国国际医疗旅游高峰论坛、世界医疗旅游与全球健康大会亚太博览会、第八届中国(香港)国际服务贸易洽谈会等大型会议,通过发表主题演讲、参加会议学术交流或者参与主题展等方式,促进了三亚中医院乃至海南省同全国、世界各地之间的了解与合作,更好地推动了中医药健康旅游事业的创新与发展。

注：12.3内容由三亚中医院提供。

12.4　瑞慈医疗集团——中国医卫改革的样本

12.4.1　瑞慈医疗集团简介及开展的主要业务

瑞慈医疗集团始于2000年建立的南通瑞慈医院,经过十几年来的快速发展,旗下已涵盖了医院、体检、养老、互联网医疗、诊所连锁5大板块,彻底打通了大医疗产业链,能够提供贯穿人生始终的健康服务。集团主要开展的医疗服务如下:

（1）瑞慈医院——中国最具影响力的民营医院之一

2000年,南通瑞慈医院成立,一期工程占地300亩,规划建筑面积30万平方米,拥有1 000张床位,已形成儿科、心内科、心胸外科、骨科等国家级、省级、市级重点专科为代表的特色综合性医疗品牌。南通瑞慈医院二期工程,规划建筑面积276 120.19平方米,集办公与住院于一身,主病房楼总床位1 200张。十多年来,瑞慈医院已成为服务南通及周边地区1 000万人口的核心医疗机构之一。在南通瑞慈医院的成功典范之下,瑞慈医院板块重点以上海为中心,与全国领先三甲医院合作,定位高端、服务精英,共建特色专科医院。目前已与瑞金、中山、长海医院合作共建多家康复医院,与复旦大学附属儿科医院合作共建国际儿童医院,与中国福利会国际和平妇幼保健院合作共建妇产医院等,计划5年内在上海开设10家高端专科医院。

南通瑞慈医院是我国改革开放后首家大型综合性民营三甲医院,是医疗改革的先锋,开创了我国卫生事业改革的先河,曾被国家领导人评价为"中国医卫改革的样本"。

（2）瑞慈体检——中国首批健康管理示范性基地

瑞慈体检是中国最具影响力的健康体检连锁机构之一，是中华医学会健康管理分会首批健康管理示范基地之一。2006年，瑞慈体检在上海陆家嘴成立第一家机构，以直营连锁的形式，在上海、北京、深圳、广州、南京、苏州、南通、常州、成都、武汉、合肥等经济发达地区开设25家机构。

瑞慈体检自开办以来，一直提倡并坚持全程健康管理的理念，并遵循国际先进的"医检分离"原则，在行业内首次提出"深度体检"理念，把体检筛查作为健康管理的第一步，配有专家检前咨询及团队检前宣教，制定团队及个人的个性化体检项目计划，检中重视小肿瘤的检出和慢病风险的早期筛查和警示，检后客人的阳性疾病进行分级管理，采取小问题报告终检提示、随访、重大疾病限时跟进，干预及诊所就诊或转诊服务，奖励＜2厘米肿瘤的检出，对团队客户制定系统课程进行健康宣教，并不断通过团队分析报告情况及时跟进、指导，通过改善生活方式进行团队干预。

为实现深一度的检测精准度，瑞慈体检大力引进核磁共振、CT、超PET、鹰演等GE和西门子国际高端医疗设备，同时还在全国各大机构开展糖尿病及其并发症早期预（eZscan）、心功能检测、胃泌素释放肽前体检测、超氧化物歧化酶检测（SOD）、人附睾蛋白4（HE4）检测、爱身谱个性基因检测（与博奥生物公司合作）等特色高端检测项目，为客户提供多样化、专业的健康体检服务。

此外，瑞慈体检还以其雄厚的综合实力，实现与国内外各行各业重要客户伙伴的精诚合作，互利共赢。在金融行业，与中国银行、工商银行、招商银行、花旗银行、银联商务、平安集团等企业合作；在国家机关和企事业单位范畴内，瑞慈与上海世博集团、上海市人力资源和社会保障局、华东师范大学、东华大学、上汽集团、光明乳业、上海地铁等单位合作；同时，瑞慈还与欧莱雅、强生、百威、麦肯锡、英特尔、盛大网络、华为、中兴等知名外企、民企合作。

作为"深度体检"的倡导者和实践者，瑞慈体检始终坚持整合国际尖端设备、医界顶尖专家、前沿医疗技术等优势资源，最大程度提升癌症及心脑血管疾病的早期检测准确率，每年为超百万的高端客户提供深度健康管理服务，给予客户全方位深度的健康呵护。

（3）瑞慈养老——养老产业标准制定者

瑞慈养老业务针对中国老龄化现状与养老机构稀缺的背景，与日本运营养老机构最多的上市公司——MCS公司合作，开办大型高端养老社区，并以国内养老服务行业的标准制定者为目标，以三级综合医院的医疗技术为坚强后盾，打造集居家养老、介护养老、嵌入式养老、劳务输出、职业技能培训为一体的完整产业链，提供养老管理技术输出。计划5年内在北京、上海、广州、海口等地区开设20个以上的业务项目，成为国内一流、与国际接轨的老年服务管理供应商。目前已建成的瑞慈美邸护理院位于三级医院——南通瑞慈医院内，建筑面积4 000平方米，核定床位106床，与瑞慈医院无缝对接，实现真正的集专业养老、护理、康复理疗的医养结合，2名日本护理专家常驻护理院，对护工及护士进行专业服务、护理技术

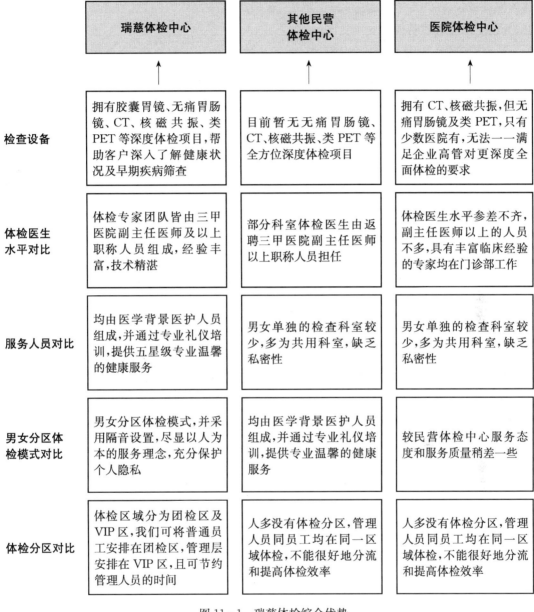

图 11-1　瑞慈体检综合优势

培训,员工平均年龄 30 岁,为专业护理学校毕业,可为各类老人提供个性化的生活照护、康复理疗、情况慰藉等专业化的养老服务。

(4)瑞慈互联网医疗——智慧医疗变革引领者

互联网医疗基于互联网的便利性和庞大的数据库,针对个人客户和企业客户,打造专业级健康管理产品和高端医疗服务,为客户提供私人医生、健康评估、慢病管理、癌症诊疗、运动康复、健康商城等服务项目,力争成为从传统医疗到互联网医疗转变的引领者。

目前,互联网医疗开发了最新的手机 APP"帮忙医",客户可以在软件上体验免费问诊、解读体检报告、预约专家等服务，真正解决"看病难、看病累"等问题，真正实现医疗资源共享，开创了诊疗管理新模式。

远程医疗依托计算机技术、遥感、遥测、遥控技术，使用远程通信、全息影像技术，发挥顶级医院的医师资源和医疗设备优势，对医疗条件较差地区的患者进行远距离诊断与治疗活动。客户通过点诊全国顶级专家，大大节约了看病交通与时间成本，获得最优质的诊疗方案。

（5）瑞慈连锁诊所——打造国内高端诊疗机构

连锁诊所联袂国际知名诊所连锁医疗机构，按照国际医疗卫生机构认证标准，打造集全科与专科为一体的综合诊所，与瑞慈医院、体检、互联网医疗板块相结合，形成链式闭环，并驾齐驱，实现集团整体发展。通过与国内三甲医院著名专家签约，引进先进的医学理念、顶尖的医疗技术、现代的管理模式，为互联网客户、体检客户以及高端社区居民提供高端诊疗服务，实现瑞慈互联网医疗的线下落地，计划 5 年内在全国开设 100 家诊所。目前，瑞慈诊所已签约来自瑞金、华山、中山、仁济、长海等著名三甲教学医院知名专家，构建了 58 个名医工作室，面向大众与特需客户，定制一对一精益化、多学科共同打造的诊疗方案。

瑞慈连锁诊所秉承"精心诊治每一个疾病、诚心对待每一位客户、细心做好每一件事情"的理念，致力于打造一个温馨、人性化、有温度的诊所平台，为客户提供舒适、健康、私密的就医环境与医疗体验。

除此之外，瑞慈医疗集团还建立了企业医务室，提供企业医务室托管服务，利用瑞慈诊所的医生资源、管理经验，和企业共建医务室或者对企业医务室进行业务托管。内容包括但不局限于：职业病管理、员工个人健康档案建立和追踪、慢病管理、企业医疗援助、专家授课等。

12.4.2　瑞慈医疗集团的主要做法及经验

做中国最大医疗服务企业及医疗产品供应商是瑞慈始终不变的愿景，而让国人延年益寿生活更健康则是瑞慈肩负的使命。十几年来的发展、探索，瑞慈已形成了自己独特的企业文化：敬畏生命是信仰之本，经营生命是幸福之本，关怀生命是道德之本，优化生命是发展之本。也形成了企业颇具特色的价值观：为客户守护生命，提高健康价值；为员工构建平台，成就自我价值；为投资者构筑资产，回报立项收益；为社会建立正向价值，树立企业典范。2006 年，瑞慈医疗集团被评为价格诚信自律现金单位，2011 年获得"十一五"中国健康管理领先品牌称号、入选中国成长型中小企业 100 强，2012 年入选中华医学会健康管理分会中国健康管理示范性基地，2013 年浦东新区八部委共同颁发的优势案例单位。

瑞慈医疗集团主要做法和经验有以下 4 点。

（1）健康管理和疾病管理兼顾

瑞慈医疗集团从体检开始，到诊所（门诊）、到医院、到康复，将"健康评估—疾病筛查—疾病诊治—康复养老"结合在一起，实施全程服务。其中个性化和深度体检，为国内首创。

（2）从出生到终老不间断管理

瑞慈医院的儿科是全国重点学科；在建中的两个妇儿医院，以及瑞慈诊所的"儿童发育与健康评估"项目，专注儿童和妇女的健康与疾病诊治，而养老康复和互联网家庭老人照护，则形成了健康和疾病管理链的末端。

（3）互联网医疗闭合管理成环

瑞慈健康和疾病管理均实现互联网化，不仅在整个业务板块上实现大数据管理，而且对每一个客户进行大数据管理。另外，远程医疗业务尤其是视频门诊业务，将顶级医学专家的服务延伸到优质医疗资源相对欠缺的地区。

（4）发挥专家优势，缓解看专家难的问题

瑞慈连锁诊所集中邀约了上海市三甲医院高级职称的专家坐诊或视频门诊，使得有需求的患者，无需奔走各大医院，不仅享受到优质服务，还为他们解决了"一票难求"的困难，"享受"顶级专家诊治服务。

注：12.4内容由瑞慈医疗集团提供。

12.5　树兰医疗打造高标准社会办综合性医院

12.5.1　树兰医疗发展概况

树兰（杭州）医院（浙江大学国际医院）是一家由院士团队发起创办，社会力量参与，以"患者满意、医生满意、政府满意"三满意为宗旨，以"高水平的专家、高质量的医疗、高品质的服务"为标准，围绕"全人全程"健康服务理念建设的国际化、智能化、标准化、人性化新型三级综合医院。

"树兰"这两个字最早被提出是在2012年，当时李兰娟院士等人士联合发起了一个公益基金，郑树森院士和李兰娟院士各取一字，取名为树兰医学人才基金，后来慢慢衍生出今天的树兰医疗。2013年，由院士领衔的混合型团队为响应浙江省政府"创业富民、创新强省"的总战略和浙江大学"六强高校"建设战略的号召，树兰医疗正式成立。在成立初期，树兰医疗致力于输出高标准管理模式。树兰医疗旗下的医院管理中心，通过托管的方式将自己的优质医疗资源和服务标准带到更多地区和医院。目前，已经有绍兴柯桥和安吉等地开始推广用树兰模式办医，用高质量、优服务办好一大批中西医结合医院。

树兰医疗托管的柯桥区妇女儿童医院、柯桥区中医院老年康复病区项目已动工建设，其中妇女儿童医院按三级甲等妇儿医院标准建设，规划床位700张，总投资4.92亿元，一期开放床位400张，计划于2017年投入使用；中医院老年康复病区项目设置床位500张，总投资3.15亿元，计划于2018年投入使用。

2015年12月6日，树兰（杭州）医院（加挂名：浙江大学国际医院）正式开业，这将是浙江省规模最大、功能最全、标准最高的非公立医院，也是浙江省推进医疗事业改革的重点成果之一，下城区及周边逾50万人将享受到服务品质一流的医疗。位于东新路中大银泰城北侧,前期投资规模 5 亿元人民币,规划床位 500 多张,医院面积 6.7 万平方米,按照国际 JCI 标准和全人全程的医疗服务理念创建,目标建设成为集医疗、教育、科研为一体的三级综合医院。医院开业当天还揭牌了"树兰医疗·国际肝胆胰诊治中心""树兰医疗·国际泌尿系统疾病诊治中心""树兰医疗·国际疑难病多学科会诊中心""树兰医疗·细胞治疗研究中心"以及"浙江大学国际医院院士专家工作站"。

"树兰医疗·国际肝胆胰诊治中心"由我国著名的器官移植、多器官联合移植以及肝胆胰外科专家、中国工程院院士郑树森教授以及李氏人工肝创始人、我国感染病学界唯一一名工程院院士李兰娟教授领衔,同时联合美国、德国、英国、中国香港特别行政区等国内外著名肝胆胰中心开展远程视频会诊,对腹部疑难疾病开展多学科联合诊治。

"树兰医疗·国际泌尿系统疾病诊治中心"由中国工程院郭应禄院士、张心湜院士和中华医学会泌尿外科学会主任委员孙颖浩教授领衔,并装备有国际最先进的达·芬奇机器人手术系统。

"树兰医疗·国际疑难病多学科会诊中心——树兰会诊 iMDT",发挥众多国际国内顶级专家资源,通过互联网和移动医疗等技术手段,对涉及多学科疑难危重病人发起权威联合会诊。

"树兰医疗·细胞治疗研究中心"采用国际最新的生物技术,运用细胞免疫治疗技术可准确高效的杀灭肿瘤细胞,激发机体产生抗肿瘤的免疫反应。

"浙江大学国际医院院士专家工作站",引进院士专家、学者进站合作研究开发、技术交流,开展技术医院咨询和指导,围绕医院亟须解决的有关临床和科研方面的难题,由院士及其创新团队与医院研发技术人员联合攻关。

12.5.2 树兰医疗的发展举措

(1) 输出医护标准,创立"树兰模式",打造一流社会办综合性医院

树兰在发展初期,主要通过输出医护标准来推广自身的模式。通过托管的方式,将自己的优质资源和服务标准向其他医院推广,例如,通过医院管理中心参与管理输出,将树兰模式推广至柯桥区妇女儿童医院等。同时,树兰医疗还积极寻求与国内外顶尖私立医院合作。例如与香港仁安医院签署战略合作伙伴协议,作为香港最知名的私立医院,仁安医院不仅仅将参与浙江大学国际医院的建设咨询合作,还将提供运营和人才方面的培养、服务流程优化和国际就医经验。

树兰医疗在不断强化医疗领域服务质量和服务标准的同时,积极参与国家医疗卫生体系改革,并投资筹建高标准综合性医院,例如建设的浙江大学国际医学院。目前医疗领域,有很多民间资本开始进入,而且很多取得不俗的成就,但是大部分的社会民办医院都是专科医院,综合性医院可以说几乎没有,而树兰就希望开创一个先河。

公立医院其实是从国家层面出发,提供的是普惠式的医疗服务,是国家医疗的基础服务,而社会办医在满足客户的差异化需求方面,可以有更大的想象空间。树兰与公立医院其

实是一个差异化竞争与合作的关系,浙江大学国际医院将是会纳入居民医保范围的,但树兰还可以给客户提供更多高附加值、个性化、私密化的服务。

(2) 推动医疗健康数据开放与共享,开启大数据时代的医疗

开放医疗与健康联盟(Open Medical And Healthcare Alliance)即 OMAHA 联盟就是树兰医疗积极参与发起建立的一个致力于推动医疗、健康数据信息开放、共享、开源的民间非盈利性组织。OMAH 联盟的目的,就是推动 C 端(消费者个人)获得其完整医疗健康数据。整个医疗产业的最终归宿是一致的,要推动 C 端数据的完整性可以更加直接一点,拥有大量数据的 B 端直接复制给 C 端。当 C 端获得自己完整的生命健康数据后直接用移动医疗 APP 来访问,实现 APP 应用跟信息数据之间的完美闭环,让市场驱动数据流动。

目前,一旦患者转院问诊、治疗,所有的检查都得全部重新做一遍。抛开钱财浪费不说,这样的操作更有可能耽误病情。造成这些大量重复工作的原因,就是没有一个明确的通用标准,各大医院之间缺乏检查结果互认机制。未来,树兰旗下所有医院的用户数据都将实现互认和互联。通过互联网和移动医疗等技术手段,对涉及多学科疑难危重病人发起权威联合会诊,实现医学资料和远程视频、音频信息的传输、存储、查询、比较、显示及共享,为病人提供优质、快捷、个体化的最佳诊疗方案。

未来,树兰医疗将会打造每一位客户的个人生命云,就是一个从基因序列到所有健康数据的个人身体信息数据库,基于大数据,可以综合分析,可以更加直观研究宏微观之间的关系,将来更好地预防、治疗一些罕见病。

(3) 发布"树兰会诊- iMDT",探索互联网诊疗新路径

2016 年 2 月 28 日,树兰医疗浙江大学国际医院"树兰会诊- iMDT"正式启用。苹果手机用户只需登陆"树兰会诊- iMDT"APP,即可预约国内外知名院士为其诊疗。李兰娟院士表示:"树兰会诊- iMDT 将打破原来医院与医院、医生与医生、医生和患者之间的藩篱,尤其可以实现对疑难病进行有效会诊。""树兰会诊- iMDT"全名为"树兰医疗国际疑难病多学科会诊中心",利用众多国际国内顶级专家资源,通过互联网和移动医疗等技术手段,对涉及多学科疑难危重患者发起联合会诊,实现医学资料和远程视频、音频信息的传输、储存、查询、比较、显示及共享,为患者提供优质、快捷、个体化的诊疗方案。

该平台的运作模式为:患者通过"树兰会诊- iMDT"APP 发送会诊需求,系统会按照患者所在位置自动匹配发送到就近的树兰签约站点医生,由站点医生和患者联系,收集完整的病历资料,通过平台发送到专家或院士的手机上,根据相关病情进行会诊,会诊意见返还到患者手机上之后,站点医生将根据专家的会诊意见为患者做下一步的跟踪治疗。

树兰会诊- iMDT 平台是一个医对医的服务,专家的会诊是给患者的站点医生提供诊疗建议,对于专家来说,并不存在承担法律和医疗责任的风险。目前,该平台汇集了普外科黎介寿院士、呼吸内科专家钟南山院士、泌尿外科专家郭应禄院士、肾内科的刘志红院士、内分泌科的宁光院士等 40 多位院士,1 000 多名国内外专家,涉及肝胆胰外科学、感染病学、耳鼻咽喉科学、呼吸病病学、内分泌代谢科、血液病学、内科学、骨科学、泌尿外科学、妇科学等二

十多个学科。树兰会诊-iMDT平台的特点主要有以下几方面。

首先,患者无需多地找专家,医生无需"坐"诊,解放了生产力。"树兰会诊-iMDT"APP双向全部使用手机,专家无须到诊室坐诊,不受空间、地域限制,只要专家时间允许,随时随地都可以进行会诊。患者可以自己"点名"专家,也可以由平台的专业工作人员分配到最合适的专家手中,会诊结果将在申请成功后2天内给予答复。

其次,促进分级诊疗,方便病情沟通,提升站点医生的医疗水平。该平台目前已经签约1 000多名站点医生,会诊申请将就近发送给站点医生,在站点医生收集和发送病例资料的同时,能够代替专家的手、眼,对患者进行视、触、扣、听等体格检查,并用"行话"交流病情诊疗方案,无需患者强记生涩名词,患者在基层医疗机构就能够完成检查、配药,达到分级诊疗的目的。此外,在与国内外顶尖专家的交流同时,也可以提升站点医生的医疗水平。

最后,患者有望得到全程健康管理。与其他医疗软件每次问诊"一事一毕"不同,"树兰会诊-iMDT"的患者,在站点医生处完成会诊后,还会由站点医生依托树兰医院实体医院的医疗资源进行病情跟踪、慢病管理、"续药"和科学就医,真正获得全程的专业的健康管理。

12.5.3 树兰医疗的发展启示

树兰医疗是典型的民营医疗机构,在我国现有医疗体制下能够有所突破,形成有特色的社会办综合性医院,其发展历程为同行业民营医疗机构提供了良好的发展启示。

(1)医疗专家主导办医院,强化医疗服务模式输出,提升行业影响力

树兰医疗是一家由院士团队发起,医生专家领衔创立的社会力量办医主体,在浙江拥有和管理多家医疗机构。这与现有体制下公立医院不同,正因为医疗专家主导办医,加上民营资本运作的灵活性,促使树兰在成立之初就有一定的前瞻性和发展柔性。同时,将医疗服务模式进行标准化并将成功经验进行有效输出,扩大了树兰的影响力和社会资源的积累,也为后期的发展举措奠定了基础。

(2)紧跟技术发展,创建医疗服平台,瞄准信息化医疗

树兰在发展的过程中,把握医疗发展趋势,构建诊疗平台,开展大数据时代医疗服务,势必为其在今后的发展中奠定良好的平台基础。同时,善于利用全国甚至全球优势医疗资源为其核心业务服务,进一步提升了树兰在未来医疗市场的竞争优势。

注:12.5内容是根据《健康界》《杭州日报》《人民网——健康卫生频道》相关报道及企业提供的资料编辑整理而成。

12.6 扬州曜阳养老服务中心线上与线下服务相结合,推进"医养结合"

扬州曜阳养老服务中心于2014年7月在扬州市民政局注册成立,致力于专门为居家老年人提供养老服务。中心依托自己的养老服务信息平台和专业养老服务团队,在扬州市政府的指导下,联合各社区,整合社会服务、医疗资源,根据自理、失能、高龄等不同老年人人群

的不同需求,向其提供专业、优质、高效的服务,形成全方位、一站式的医养结合居家养老新模式。中心于 2015 年 9 月通过竞标,获得了扬州市养老服务信息平台的运营管理权。

建立"医养护一体,全方位、一站式"的居家养老服务模式是中心的目标。为此,中心为居家老年人提供 6 大类服务:① 生活照顾,包括保洁、烹饪、代购、维修等。② 健康管理,为居家老年人进行健康检查、健康评估、健康咨询、建立健康档案、巡诊、邀请专家举办健康讲座等。③ 护理与康复,为失能老年人提供生活照料,为术后、康复期、观察期的老年人提供医学护理、康复服务。④ 精神慰藉,提供陪伴、聊天、心理疏导等服务。⑤ 临终关怀,通过医护人员照顾减轻病痛,通过情绪疏导减轻恐惧、不安、焦虑、埋怨、牵挂等心理,令其平静、安详往生。⑥ 其他专业定制服务,如法律咨询等定制专业服务。

扬州曜阳涉足扬州养老服务事业已有 9 年,为切实做到让老年人"老有所医",中心将推进"医养结合"作为中心居家养老工作的重心,充分利用互联网,将老年人的健康管理作为医养结合工作的突破口,进行服务方式和合作机制的探索,不断推进医养护一体化工作。

12.6.1　重视线下服务工作建设,让老年人"老有所医"

(1) 推进"医养结合"是中心居家养老工作的重心

中心目前除了与曜阳康复医院的合作,还与扬州市广陵区文峰、东关、汶河、曲江和湾头卫生服务中心签署了医养结合合作协议,整合社区医疗资源为老年人提供日常健康管理和医疗保障,如健康检查、建立健康档案、健康咨询、定期上门巡诊,术后护理和康复训练等。同时,还招募了邗江区的邗上街道、双桥街道社区卫生服务中心和瘦西湖风景区梅岭街道社区卫生服务中心成为服务加盟商,更为中心的居家养老服务等工作的开展提供了有力保障,特别是健康管理、护理与康复。

(2) 中心与市区多家大型综合医院建立友好合作关系,并设立就医绿色通道

这些医院包括江苏省苏北人民医院、抚州市第一人民医院、武警江苏省总队医院等。至今,中心借助就医绿色通道、养老服务信息平台和 12349 服务热线已做好 17 个紧急救助的案例。

(3) 中心组织国内知名专家进行义诊、讲座等

除了扬州市第一人民医院的志愿者团队定期为老年人义诊、普及健康常识和养生知识外,中心还特地邀请扬州市第一人民医院大外科副主任、血管外科主任孙鹏,江苏省苏北人民医院大内科副主任兼心内科副主任顾翔以及扬州市中医院主任中医师任光霞等知名专家为老年人开设健康讲座,以期满足老年人健康养老需求,推动扬州市医养结合服务体系发展。

12.6.2　利用互联网,建立网上远程合作项目

扬州曜阳养老服务中心除重视各类线下服务工作的建设外,还非常重视利用互联网,建立网上远程合作项目,为老年人提供线上咨询与服务项目。中心与复旦大学附属华山医院

建有网络远程会诊合作机制,让扬州老年人不出扬州市就能享受到上海医疗专家的服务。中心还参与合作了由中国人民解放军总医院承担的现代服务业领域国家"十二五"科技支撑计划——《居家养老健康服务内容建设》课题(编号:2013BAH14F03),该课题主要研究基于远程医学技术的居家养老健康服务模式和服务体系,制定相关健康服务技术规范,中心在扬州市已成功联合进行了远程健康宣教以及医护知识培训。

12.6.3　公益项目支持,关爱失能老年人健康

中心成立以来,一直秉承"人道、博爱、奉献"的中国红十字精神,坚持公益事业,关爱老年人特别是失能老年人的健康问题。例如中心目前正在做的"关爱失能老人——曜阳医疗补助金公益资助"项目。为扎实推进该项目,中心前期进行了大量准备工作,如联络社区核实300位失能老人信息,与医疗服务供应单位谈判并签署加盟协议,制定了周密的工作方案、就医流程与结算规定,召开了各社区和医疗服务单位的协调会,为每位老年人制作了"曜阳医疗补助证"和《致老人和家属的友情提醒》等。由于准备工作充分,该项目自2015年9月开始实施以来进展十分顺利。中心还定期对受助老年人进行回访,征求老年人意见,随时调整工作中不足。至2015年12月,已为22个社区290位失能老年人解决了就医方面的资金补助,拨付医疗补助金7.8万元。

注:12.6内容由扬州曜阳养老服务中心提供。

主要参考文献

［1］ 龚幼龙.社会医学.第三版.上海：复旦大学出版社,2009.

［2］ 侯惠勤,辛向阳,易定宏.中国城市基本公共服务力评价.北京：社会科学文献出版社,2012.

［3］ 肯尼思·布莱克,哈罗德·斯基博.人寿与健康保险.第十三版.孙祁洋,郑伟等译.北京：经济科学出版社,2003.

［4］ 李珍.社会保障理论.北京：中国劳动社会保障出版社,2007.

［5］ 武川正吾,佐藤博树.企业保障与社会保障.北京：中国劳动社会保障出版社,2003.

［6］ 谢弗.经济革命还是文化复兴.北京：社会科学文献出版社,2006.

［7］ 赵克勤.集对分析及其初步应用.杭州：浙江科学技术出版社,2000.

［8］ Andrews FM, Withey SB. Social indicators of well-being. New York：Springer, 1976.

［9］ Edward Burnett Tylor. The origins of culture. New York：Harper and Row, 1958.

［10］ Vapnik VN. The nature of statistical theory. New York：Springer, 1995.

［11］ WHO Regional Office for Western Pacific Region. Regional Guide-lines for Developing a Healthy Cities Project. Manila：WPRO, 2001.

［12］ T. L. Saaty. The analytic hierarchy process. New York：Mc Graw — Hill International Book Company, 1980.

［13］ 白雪.论健康资本的合理化配置.中国当代医药,2010,23：126 - 128.

［14］ 北京大学 CCISSR 课题组.论个人经济保障体系的建立.学习论坛,2004,9：20 - 24.

［15］ 常敬一.中国医疗卫生服务水平评价研究.石家庄经济学院学报,2013,3：25 - 27.

［16］ 陈昌胜.文化对人的影响与人的全面发展.试题与研究,2011,34：47 - 50.

［17］ 陈昌盛,蔡跃洲.中国政府公共服务：基本价值取向与综合绩效评估.财政研究,2007,6：20 - 24.

［18］ 陈柳钦.健康城市：城市发展新追求.中国国情国力,2008,11.

［19］ 陈柳钦.健康城市建设及其发展趋势.中国市场,2010,33：50 - 63.

［20］ 陈明星,叶超.健康城市化：新的发展理念及其政策含义.人文地理,2011,2：56 - 61.

［21］ 陈群,赵海浪.健康信念模式在健康促进中的应用进展.临床合理用药杂志,2014,23：172 - 174.

［22］ 陈衍泰,陈国宏,李美娟.应用合作博弈确定组合评价权重系数的方法研究.中国管理科学,2005,6：89 - 94.

［23］ 陈云华,吴龙玉.文化社会文化变迁与精神卫生.现代医药卫生,2014,14：2233 - 2234.

［24］ 陈钊娇,许亮文.健康城市评估与指标体系研究.健康研究,2013,1：5 - 9.

[25] 单卓然,张衔春,黄亚平.健康城市系统双重属性:保障性与促进性.规划师,2012,4:14-18.

[26] 刁永柞.论生活质量.经济学家,2003,6(6):4-10.

[27] 段俊杰,蒋美红,资文华等.基于遗传算法优化的投影寻踪烤烟质量综合评价.湖北农业科学,2012, 51(10):2040-2044.

[28] 范柏乃.我国城市居民生活质量评价体系的构建与实际测度.浙江大学学报(人文社会科学版), 2006,04:122-131.

[29] 范柏乃.我国城市居民生活质量评价体系的构建与实际测度.浙江大学学报(人文社会科学版), 2006,4:122-131.

[30] 郭亚军,易平涛.一种基于整体差异的客观组合评价法.中国管理科学,2006,3:60-64.

[31] 郝喆."知、信、行"理论在我国居民营养教育中的应用及效果评价.中国民康医学,2014,19:91-92.

[32] 何伦,彭庆星.审美与健康——医学美学的核心.中国美容医学,1996,4:174-175.

[33] 胡武贤,杨万柱.中等城市人居环境评价研究——以常德市为例.现代城市研究,2004,19(4): 38-41.

[34] 胡月.基本公共卫生服务均等化视角下乡镇卫生院公共卫生人力资源配置研究.南京医科大 学,2014.

[35] 黄光宇,陈勇.生态城市概念及其规划设计方法研究.城市规划,1997,6:17-20.

[36] 蒋涤非,宋杰.基于包容性增长的健康城市化支持系统研究.人文地理,2013,2:79-83.

[37] 李美娟,陈国宏,陈勃等.基于方法集化的动态组合评价方法研究.中国管理科学,2013,2: 132-136.

[38] 李香者.城乡公共服务一体化问题研究.河北农业大学,2012.

[39] 李雪铭,姜文武,杨波.城市人居环境可持续发展评价研究——以大连市为例.中国人口·资源环境, 2002,12(6):131-133.

[40] 李珠瑞,马溪骏,彭张林.基于离差最大化的组合评价方法研究.中国管理科学,2013,1:174-179.

[41] 梁志."经济增长阶段论"与美国对外开发援助政策.美国研究,2009,1:120-137.

[42] 刘丽,张礼兵.基于遗传算法的组合评价模型.合肥工业大学学报(自然科学版),2004,8:899-902.

[43] 刘颂,刘滨谊.城市人居环境可持续发展评价指标体系研究.城市规划汇刊,1999,5:35-37.

[44] 刘艺.新疆健康城市评价指标体系的研究.新疆大学,2012.

[45] 马溪骏,李敏,程飞.基于兼容一致性方法集成组合评价研究.中国管理科学,2006,10:20-23.

[46] 毛定祥.一种最小二乘意义下主客观评价一致的组合评价方法.中国管理科学,2002,5:95-97.

[47] 宁越敏,查志强.大都市人居环境评价和优化研究——以上海市为例.城市规划,1999,6:15-20.

[48] 潘家华,魏后凯.中国城市发展报告,2014.

[49] 庞旭哲,吕会新,刘素波等.阶段改变模式在2型糖尿病患者自我血糖监测中的应用.河北医药,2014 (12):1894-1896.

[50] 彭猛业,楼超华,高尔生.加权平均组合评价法及其应用.中国卫生统计,2004,3:146-149.

[51] 彭向东,褚勇强,萨支红等.健康行为理论:从健康信念模式到风险认知和健康行为决策.中国健康 教育,2014(06):547-548.

[52] 邱新香,郑倩玲,夏丽华等.知信行模式对尘肺病患者健康教育干预应用研究.中国职业医学,2014, 3:265-271.

[53] 任苒.健康城市建设的新理念及其导向.医学与哲学,2012,33(7):1-3.

[54] 任晓辉,朱为群.新型城镇化基本公共服务支出责任的界定.财政研究,2015,10:2-8.

[55] 阮师漫.国家卫生城市创建综合评价研究.山东大学,2015.

[56] 上海市城市社会经济调查队课题组.城市居民生活质量评价指标体系的构建·上海统计,2002,12:16-19.

[57] 石光,张春生,陈宁姗等.关于界定和实施基本医疗卫生服务的思考与建议.卫生经济研究,2014,10:6-13.

[58] 史舸,吴志强,孙雅楠.城市规划理论类型划分的研究综述.国际城市规划,2009,24(1):48-55.

[59] 宋梅.老龄化社会背景下的老年护理教育现状与伦理学思考.护理研究,2016,30(4):400-402.

[60] 孙德超.地区医疗卫生服务均等化评价指标体系的构建.中国行政管理,2013,9:47-50.

[61] 唐燕,梁思思,郭磊贤.通向"健康城市"的邻里规划——《塑造邻里:为了地方健康和全球可持续性》引介.国际城市规划,2014,6:120-125.

[62] 田蜜.当前农村医疗卫生保障现状及运行评价分析.山东大学,2012.

[63] 王海涛.新医改背景下医药生产企业发展战略研究.华北电力大学,2011.

[64] 王洪兴,张韬,龚幼龙.基本医疗服务与基本公共卫生服务在"保基本"中的同质性分析.中国全科医学,2014,19:2201-2203.

[65] 王慧英.新时期我国健康城市化的经济学解释及发展重点分析.城市发展研究,2009,16,2:31-34.

[66] 王阶,汤艳莉.试论中医学健康观.中医杂志,2011,12:995-997.

[67] 王琦.9种基本中医体质类型的分类及其诊断表述依据.北京中医药大学学报,2005,4:1-8.

[68] 王庆芳.基于知—信—行模式的心理护理对脑卒中后抑郁病人康复效果的影响.全科护理,2015,7:623-624.

[69] 王赛平,祝胜美.行为转变阶段护理模式应用于外科手术患者的效果观察.中国现代医生,2015,21:136-139.

[70] 吴忠民.社会稳定:中国改革和发展的必要前提.科学社会主义,2003,1:13-18.

[71] 武占云,单菁菁,耿亚男.中国城市健康发展评价.区域经济评论,2015,1:146-152.

[72] 谢剑峰.苏州市健康城市指标体系研究.苏州大学,2005.

[73] 徐泽水,达庆利.多属性决策的组合赋权方法研究.中国管理科学,2002,2:84-86.

[74] 许艳:健全我国"健康城市"体育评价指标体系学理性研究.集美大学,2014.

[75] 许燕,郭俊香,夏时畅等.国家卫生城市综合评价指标体系研究.浙江预防医学,2016,3:247-251.

[76] 严妮,沈晓.公共产品:我国卫生服务分类与服务生产和提供方式的理论分析.理论月刊,2014,5:158-161.

[77] 阎耀军.中国大城市社会发展综合评价指标体系的建构.天津行政学院学报,2003,1:71-76.

[78] 杨敏.城市宜居性研究与评价.重庆师范大学,2012.

[79] 叶长盛,董玉祥.广州市人居环境可持续发展水平综合评价.热带地理,2003,23(1):59-61.

[80] 佚名.创建健康和谐生活:遏制中国慢性病流行.中国卫生政策研究,2012(2):29-29.

[81] 佚名.中共中央国务院关于深化医药卫生体制改革的意见.中国劳动保障,2009,5:48-53.

[82] 于海宁,成刚,徐进等.我国健康城市建设指标体系比较分析.中国卫生政策研究,2012,12:30-33.

[83] 于迎,杜渐,薛崇成等.基于《内经》的中医健康观.中国中医基础医学杂志,2011,2：147-148.

[84] 余澄.我国各地区医疗卫生服务水平评价研究——基于因子分析和聚类分析方法.经济视角(下),2011,12：48-49.

[85] 余宏.上海城市居民生活质量研究.上海大学,2008.

[86] 俞立平,姜春林.科技评价指标与评价方法辨识度的测度研究.图书情报工作,2013(3)：38-41.

[87] 俞立平,武夷山,潘云涛.学术期刊综合评价数据标准化方法研究.图书情报工作,2009(12)：136-139.

[88] 曾承志.健康概念的历史演进及其解读.北京体育大学学报,2007,5：618-619.

[89] 张发明.一种基于偏差熵的组合评价方法及其应用.技术经济,2011,5：77-79.

[90] 张颢.经济发展与健康的关系初探.经济视角,2012,04：113-115.

[91] 张立军,陈跃,袁能文.基于信度分析的加权组合评价模型研究.管理评论,2012,5：170-176.

[92] 张秋蕾.国务院印发《国家环境保护"十二五"规划》.造纸信息,2012(1)：85-85.

[93] 张向葵,丛晓波.社会文化因素对心理健康问题的影响.心理与行为研究,2005,3：229-233.

[94] 赵静波.宏观调控视野下医疗卫生事业法律问题研究.山西大学,2009.

[95] 赵延良."知信行"模式在大学生健康教育中的应用.品牌,2014,9：180.

[96] 郑胜华,刘嘉龙.城市休闲发展评估指标体系研究.自然辩证法研究,2006,3：96-101.

[97] 《中国大城市社会发展综合评价指标体系研究》课题组.构建中国大城市社会发展综合评价指标体系的背景和依据——中国大城市社会发展综合评价指标体系研究报告之一.城市,2001,4：16-19.

[98] 中国医药导报编辑部,刘林.中国卫生事业八大"关键词".中国医药导报,2008,3：2-4.

[99] 中华人民共和国住房和城乡建设部.关于修订人居环境奖申报和评选办法的通知.http：//www.gov.cn[2007-8-25].

[100] 钟晓妮,周燕荣.健康与社会经济发展关系研究.现代预防医学,2007,34(4)：741-744.

[101] 周向红.加拿大健康城市实践及其启示.公共管理学报,2006,3(3)：68-73.

[102] 周志田,王海燕,杨多贵.中国适宜人居城市研究与评价.中国人口.资源与环境,2004,1：29-32.

[103] 朱贤晶.健康资本理论模型及其研究.中国外资,2013,8：243-245.

[104] 邹文杰,蔡鹏鸿.公共卫生支出、人口聚集与医疗卫生服务均等化.上海财经大学学报,2015,3：59-67.

[105] Allen Zimmerman. The greenest green possible. resource, 2006, 13(10)：9-10.

[106] Braveman P, Egerter S, Williams DR. The social determinants of health：coming of age. Annual review of public health, 2011, 32：381-398.

[107] Chakraborty R, Chakraborti C. India, health inequities, and a fair healthcare provision：a perspective from health capability. Journal of human development & capabilities, 2015, 16 (special)：1-14.

[108] Chakraborty R. Consideration of health capability paradigm to ensure equitable protection through indian national tuberculosis (TB) prevention program. Eubios journal of asian and international bioethics, 2016, 26(1)：18-26.

[109] Cutle, D. , A. Lleras Muney, Understanding differences in health behaviors by education, Journal

of heath economics, 2010, 29: 128.

[110] Diakoulaki D, Mavrotas G, Papayannakis L. Determining objective weights in multiple criteria problems: the CRITIC method. Computers Ops Res, 1995, 22(7): 763 – 770.

[111] Duhl LJ. The healthy city: its function and its future. Health promotion international, 1986, 1(1): 55 – 60.

[112] Eysenck SBG, Eysenck HJ, Barrett P. A revised version of the psychoticism scale. Personality & individual differences, 1985, 6(1): 21 – 29.

[113] Grossman M. On the concept of health capital and the demand for health. Journal of political economy, 1972, 80(2): 223 – 255.

[114] Grossman M. The demand for health after a decade. Journal of health economics, 1982, 1(1): 1 – 3.

[115] Grossman M. The demand for health, 30 years later: a very personal retrospective and prospective reflection. Journal of health economics, 2004, 23(4): 629 – 636.

[116] Hammerly hector. Synthesis in second language teaching. Simon Fraser University, 1982.

[117] Hochbaum G. Health belief model. Predicting health behaviour, 1952.

[118] Le Grand J, Rabin M. Trends in British Health Inequality: 1931 – 1983. Basil blackwell, 1986.

[119] Luoma K, Jarvio ML, Suoniemi L. et al. Finacial incentives and productive efficiency in finnish health centers. Health economics, 1996, 5: 536 – 447.

[120] Marmot M, Allen J, Bell R, Bloomer E, et al. WHO European review of social determinants of health and the health divide. Lancet, 2012, 380(9846): 1011 – 1029.

[121] Max J Pfeffer, John W Schelhas, Catherine Meola. Environmental globalization, organizational form, and expected benefits from protected areas in central america. Rural Sociology, 2006, 71(3): 429 – 451.

[122] Pawlak Z. Rough sets. International journal of information and computer science, 1982, 11(5): 314 – 356.

[123] Pierre-Yves Cremieux, Pierre Ouellette, Caroline Pilon. Health care spending as determination of health outcomes. Health economics, 1999, 8: 627 – 639.

[124] Pole JD, Grossman M. The demand for health: a theoretical and empirical investigation. Nber books, 1974, 137(2): 335 – 340.

[125] Prochaska JO, Diclemente CC, Norcross JC. In search of how people change: applications to addictive behaviors. American psychologist, 1992, 47(9): 1102 – 1114.

[126] Prochaska JO, Velicer WF. The transtheoretical model of health behavior change. American journal of health promotion, 1997, 12(1): 38 – 48.

[127] Richard H McCuen. Groundwater age. Journal of the american water resources association, 2006, 42(4): 1142.

[128] Roett M A, Wessel L. Help your patient "get" what you just said: a health literacy guide. Journal of family practice, 2012, 61(4): 190 – 196.

[129] Rosenstock IM. The health belief model and preventive health behavior. Health education &

behavior，1974，2(4)：354－386.

[130] Ruger JP. Health economics and ethics and the health capability paradigm. Journal of human development & capabilities，2015，16(4)：1－18.

[131] Viner RM，Ozer EM，Denny S，et al. Adolescence and the social determinants of health. Lancet，2012，379(9826)：1641－1652.

[132] Zadeh，L. A. Fuzzy Sets. Information and Control，1965，8：338－353.